# 血肉與外傷

皮國立 著

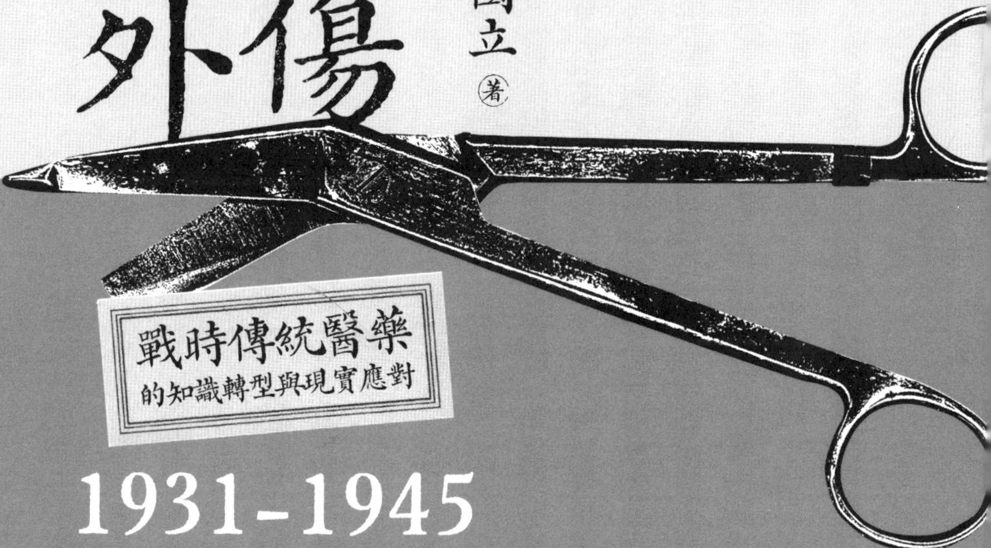

## 戰時傳統醫藥的知識轉型與現實應對

## 1931-1945

## 作者簡介　皮國立

國立臺灣師範大學歷史學博士，現為中央大學歷史研究所特聘教授兼所長。研究領域為中國醫療史、疾病史、史學方法、地方史、大眾史學、應用史學、中國近代戰爭與科技等領域。

近年較具有代表性的著作有：《近代中西醫的博弈——中醫抗菌史》（二〇一九）、《跟史家一起創作：近代史學的閱讀方法與寫作技藝》（二〇二〇）、《全球大流感在近代中國的真相：一段抗疫歷史與中西醫學的奮鬥》（二〇二二）、《國族、國醫與病人：近代中國的醫療和身體》（二〇二二）、《晚清身體診療室：唐宗海與中西醫的對話》（二〇二三）、《華人壯陽史：從情慾詮釋到藥品文化，近代中西醫學的滋補之道》（二〇二四）等學術專書，並主編數本學術論文集和教科書，也編寫有關大眾史學的相關著作。截至（二〇二五年為止，含編著專書共二十六本，發表期刊、專書篇章等一百餘篇。曾榮獲國科會二〇二〇年優秀年輕學者獎勵、中央大學新聘卓越教研人員獎、二屆全校優良導師獎、台灣中醫臨床醫學會傑出醫史研究獎、二〇二三年財團法人中國醫藥研究發展基金會「陳立夫人文社會科學專書獎」、中央大學傑出研究獎、臺北市中醫師公會第九十四屆國醫節「中醫藥著作獎」等榮譽。

# 各界共同推薦

（按姓氏筆畫排序）

**王文基** 陽明交通大學科技與社會所特聘教授

**何宗融** 花蓮慈濟醫院副院長兼中醫部主任

**李宜融** 日本橫濱藥科大學教授

**車雄碩** 韓國慶熙大學教授

**林孝庭** 美國史丹佛大學「胡佛檔案館」東亞館藏部主任

**林昭庚** 中央研究院 院士

**高尚德** 中國醫藥大學教授兼附設醫院副院長

**張永賢** 中國醫藥大學榮譽教授

**張恒鴻** 中國醫學大學特聘教授兼中西醫結合研究所所長

**張景堯** 同仁堂中醫體系總院長

**陳方佩** 國立陽明交大中醫系教授兼主任、傳統醫藥研究所所長

**陳冠仁**　風澤中醫體系總院長

**陳潮宗**　臺北市中醫師公會名譽理事長、中原大學教授

**陳麒方**　臺灣中醫臨床醫學會理事長

**黃進興**　中央研究院院士、前中研院人文及社會科學組副院長暨秘書長

**黃澤宏**　長庚紀念醫院中醫部主任

**葉永烜**　中央研究院院士、中央大學天文研究所與太空科學研究所教授

**詹永兆**　中華民國中醫師公會全國聯合會理事長

**廖奎鈞**　桃園市中醫師公會理事長

**瞿瑞瑩**　馬偕紀念醫院中醫婦科主任

**顏宏融**　中國醫藥大學中醫學院院長、附設醫院中西醫結合科主任

**蘇奕彰**　國家中醫藥研究所所長

## 目次

## 第四章　「非常時期」

### 中醫涉入戰爭與國難的相關論述（一九三七—一九四五）



## 第五章　現代中醫外、傷科的知識轉型

### 以醫籍和報刊為主的分析（一九一二—一九四九）

## 第六章　中醫學與抗戰

### 外、傷學科的技術和知識轉型（一九三七—一九四九）

# 序言

每個故事都有一個起頭，每本書背後也都有一個歲月書寫的過往。作者和史料日復一日的對話，並與現實生活中的人、事、物共伴成長。對人文學者來說，一本學術專書所積累的時光、心力與智慧，絕非學術期刊文章可以比擬。本書之寫作發想可遠溯至二〇〇七年，時值就讀博士班的第二年，那時和一群長庚傳統醫學研究所的研究生一起修習李建民老師的「中醫外科史」。在舊日時光中，享受單純讀書的快樂，和朋友一起交換讀書心得，聽老師從《黃帝內經》開始講起，一直讀到《五十二病方》《小品方》《諸病源候論》《外科精要》等書，那是我就讀博士班時感到最充實且愉悅的一段時光。後來，因為專心撰寫博士論文，遂將這份學習的經歷暫時擱下。我那時研究近代中醫和細菌學相遇的歷史，記得老師曾提醒我，他發現外科醫者也會用內科醫者的「溫病方」，他問我為什麼？我當時並沒有解答，現在想起，大概是古代外科醫者也要處理許多臨床上的感染與發燒狀態，所以才使用明清溫病派醫者的藥物，目的就是要協助患者消炎、解熱、對抗感染吧？這段無意的對話，也成了我後來理解中醫外、傷科知識的一條路徑。

一般人很難將「中醫」和「外科」兩個元素放在一起，因為現在操持外科醫術的大部分是西醫，而外科也正是近百年來中醫界認為最為衰弱的專科之一。在中醫學面臨全面挑戰的民國時期，去探索中醫和中藥的專科和跨學科歷史，看看他們如何扛住「被廢」的壓力，尋求絕處逢生之出路？中醫界要如何跨越新的知識領域，尋求突破來應對未知的現代化戰爭？這將會是一個什麼樣的故事？本書的研究主軸為近代中醫透過什麼樣的方式來證實他們可以在戰爭中處理外、傷科疾患，以治癒最難處理的感染、壞疽和斷肢，進而取得國家或民眾的信任？在藥品缺乏的戰爭時期，中藥是如何被生產與利用，尋求「科學化」的各種可能，逐步告別傳統「煮一鍋、喝一碗」的湯液時代？而即便是中醫的整體學術，在近代以來都難以避免遭受重大質疑，那麼，我們究竟能期待處於學科發展「邊緣」的中醫外、傷科，發揮什麼樣的懸壺濟亂世之功呢？史學研究應當「見人所未見、言人所未言」，本書就從最為研究者所忽略的邊緣處來書寫醫療史，尋求這些問題的解答。

本書的第二個機緣是，自博士論文撰寫時、撰寫後，我都一直受另一位指導教授呂芳上的影響。呂老師知道我專注研究醫療史，並不會強求我一直關注他擅長的政治軍事史，但無論是老師上課或開研討會，還有圍繞著老師身邊從事政治軍事史研究的師長和研究社群，多少影響了我的研究路數，所以我也有發表一些政治軍事與科技史的文章。在這些基礎與訓練之上，這本書可說就是一次學習歷程的融合，它奠基於中醫外、傷科發展的基礎知識，而整個時代背景與促成醫學創新的契機，則是民國史上的熱點抗日戰爭，兩者碰撞在一起，又會激盪出什麼火花呢？

從上述撰著專書的背景可知，本書已醞釀了相當久的時間，成書之後要感謝的人也相當多。首先必須感謝國科會補助「戰爭與責任：民國時期中醫救護隊與西醫知識之傳輸（一九三一－一九四五）」多年期計畫，本書可以算是衍生性成果的一部分。專書成形的過程中，部分內容已發表於學術期刊上，確保了全書的學術品質。總體要感謝包括國科會計畫和各篇文章在撰寫時的審查人，他們都提出了寶貴的建議，給予筆者很大的支持。書籍整理完成後，復承蒙二位專書審查委員提出相當寶貴且具體的修改意見，使本書可以更加完善；期刊文章若有幸先行發表，也承蒙各刊物的編委會細心校對格式與文字，匡正筆者之疏漏，謹於序言向各委員與編輯一併致謝。

在寫作過程中，筆者得到很多人的幫助，實在無法一一細數。倒是一本書的誕生，必定是經過許多研討會或工作坊的反覆激盪，才能逐漸理出頭緒，所以要感謝邀請筆者參加學術會議的先進，或在相關討論上曾給予本書內容建議的學者，諸如呂晶、林昭庚、林政憲、侯嘉星、袁國華、高晞、郭文華、葉銘、許峰源、張仲民、張淑卿、張勇安、張哲嘉、陳立文、陳潮宗、陳麒方、閔凡祥、雷祥麟、楊善堯、趙粵、劉士永、劉維開、潘光哲、蔡忠志、蔡承豪、蘇奕彰、蘇聖雄等（依筆畫排序）諸位學者與先進的幫助。同時，也要感謝曾邀請筆者參與研討會的主辦方，還包括了支持筆者寫作的機構，在本書不算短的寫作歲月中，他們邀稿的無形壓力，讓筆者無法停滯不前，諸如上海大學歷史系、上海交通大學歷史系、上海復旦大學歷史系、中國社會科學院近代史研究所、南京大學中華民國史研究中心、財團法人中正文教基金會、財團法人中國醫藥研究發展基金會、台灣中醫臨床醫學會、陝西師範大學歷史學院、國立中央大學歷史研究所、國立政治大學人文中心、國立故宮博物院、國家中醫藥研究所、臺灣中醫醫史文獻學會等單位（依筆畫排序）。以上名單終究難免掛一漏萬，只能感謝筆者生命中那些無聲的支持者，沒有他們，我的研究生活必定枯燥無味且乏善可陳。最後，要感謝推薦本書的學者和醫師先進，因為有各位的謬獎，讓本書價值更為提升，這是金錢也買不來的榮耀吧。

專書寫作的背後總有無數的生命體認和說不盡的人生故事。父母年歲漸長但尚屬健康，這已是對我最大的支持，常常自我叮嚀要多陪陪他們。太太張慧瑩長期幫我分擔家務、處理日常雜務，兒子宇宏已上大學，女兒妤姍則已上高中，他們自動自發且為了父母的期待和家庭責任而認真過好時時刻刻，都讓我無後顧之憂。他們常笑我是「寫作大佛」，並非是指寫作功力高強，而是嘲笑我一坐下來寫作，就什麼都不管、也坐著不太動彈了，說來那真是不健康的「史學工作樣態」。但可以想見，家人們在我背後幫忙處理了多少雜事，真的非常感謝我的家人。思來，我只剩下那份枯燥的寫作工作和日益年華老去的生命，似乎沒有什麼可以回報，倒是目前已編寫了二十多本書，對他們是最好的回報，書內也有家人們的生命軌跡，歲月刻在我心，也印在書裡。最後，則要感謝時報出版公司總編輯胡金倫的支持，以及責任編輯王育涵的協助，讓這本書可以美觀、完整地呈現在讀者眼前。我的助理周思緩、鍾孟恬、毛硯平、湯欽安、李靜嘉、邱香怡等同學，都曾幫我整理書目、校對文稿，故也在序言中一併致謝。書中若有錯誤，那是筆者自己應負的責任。本書所述，即便卷帙浩繁，但終究是以一本書論述整個中國的狀況，不可能面面俱到，各地區的個別狀況，若資料允許，仍值得來者細細耕耘求索。

從抗日戰爭的缺醫少藥到新冠疫情失控下「臺灣清冠一號」之誕生，在在顯示出中醫近百年的發展機會，多在於政府醫藥資源和量能不足時，方有機會進行大規模介入，並產生跨時代的進步。鑑往知來，進步的思想資源就在醫療史內，中醫界必須抓住這樣的機會，甚至化被動為主動，創造中醫藥的能動性和政治性，才能爭取未來醫藥發展中的一席之地。謹將本書獻給關心中國醫藥學術發展的各界人士，以及對在抗戰中為國奮鬥不懈的國民，致上敬意。這本書出版於對日抗戰勝利八十週年，誰會刻意遺忘歷史呢？中醫藥與國家早就站在一起、融為一體，為未來的科學化指引出歷史的道路，有待國人來探索、挖掘。

皮國立　序於國立中央大學文學院二一一〇研究室
二〇二五年三月六日

# 第一章

# 緒論

## 一、前言

本書名為《血肉與外傷：戰時傳統醫藥的知識轉型與現實應對（一九三一－一九四五）》，主標題和副標題其實具有極大的反差性並顛覆讀者的思想，接下來我要講的故事，恐怕連現代中醫都聞所未聞。這樣的張力從書名就可以看出，我曾經和一位現代中醫聊天，他具有中西醫雙執照，但他卻選擇了中醫來執業，正是因為他認為現代中醫不用處理大量的外科傷患，也就意味著他不用接觸一灘灘污穢的血液和腐臭的膿水，甚至是處理折斷變形的骨頭。可是本書的起始，正是以「血肉與外傷」與「傳統醫藥」這兩個在人們心中幾乎無涉的事物和知識為核心，來書寫這段近一百年前的驚人故事。

撰寫專書，主要是基於自身之體察與學術之關懷。自從博士論文出版後，[1]筆者的研究有很大一部分都在追尋現代中醫的歷史發展走向，及其背後所牽引出的傳統知識在西方科技話語下的生存空間。近年來，西方學術界對於中國近代中西醫發展史的研究，屢有佳作，[2]現在學界對整個近代醫療史發展的看法，和十幾年前的認知已大為不同；一代學者的努力，發掘出不少中醫具有創造力的故事，而非僅是過往史事的堆砌和陳述而已。

不斷創新與發掘新議題，是學術生命力的展現；如何在日常的閱讀、寫作中發現新的課題，開展新的研究，是每位學者日夜苦思的願望。在這幾年間，筆者撰寫了幾篇論文，並以之為基礎來進行思考。例如筆者將抗戰前細菌戰、化學戰的知識，當作一種全球化知識的在地理解脈絡來疏理，[3]也探討細菌戰背後戰爭與疫病史之間的關係。[4]這類議題在抗戰史的研究雖然不少，時人對中醫藥在戰爭中所扮演之角色，也屢有敘述，但「中醫」卻極少在戰爭史中被拿出來獨立討論；或反過來說，在中國醫療史研究中，也極少重視「戰爭史」的面向，[5]這讓我產生一些新的想法與疑問，戰爭對傳統醫學的影響是什麼？並尋求是否在歷史上，有著我們目前所不知道的故事存在？

## 二、研究回顧

在閱讀資料的過程中，我意外地發現當時中醫其實針對化學戰和細菌戰的防護與醫療，曾經提出了不少傳統醫藥之見解與療法，[6]這顯示中醫並非對戰爭、國家事務乃至新知識沒有興趣。過去的研究極少重視它們的存在，甚至連《百年中醫史》這樣大部頭的中國醫療史研究成果，竟也忽略了中醫與戰爭之間任何可能的關係，[7]其他研究則更談不上論述這些史事在中醫近代發展史上的特殊性。目前，醫療史學界的研究，針對近代中國醫學的轉型，大多集中在防疫和衛生制度的建構與中西醫疾病史、[8]藥物與技術之間的對照和比較；[9]或談中西醫療法律或醫者職業之困境等等。[10]各種相關的歷史研究，前人已經有很好的開展，如何求其突破，或許可藉助更細緻的醫藥報刊言論或檔案中的線索來加以疏理，成了創新研究的關鍵。[11]

在民國之前，無論是中央或地方政府，關切的焦點都放在社會秩序的穩定上，瘟疫常是聽任其發展或採消極避疫法，[12]中醫在社會中少有被談及或承擔什麼深刻的「社會責任」（Social Responsibility），過去史學界也很少重視這樣的課題。[13]若將醫療史置放於抗戰史的大架構下來看，筆者觀察，至少有下面幾個論題已經有研究成果，包括與戰爭有關的難民醫療、[14]西醫救護的基本史事、[15]戰時公共衛生制度的建置、[16]後方都市之衛生工作、[17]軍醫制度與人物、[18]西方醫療制度與技術協助、移植等論題，[19]且皆有相關專著問世。又如江松月（Nicole Elizabeth Barnes）的新作，將研究視角轉向抗戰時期的西南大後方，敘述了戰時大後方的醫療、護理與助產醫學，強調女性醫學專業人員的歷史定位，但對於軍事醫學的內涵，卻沒有做更進一步的疏理；[20]而且顯而易見的是，西方抗戰醫學史研究多數都將焦點放在抗日戰爭對現代公共衛生體系所產生的影響，[21]而非敘述戰爭醫療本身的故事。根據劉士永的觀察，與歐美歷史學研究相比，不論中西方學界，對於整個東亞地區戰爭與醫學史關係之研究，仍是醫學史家較少接觸的領域。更為缺憾的是，以上所述及的研究成果，極少談及中醫貢獻者，頂多只論到中醫參加救護工作的一些案例，卻沒有討論到中醫與國家的關係，或拓展至中醫的社會責任，以及挖掘戰爭本身對中醫內部學術發展所帶來的深刻反省為何？這些都是值得追問的議題。英國軍事醫學史家馬克．哈里森（Mark Harrison）的專書，就分析了不同戰區的英國軍事醫學，探討新式軍事醫學影響現代印度醫學之貢獻。[22]那麼，戰時的中醫和中藥，與西醫或軍醫之間產生什麼樣的關係？這正是本書亟欲解答的部分。

本書所選擇的年代是介於一九三一至一九四五年之間，在這段戰雲密布的時期，學者對戰爭本身或軍事的研究成果，已經不少。[23]但相對於戰爭中的醫療與藥品，則研究相對薄弱很多，論中醫藥者則更為罕見，已如前述。[24]所以本書試圖轉換一個切入點，從國難、戰爭的大背景中來尋覓，思考中醫之於國家、社會責任這個問題的一些答案，並思考書寫中醫歷史的新觀點，探討中醫在這樣緊張的時局中，要如何自處？如何提出合於當時時局的見解和改革方針？而這些構想，對現代中醫又造成了什麼影響？整本書將扣緊筆者一貫的學術關懷：現代中醫的歷史與發展脈絡；當然，為顧及全面性，仍設計一章專以蔣中正（一八八七－一九七五）的領導人言論為主，來探討當時全面推展西方公共衛生制度的困境，本書甚至也融入大後方和解放區內的中西醫藥知識和技術互動之論題，來考察中醫藥在當時特殊時空背景下所創造出來的知識轉型、藥品研發、技術改進等方面之空間；再從過去罕為人知的戰爭、外科、傷科、急救、戰爭藥物等幾個知識內涵，來疏理中醫學術之發展與轉型，期待能為讀者呈現一本具開創性且論題新穎的戰爭史與醫療史。

第二章

# 醫療史新論之開端

## 中醫救護隊與西醫知識的傳輸

## (1931—1937)

## 一、前言

要探討戰爭中的中國醫學史，首先必須定義戰爭的期程。一般學界較無爭議的討論，就是用「八年抗戰」來論述這段歷史，而近年來興起的十四年抗戰之說，主張抗日戰爭的研究期應往前拉至一九三一年的九一八事件開始，但還是有各種不同的爭議與討論。筆者認為，研究一個專題不能僵化地被年代定義所限制，特別是研究醫療史卻硬套政治史的分期，恐怕也不一定準確。目前研究抗戰史的趨勢，即便不談十四年抗戰之說，也重視要討論中日衝突的起始和日本侵略中國政策之成形，所以自然就把研究抗戰史的時間，拉至九一八事件前後。[1]這樣「延長」的分期有一個顯而易見的好處，對研究醫療史來說，中西醫比較嚴重的爭議還是發生在一九二〇年末期，[2]對中醫學術發展的檢討聲浪，非自戰時才開始。所以本書各篇章，都會論述一下抗戰前的狀況，並採用比較寬鬆的年代斷限，如此更能讓讀者一窺全貌。

對西醫來說，承擔戰爭時的國家、社會責任已非易事。一二八事件爆發後，中日關係更為緊張，國人皆感戰雲密布。這時公共衛生專家陳志潛（一九〇三－二〇〇〇）曾指，對一般醫生而言，戰爭「總動員」這句話根本無從談起，國家每年花費若干金錢來培植醫學生，卻沒有給予明確之責任定位，醫學生畢了業從不過問國家的醫藥衛生問題在哪裡，每天只想著看診、賺錢、謀利。[3]更可悲的是，社會上稱讚醫生的標準，是以他的生意興隆與否為標準，談到國家大事，一般人也以為無法和醫生談論，故今日「醫生在社會上只有合法賺錢的地位，而無鞏固社會的關係。」[4]雖然陳氏發表如此悲觀之論，但醫師如何可能承擔國家社會的責任，而非只有營利之形象？在當時的確發人深省。反觀在民國時期，談到承擔「責任」，恐怕中醫更沒有話語權，[5]但到了一九二七年中西醫論爭開始激烈之時，中醫之責任已有「保存國脈」免受外力欺凌之說，[6]將中醫和國家存續放在一起談論；三〇年代後更以「國家民族的健康」為中醫的責任與目標。[7]至一九三六年十二月十九日，國民政府正式公布〈中醫條例〉，使中醫具備擔負國家衛生工作責任之可能，雖然在抗戰爆發前，關於國醫是否有能力「負擔責任」的問題仍爭執不休，[8]但我們可否尋求另一種可能？本章之討論介於一九三一年至一九三七年間，正是該類爭論最激烈之時，或許我們可以轉換一個新切入點，從國難、戰爭的整體氛圍來看，可否將中醫之於國家、社會責任等這些爭議的問題，給出一些新的答案。[9]另外，本章也將扣緊於緒論所言，關切現代中醫的歷史與發展脈絡，並從新的視角：戰爭、外科、傷科、急救等幾個知識的內涵，試著考察那鮮為人知的中醫學術新發展。

## 二、九一八事變之後的醫界反思

一九三一年九月十八日，日侵東北，強化了當時整個中國國民一致團結對外、同仇敵愾之心。時任國民政府主席的蔣中正，寫下了這些感想：

此次事件（指九一八事變）可以試驗我國是否能全國一致，發揮愛國精神，以禦外侮。記得日本人有一本書，書名《滿洲問題之重大化》，其間大略述及中國人散漫不關心國事，如甲午、庚子戰役，戰爭之地以外之中國人民，好似不關痛癢，北方有事，南人旁觀而不關切；南方有事，北方人民亦不感覺。書中之大意如此，所以日本敢於公然侵略，實在已視我國民如無物，深可痛心。……惟國家當重大事變發生時，國民之精神固不可消沉散漫，行動上尤切忌輕浮，力量從組織而生，必須動作一致，步驟一致，守嚴整之紀律，服從統一之指揮，一德一心，作必死之奮鬥，而後始能發生效力。[10]

在這樣的歷史背景下，身為國家一分子的醫者，當有何言論與行動？令人好奇。當九一八事變發生後，「國難」已成政治社會中討論的重點，試圖建構過去中國衰弱之史實，挖掘日本侵略之跡象，以作為當前國難發生的一種溯源，並期待迅速凝結全國共識。[11]上海市醫師公會就指出醫藥界在國難時期應為之舉措，第一就是以抵制日禍為終生信條，並提倡國貨。其次，還包括了訓練救護隊與看護隊，並搜集相關的衛生材料與器械、研究與抵制毒氣與細菌戰爭等事宜；另外還主張用抽籤法來動員醫師擔任前方之工作。[12]那麼，中醫的角色在哪裡？雖然這則提案中並沒有談及，但其中並無排斥中醫參與之言論。當時上海舉行民眾大會，蔣中正認為要訂定一些口號與標語，例如：學校組織義勇軍、加緊軍事體操、抗日要鍛煉身體、學習軍事、團結精神；但屢屢提及學生、商人與工人，就是沒有提到醫者，[13]彷彿消聲匿跡似的。本章就是要來疏理這段時期中醫界的言論與行動。

當時中醫的舉措，一開始大致上以努力集款賑災，減輕政府負擔為主。中醫郭受天（一八八五－一九六五）認為，國醫界應電請政府努力化解派系歧見，鞏固國內統一、一致對外，並對日本採取經濟絕交、抵制日貨等等行動，並言此屬於「國民自決之範圍」。據其所言，當時南京國醫界已集合資金，「購買上等國貨原料，分散京市各災區」，並將資金交由各地慈善單位。這時的思維是先救助受戰爭影響的災民，而非規劃對全面戰爭之應對。作者在文後還附有「國產良藥與仇產劣貨對照表」，「仇產」、「仇貨」，意指日產、日貨，甚至引申至韓貨、洋貨和日治臺灣下所生產之藥物，呼籲大家要有自覺抵制；其他如大學眼藥、仁丹、胃活和高麗參等成藥或生藥，皆屬知名「仇貨」，必須加以抵制。[14]一位作者王雲鵬則指出，與日本情況相比，中國就好比是一個全身肌肉萎縮的患者，與前述蔣中正擔憂的國民不團結、行動不一致是相同的。他認為醫藥界若要振作，首先就是醫藥與醫材要有能力自己製造，要盡量試辦，不要依靠外國進口；而醫師也必需盡量用國貨，不要藉「洋化」來炫耀自己的技巧。[15]九一八事變之後，中醫界言論還有如蔣文芳（一八九八－一九六一）所指的：上海中國醫學院已組織義勇軍、國藥公會捐助藥品、國醫學會則籌募犒賞將士之資金；上海中醫專門學校則出發外地從事愛國演講。蔣文芳更倡議要積極組織「救護隊」前往前線工作，並指出中醫在槍彈之疾上，或有未精，但治療各種疫癘之疾、饑餓勞役之傷，卻是中醫的專長，[16]對於戰地情勢多少是有幫助的。[17]

一九二〇年代末至一九三〇年代初，是中西醫論爭最激烈的時代。「廢醫案」的衝擊才剛過，[18]中央國醫館也剛成立，[19]不到幾個月就發生九一八事變，這幾個史事不是孤立的，中西醫論爭順著九一八乃至之後的一二八事變，餘波依舊持續蕩漾。蔣文芳指出，現代中國可悲的國際地位和被西醫打擊的慘況，就像是當代中醫的處境；被侵略的中國和被壓迫的弱小民族，就跟中醫被西醫打擊的情形是一樣的。如何振奮國醫，恢復固有地位，值得思考。蔣提到三一七事件的教訓，指出當日原議決大家捐出一天診金來作為抗爭費用，會議上人人贊成，但真正實行時捐助的人卻不多，中醫界宛如一盤散沙。他認為中醫不能只喊其技術是神妙、高尚的，西醫真壓迫上來，沒有真誠的團結和「開誠布公的聯絡」，那便無濟於抵抗侵略。[20]國難之壓迫，似乎更加提醒中醫屬於一個特定團體，必須團結以對抗外在改變。[21]

西醫則仍在國難時期質疑中醫之存續問題。有西醫在一九三二年提出，國難當前，各國都在強調衛生、優生，此時更不能再信仰中醫。該文刊載於反中醫色彩較為鮮明的《醫藥評論》上，寫到：

> 國家多難之秋，欲謀民族之自存，萬不能以毫無科學意味之舊醫，與日新月進之科學醫較長短。帆船不能與汽輪賽快慢、刀劍不能與鎗炮較利鈍，昭然若揭。奈何輒以科學救國相標榜之現政府，偏囿於固有、外來之成見，既一方提倡新醫而設衛生署，一方複鼓吹舊醫而設國醫館，使科學與非科學，同床異夢，模棱兩可，障礙醫政之設施，影響學術之推進。[22]

一二八事變之後，戰爭氛圍更加重，仍有西醫持續抨擊：

> 一般古董家往往把日本怎樣尊崇漢醫的種種故事，拿來用以抨擊國內愛好新醫的人們，

以為日本富強，仍然是重視舊醫，全不想日本的富強豈有一絲一毫泥古守舊的功業呢？去年許多國府要人苦心孤詣的立了一個國醫館，遂了他們尊崇國故的心，這也算是一點建設的事業。但是現在日本的飛機大炮已經打到我們的頭上來了，這又豈是尊崇國故所能抵禦的呢？[23]

天津《大公報》則批評：「現代戰爭中的利器絕不是太極、八卦等國術所能抵禦的，至少也得用機槍、炸彈」、「不知尊崇國醫的人們，聽了上海的炮聲，心中作何感想！」[24]也就是說，要打一個現代戰爭，就必須完全依靠以西醫為主的醫療體系來支撐，中醫已不合時宜。

當然，也有採取中西醫折衷言論的，認為醫學應不分中西，都是國家的醫學。由於日本打得不只是槍炮，更是一種「全體戰」，包括國民知識、經濟、民生；反觀中國，事事無法取得團結一致，醫藥界也是支離破碎。例如國醫與新醫、東醫（指日本）與西醫，西醫更還有德醫與英美醫的界限與派別，互相攻訐，攪得醫界烏煙瘴氣，實在不應該。[25]這些言論以折衷態勢，不反對中醫積極投入國家事務，但希望中國能重視真正的科學，趕緊增設藥廠、醫院，不要依靠外人，並且強調要從科學上下功夫，國醫也可以「進化」。[26]公共衛生專家陳志潛（一九〇三－二〇〇〇）則在一九三三年以西醫的觀點，來檢討當時的軍醫制度和醫界動員的問題。他認為，前方作戰將士受傷者數以千計，因醫藥缺乏而導致救濟不及，使國人備感痛心。北方輿論界為喚醒社會人士起見，有建議政府應當急速下達全國醫師總動員令。可惜的是，日本軍醫非常受尊重，而且是高階學術人員，而中國的軍醫呢？他說到：「回看我們軍醫的情形，真令人不寒而慄。」軍醫在軍隊中居於軍佐的地位，生活困苦不堪，有醫術的醫師都不願成為軍醫。他們大多不在乎薪水的多少，平時軍隊駐於內地，就靠販賣毒品以取得額外收入，一旦內戰發生就侵吞藥費，虛報名目、貪贓枉法；而戰事未起，就吃購藥費，戰事一起，又侵吞病人伙食費；戰事結束，竟又盜賣藥品器具，「這是近二十年來南北軍醫的慣技。」陳進一步指出日侵熱河戰役，據傳當地總司令部竟只有紗布數卷、棉花數磅，其他藥品器具一無所有；某年定縣駐軍有軍醫數人，但軍中竟然連止血夾子都找不出一把，這樣腐敗的軍醫根本無法應付戰時之需求。[27]軍醫之發展，或許不能與中西醫等同觀之，因訓練和執業方式皆有所不同；[28]但從中可以看出，處在戰爭前線醫療衛生問題之嚴峻，這也構成當時民間中西醫的著力點。

一二八上海事變後，西醫言論主要集中在以下幾個方面。他們大多呼籲拋棄醫師個人之利益，為國家興亡盡一分力。[29]除了捐款救助之外，還呼籲集中整理藥品，上海醫師公會指出：「爰本國家興亡匹夫有責之義，就醫藥範圍，盡心籌畫，倡議募捐，購儲械藥。加消毒、止痛、退熱、強心諸品，以及刀針之屬為救護上必不可少之物，而國貨所不能代庖者，儲之以備不時之需。」該公會認為發起所謂的「國難儲藥捐」是刻不容緩的，要積極儲備戰時所需的醫藥用品。[30]後來該會又有「國難醫藥捐」，大體以捐錢為主；[31]或請中央立刻設立戰時製藥廠，製造所需藥品與救護材料。[32]以西醫言論為主的《社會醫報》刊載：現在已到了非抵抗不足以雪恥、非武力不足以圖存之時刻，醫藥界的責任，就是準備救護工作，既可增加武力，又可壯大前方將士的膽量；可以「集中軍陣外科同志」，隨時可供國家調遣，此為醫藥界救國之天職。[33]時任上海市衛生局長的李廷安（一八九八－一九四八），曾於一九三三年至東南醫學院演講「公共衛生與國難」，指出國難時更要重視衛生工作和預防傳染病，讓衰弱的中國變強。[34]以上大體是以西醫之專長，如公共衛生、預防傳染病和集合外科人才力量的建言為主。在七七事變爆發前一年，《廣西衛生旬刊》又指出，戰爭有一觸即發之勢，而中國科學不如人，戰端一旦爆發，敵軍會用毒彈轟炸掃射國軍，要預先準備防毒藥物和用品比較好，費用應該由地方政府輔助購買，加上私人捐輸來共同支應。若戰爭一旦爆發，醫師應該捨棄私人營業，集中於國防重地，組織救護隊，「以贊助政府之不及，以盡國民一份職責。」[35]這些言論提到防止毒氣和組織救護隊的問題，這些面向，當時中醫也都有注意到。

對中醫界而言，有幾個新發展值得注意，特別是到一九三六年前後，相關言論更多，大體集中在藥品和救護隊上面。中醫徐心亙則指出，西醫界頗能身體力行，而不是坐而言不願起而行，這一點必須給予肯定。中醫界也應該奮力共赴國難，當時〈中醫條例〉已通過，中醫已取得一些合法權益，當然也應該盡一些義務，特別要注意防毒和救護的工作，[36]中醫界需儘快訓練技術，以免落於西醫之後。[37]旅菲中醫師呂麗屏則在〈國難期間國醫藥界應如何準備〉一文中指出，戰事一起，戰區範圍一定很大，對於救護工作，若無足夠人力與大量的藥品，一定會遇到很大的困境。所以第一步就是要集中大量藥品，自己也要能配置救急藥方，不能仰賴外國藥品，乃中西醫界之共識。若沒有藥物，即使救護隊再完善也沒有用。國醫藥界必須要積極宣傳救急藥方，並組織宣傳隊下鄉宣傳或出版刊物，教導民眾何種藥方可以治療何種疾病，若在救護隊力量不及之地，民眾也可以自救。[38]

一九三六年時，發生七七抗戰前最重要的戰事——綏遠戰役。[39]當時傅作義（一八九五－一九七四）主席大聲疾呼前線需要醫藥援助，以恐未來戰爭將蔓延全國。[40]十二月時，華北國醫學院畢業生董德懋（一九一二－二〇〇二）指出：[41]綏警頻傳，舉國震驚，北平國醫學院已有救護醫院之組織，將赴綏工作。他認為國醫因手術之落伍，故少有服務社會國家之成績，「致見辱于西醫，見輕于政府」。當時各界人士都對國醫救護缺乏瞭解；但他指出，目前西醫人力不足，西藥又多仰賴進口，傷病將士恐將坐以待斃。[42]浙江省國醫分館則提出，晉綏戰事紛起，「已通知本省各地醫藥團體，轉知國醫藥界同人，將一日所得徑匯浙省救國輸捐一日運動委員會，以盡國民之天職。」[43]捐款救助之外，不少人指出中醫在手術上的缺點和注意藥品供應等層面之關懷。當時中西醫其實都很注意藥品的供應問題，《廣濟醫刊》一篇文章指出：中國醫藥落後，所用藥品多來自歐美與日本，西醫不用說，甚至連中醫也會使用不少舶來藥品，讓國家經濟損失嚴重。雖然不少人認為要抵制日貨，但幾乎歷來所有抵制外貨的運動都失敗，因為愈抵制民眾就愈有預期心理，反而導致舶來藥品大賣。其實，根源不在外國商品，而在於道地國藥太少。[44]故該篇作者呼籲：「當此嚴重時期，要救國應從提倡國藥，挽回利權做起！西藥中的大黃製劑、麻黃素和當歸精（Ephedrine、Eumeuol），許多的藥物，都采自我國，有的或從我國固有的藥物，加以研究改良，就巧立名目，銷售於我國了。」[45]所以醫藥界應該研究國產藥物，集資開設藥廠，製造國藥，收回醫藥發展的自主權。[46]可以說戰爭即將爆發的壓力，加重了人們對藥品短缺可能導致嚴重後果的危機感。至於發展救護工作，就西醫來說沒有問題，但對中醫而言就是全新的事業，以下另起一節說明。

## 三、中醫救護隊之成立

就當時報刊輿論來看，中西醫各抒己見，似無先後之差異。但救護隊一事，民初中醫或有參加救護隊之舉措，[47]多為防疫而設；[48]但為了戰爭，由中醫團體主動發起的例子，過去缺乏實際討論。就西醫的救護隊而言，在一九三一年後逐漸增多，一開始多是因應戰爭而臨時設置，例如國立上海醫學院，[49]在日軍侵略熱河後，由院長顏福慶（一八八二－一九七〇）北上籌畫救護工作，與華北醫界要人和衛生署署長共同發起「華北救護委員會」，主持華北救護；當下醫護人員不夠分配，顏氏還調集全體學生與外科醫師多人支持，於當年三月十八日在北平組織後方醫院，專收容重傷官兵，共設有一千床。[50]西醫的救護隊很容易和現代化醫院結合，中醫的部分則會比較特殊。戰前，鎮江醫師公會提出的〈擬請各地醫師公會組織救護隊以應事變服務地方案〉，主要指出扶傷救治乃衛生人員的職責，一旦發生戰爭，只憑公家單位救治，恐力有未逮，所以應該由各地醫師公會為主，邀集當地公立醫院、開業醫生、護士、藥房等人員共同成立救護組織。其組織大綱為：一、救護隊社隊長一人，隊員若干人。二、救護隊分宣傳組、防毒組、擔架組、治療組等四部分。三、應用藥械由各地醫師公會徵集。而這些救護隊成立後即為永久性，臨時又可加開演習並服務地方。[51]這算是見諸於報刊，且為戰前西醫提出較有組織性的救護方案。

中醫的情況則不完全相同，較早看到的救護隊，如廣東中醫藥學校附設有「救護隊」；其簡章指出，設立目的為救護人群、盡心治療，這種常設的救護隊似乎不只是為了戰爭，也有在平日出勤一般任務的功能。[52]到九一八後，整個抗日空氣彌漫全國，日本並無撤兵之意，戰事若一觸即發，則戰地救護隊之組織尤不可不備，但當時國醫的救護隊並不算多。一位署名「覺非少年」的作者指出：

> 組織國醫救護隊，一方面可以稍盡醫界愛國之責任，也是展現國醫學術精良的好時機。他說：「我國醫乃中華民國之國醫；所以對於我中華民國親愛的同胞，應負其保護之責任。」如果此時不能展現國醫精良的技術，讓社會人士刮目相看，那麼欲求國人對國醫之信仰，又如何能得到？[53]

可見藉由組成國醫救護隊來盡到對國家之責任，提升國醫社會形象，是一重要的考慮。地方的行動還可以從一些報刊言論中看出，好比廣東新會縣國醫支館館長黃焯南、副館長李銑如呈文廣東省國醫分館，言其遵照指示，召開第三次職員與董事聯席會議，議決遵照組織章程第八條，設立治療所與救護隊，「以便利病者治療及負社會救傷之責。至於施藥，先從職館員及各董事捐助藥劑，俟辦有成績、擴充醫院，再向熱心慈善捐助。」這時地方中醫團體已陸續有組織行動，但仍偏於慈善救助。[54]此外，廣東省新會縣國醫本就有救護隊組織，在戰爭開始前，救傷的物件是普及於一般民眾的，並以紅卍字臂章作為徽號。[55]透過民國報刊的整體檢索，發現廣東省的中醫團體反應最快，上海也有行動，但要到抗戰爆發後，才產生更為全面的中醫藥團體救護隊。例如上海市中醫藥界整體的救護團至一九三七年八月二日才舉辦第一次董事會，總體看來上海的組織較為整齊且龐大，加入救護團的知名中醫非常多，包括主席丁仲英（一八八六－一九七八），下設將近十多個組，例如秘書組主任為蔣文芳、賀芸生、藥物組主任為程迪仁、宋輔臣，防毒組為朱松、虞翔麟等人，但有關訓練救護的進行案，卻仍在討論與規劃中，頗有緩不濟急之感。[56]

全國各地情況不一，曾被戴笠推薦給蔣中正治病的傷科名醫虞翔麟曾說：「國民救國當前之急務，莫如組織救護隊，蓋現代戰爭，上有騰空之襲擊，遠有越山之大炮，破壞都市、毀傷住民，其暴力無與倫比，若國民無廣大組織之救護隊，則束手待斃。」[57]這是成立救護隊刻不容緩之因。[58]而全國救護團隊之設置與成立，大概到了戰前一、二年更加興盛起來，只是中醫成立具有現代性的救護團並不容易，因為還要加入新式救傷技術；這類戰時組織，與傳統肩負慈善工作的救護隊不完全相同。我們來看看幾個例子：在北方，北平中國醫學院於一九三五年增設救護班，特別教授學生急救、看護知識；[59]北平國醫學院第一屆救護班也於一九三七年初考試完畢，及格共二十人。[60]而中央國醫館副館長施今墨（一八八一－一九六九）主持的華北國醫學院，為因應綏遠抗戰，派出當屆畢業生中精通中西醫內外科的孫魁卿等數十人赴綏遠主持一中醫臨時救護醫院，藥費和旅費都由施氏提供。該服務團至華北後，不分傷兵平民，一律救治，送醫施藥且不收分文。[61]北京國醫研究會，則是鑑於國難日益嚴重，前線已有救護組織，但後方救濟與巡迴診療的工作卻乏人問津，所以也展開組織後方救護隊的工作，[62]顯示當時社會動員的緊張氣氛。

至於處於華中核心地帶的兩湖地區，知名中醫冉雪峰（一八七七—一九六三）在一九三六年八月也在漢口培心小學內，[63]成立湖北國醫救護訓練班並擔任班主任。他在兩年後出版的醫書《新定傷科藥方新釋》（原名《新定方藥注釋》）內，已累積不少具現代性的救護觀念，例如消毒、止血、止痛等外科、傷科知識。[64]湖北國醫救護訓練班成立的公文內稱此舉為國醫天職，應於平日研究現代救護學，才能在戰時負起救傷之責。該救護班先設有籌備委員會，並上呈公文至湖北國醫分館，由主管單位核准備案。南京的《國醫公報》報導指出，武漢西醫於前一個月已成立救護隊，西醫公會會員也都被分派工作，國醫界也要起而效尤。湖北國醫救護班還附有〈湖北國醫救護訓練班組織大綱〉和〈湖北國醫救護訓練班簡章〉，該班宗旨為「以養成戰地救護工作人材共赴國難為宗旨」，經費由武漢醫藥團體樂捐，並表示不收學費也不隨意向外界募捐。在教員方面，將聘請中西醫學術經驗豐富者擔任，其學科包括：創傷、藥物、看護、綳帶、擔架、救急、消毒防毒、紅十字會條約、軍醫戰時服務規則等課程。受訓完後，學員均有「開赴戰地救護及後方醫院治療之義務」；[65]至於湖南的國醫專科學校，則是在蘆溝橋事變後刊出一則實地演習的攝影照片，顯示有軍事集合和施放煙幕彈的操演。[66]可見當時國醫院校的教育，融合了現代醫學的救傷技術和知識理解，並具備軍事化的訓練與思想灌輸，全面地將醫藥和軍事進行結合。此外就是演習時也以先進的技術教導中醫，例如上海市神州國醫學會曾舉辦「防毒救護展覽會」，會場上掛了許多圖畫，多由該社藥學主任朱松所繪製，[67]（圖2-1）新式防毒知識已成為中醫上課、演習的重要教導事項。

再以湖南國醫專科學校的例子來進一步說明。因為傳統中醫的知識體系中並沒有防毒、防空和戰場救護的知識，故需聘請新的師資來教導。當時該校就聘請日本千葉醫學士陳致遠醫師來擔任救護學教授。為因應空襲，湖南省長沙市第一次防空演習時，該校全體學生必須分配擔任防毒救護工作；於當年訓練完畢，該校繼續實地演習，組織「戰時防毒救護演習團」，再聘請該校陳致遠，以及甘峯（第六陸軍醫院醫官）、譚汝鎮（軍事教官）、魏健宏（省會警察局衛生科長）等人為指導員；除演習外，還呈報湖南防空協會備案。至於防毒演習當天之情況，依序是在發現毒氣後，全體「繼救護組赴毒區救護受遭毒傷人員、抬出毒區後，分別施以繃帶或人工呼吸法，然後送入臨時醫院診治。各防毒消毒人員，工作時均有

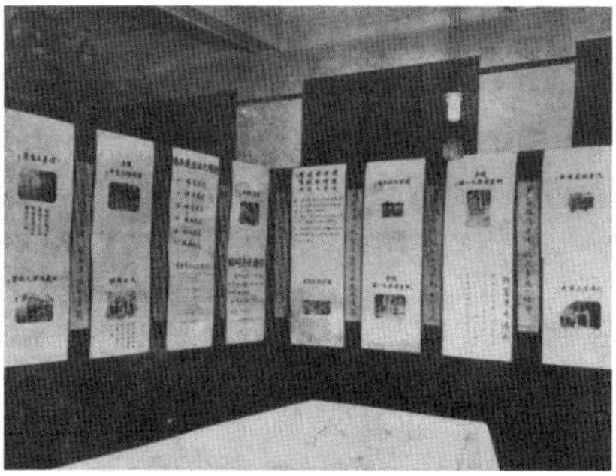

圖2-1　上海市神州國醫學會所舉辦「防毒救護展覽會」現場

面具，分別在毒區撒布漂白粉，及用水槍噴射消毒藥水。救護組備有擔架、藥箱，並設有臨時醫院，設備齊全，表演均極逼真。」[68]可見國醫學院除了教導西醫救護學外，也請教官講授軍事、毒氣戰相關訓練，行動一律軍隊化。當時還藉由西醫的湖南公醫院作為救護實習的地點，由該院內科主任陳致遠負責籌畫，使中醫有了操作西醫技術的場域。[69]主要課程規劃人就是陳致遠醫師，他在一九一一年考上官費留學，赴日就讀千葉大學醫學院，在日本學習加工作十年後，於一九二一年回國辦西醫院，所以對日本的現代醫學、軍事救護，應該有一定的瞭解。[70]當時不少醫院具有慈善性質，並兼具有中西醫訓練場域的意義，除了上述的湖南公醫院外，又如廣州的城西方便醫院，原以中醫為主，也同樣開設救護班。[71]至一九三七年，地方還有興建首都國醫院之倡議，而且地方的中醫公會已開始樂捐，當時中央國醫館同樣發動「一日所得捐」的公函，希望獲得各界支持，[72]這個提案後來在抗戰後得到實現。類似的訓練是上海新中國醫學院學生的救護演習課，就當時的照片看起來，中醫學院的學生會穿著軍裝作救護演習（圖2-2）或是擔架操演，包括抬送傷兵至船上或火車上等訓練（圖2-3、2-4）；[73]訓練他們的並非醫師，而是軍訓教官，還會教導一些戰場上的軍事通信旗號意義（圖2-5），而且婦女也投入救護訓練之工作，刊出一張上海新中國醫學院學生吳真女士穿著軍裝受訓的照片（圖2-6）。[74]感覺皆為因應即將發生的戰事而加強訓練。

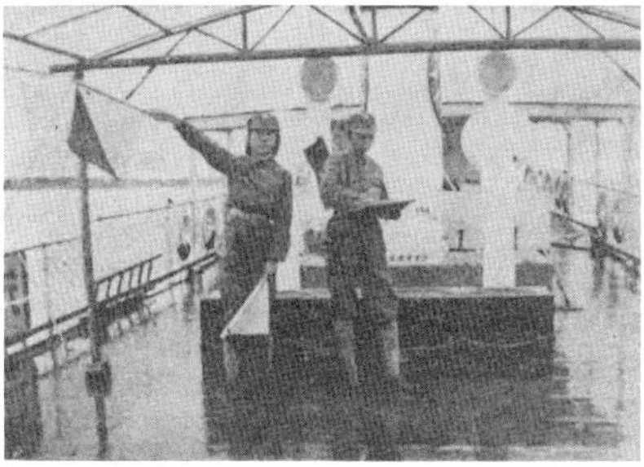

圖 2-5　軍事通信旗號訓練

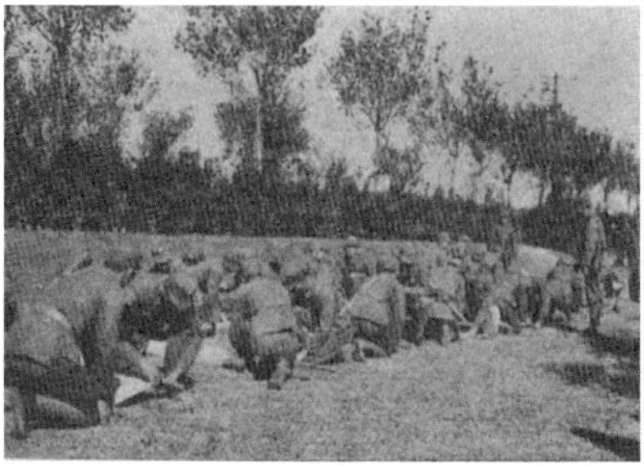

圖 2-2　中醫學院的學生穿著軍裝作救護演習

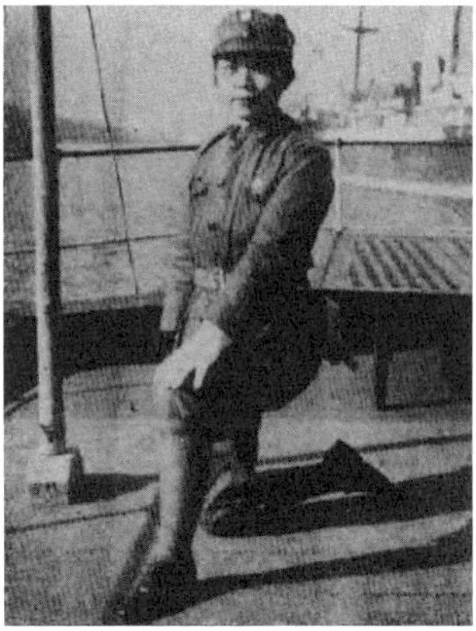

圖 2-6　上海新中國醫學院學生吳真女士穿著軍裝受訓

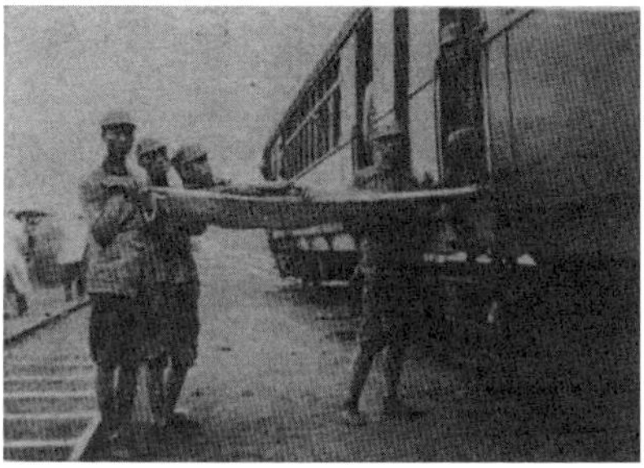

圖 2-3　擔架操演——抬送傷兵上火車

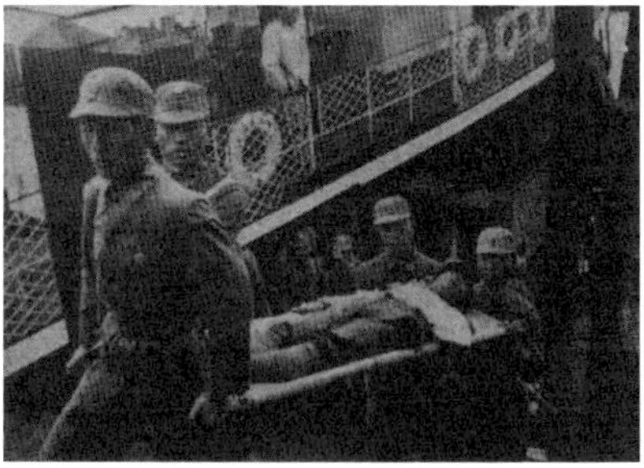

圖 2-4　擔架操演——抬送傷兵至船上

在南方大概還可以舉杭州市中國醫藥學社的例子。該社創始於一九三二年，至一九三六年十一月，《中醫科學》雜誌報導，杭州市中國醫藥學社召開討論會，決議籌組「國醫軍事救護團」。該社曾出版各類醫藥書籍，當時是推董志仁、杜志成起草組織辦法，社員每人應出五十元，當時有會員二十多人，並推舉施稷香、王一仁（一八九八－一九七一）為救護團正、副主任。[75]當時由董志仁撰寫的《國醫軍陣傷科學概要》與教本，[76]即救護團教材（圖2-7）；[77]隔年該社正式創立救護班，名為「中國醫藥學社國醫救護班（簡稱國醫救護班）」。其宗旨為「應付非常時期需要，闡發國醫學術，推廣各種急救常識，以作自助助人之準備。」當時修習之科目，具備日常應用救護術與非常時期急救術，後者共分有：生理概要、診斷常識、手術治療、急救藥品及方劑、綳帶擔架術、毒氣救護、防毒以及處置暈厥、觸電、窒息、水火燙傷、人工呼吸等急救常識。當時任教的教師有該社社友周子序（一八九三－一九五五）、董志仁、杜志成、陸清潔（一九一〇－一九五八）、王一仁、王心原、阮其煜（一八九一－一九四六）等教師。像是阮其煜，本身為西醫，但對中醫很有興趣，還曾自學

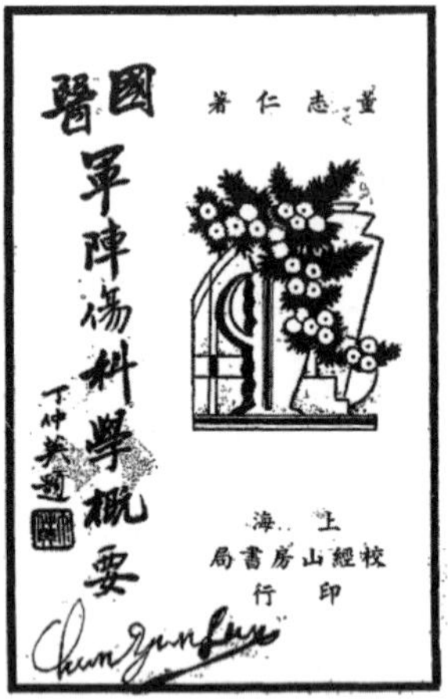


圖 2-7　董志仁所撰寫之《國醫軍陣傷科學概要》

中醫，註解中醫本草經典；而除了擔任救護班教師外，還幫忙校閱《國醫軍陣傷科學概要》，[78]這可以反映在同時代的一些外科講義內，也會加入西醫的外科知識。[79]中國醫藥學社討論中醫學術發展，不拘中西新舊，這些具有活力與創新的教師還常開會討論中醫學術精進方向。而該學社的國醫救護班，授課時間為每天下午七點到八點，一個月為一期，訓練完後還頒發「國醫救護班證書」一張。[80]救護班第一期於一九三七年一月十五日畢業，學員共二十六人，杜志成指出：「欲使中醫的救護術，遍傳全國而普及世界。」而杭州市中醫代表蔡松岩致詞時指出：很多中醫詢問學習「救護」的意義，是為了謀生還是為國家出力？蔡認為後者的意義較大，因為救護不過是「淺近的手術與醫理」，若不進一步研究，只是一時的，不能謀職業。他認為只靠一個月訓練，只能達到淺近的救護學醫理，必須再進修才能長久。[81]到第二期救護班結業後，還舉辦正式的結業典禮，並囑咐學員「繼續研究，以期完成一專門救護人才。」會中還有中央國醫館浙省分館王君毅和浙江名中醫湯士彥等人參與會議並致詞。[82]若再舉蘇州的婦女救護班為例，其班主任還曾由女性國醫王志純代理，或許在當

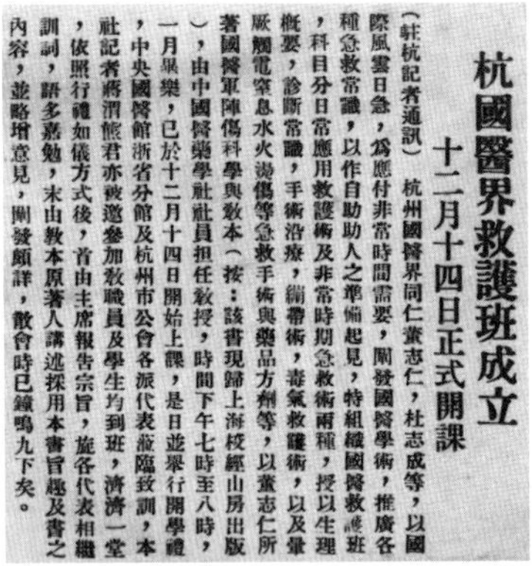

杭國醫界救護班成立

十二月十四日正式開課

（駐杭記者通訊）杭州國醫界同仁董志仁，杜志成等，以國際風雲日急，爲應付非常時間需要，闡發國醫學術，推廣各種急救常識，以作自助助人之準備起見，特組織國醫救護班，科目分日常應用救護術及非常時期急救術兩種，授以生理概要，診斷常識，手術治療，繃帶術，毒氣救護術，以及暈厥觸電窒息水火湯傷等急救手術與藥品方劑等，以董志仁所著國醫軍陣傷科學與敎本（按：該書現歸上海校經山房出版），由中國醫藥學社社員担任敎授，時間下午七時至八時，一月畢業，已於十二月十四日開始上課，是日並舉行開學禮，中央國醫館浙省分館及杭州市公會各派代表蒞臨致訓，本社記者蔣渭熊君亦被邀參加敎職員及學生均到班，濟濟一堂，依照行禮如儀方式後，首由主席報告宗旨，旋各代表相繼訓詞，語多嘉勉，末由敎本原著人講述採用本書旨趣及書之內容，並略增意見，闡發頗詳，散會時已鐘鳴九下矣。

圖 2-8　媒體刊登國醫救護班成立的消息

時這種「救護班」的設置內，中西醫的界線並不那麼僵硬而壁壘分明，反而是尋求許多急救知識的互通。[83]

其他零星的報導，在綏遠戰事一起後，其實各地都有訓練救護隊之舉措。江蘇省南邊的太倉縣，於當年十一月開始組訓救護班，當時原本希望在第一期公民訓練畢業學員中抽調六十名訓練，但有「青年國醫」盛養真、包門如、唐濟生、金仰山等將近十人，鑑於中醫對防空、防毒知識之缺乏，主動加入訓練班，希望將來有需要時，中醫不致落於人後。[84]一九三六年時，有些中醫期刊也意識到戰地救護的重要，如浙江省嵊縣的《國醫週刊》編輯部丁少侯，就組織「戰地救護常識專號」，灌輸急救、看護、衛生、防毒等四大領域的知識。[85]其他各地救護團之發展，至蘆溝橋事變後更為普遍，例如湖南國醫界包括國醫學會、國醫專科學校和長沙市國醫工會等團體都致電前方將士表達慰勞之意，並表示願意提供援助；各團體發起組織「湖南青年戰地救護團」及「長沙市國醫界北上抗敵救護團」，準備北上工作，並指出：「凡國醫界同志或具有現代醫學知識，願犧牲個人自由，刻苦耐勞，來為戰傷將士服務；並呼籲年齡在十八至二十八歲者，不分性別，均可加入，以示為國服務。」[86]救護團在抗戰爆發後漸成常態，各地的救護團隊更加蓬勃發展。總體而言，抗戰前的國醫救護隊只能算是起了一個頭而已，但「國醫救護」的契機，已給了傳統中醫不少創新之期待。[87]

## 四、七七事變前關於中醫學術改進之討論

順著上一節救護隊的議題，這個過程中有沒有伴隨著中醫知識的任何轉變？目前從既有對近代中醫外、傷科的醫書論述中，看不到太多新意，但揆諸報刊資料，或許會有新發現。[88]雖然論者有謂「責任」乃創新之重要因素，但過去卻很少有學者探究國家責任和接下來要講述「中醫創新」之間的可能關係。[89]江蘇省政府在一九三六年就已計畫訓練全省中醫包括消毒、防毒、外傷、野戰救護在內的各方面技術，並規定三十五歲以下的中醫都必須接受訓練，[90]這些課程是在過去中醫教育內極少被重視的。面對國難，西醫同樣有捐助善款與組織醫藥救護隊，而差別在於，西醫的單位多以訓練護士為主，醫師較無短期訓練急救、外傷知識之需求；[91]但中醫過往的知識，卻無法幫助他們面對伴隨戰爭而來的急救和護理問題。所以當時有些中醫教材，有加入急救法、人工呼吸、槍傷、創傷等知識，[92]而且聘請西醫來教導外科技術，已成常例，例如蘇州國醫學校的一則新聞指出：

> 本校為造就青年國醫之機關，自覺責任所在，義不容辭，於是特設戰地救護訓練一科，以為青年他日服務國家之準備。萬事貴在實行，計畫既經決定，我們便開始徵求戰地救

> 護訓練的人材。但本校的教師都是文質彬彬的書生，對於戰地救護的經驗和學識，大都是沒有的。總務主任王慎軒先生，對於學術，素來不抱人我之見，覺得此科教授之職，非請富有學識經驗之西醫擔任不可。於是經過數度磋商，就聘請蘇州名西醫施毅軒先生為戰地救護術教授。施先生畢業于北平協和醫科大學，內外各科無所不精，且歷任政府軍隊之正式軍醫官，對於軍事救護，具有豐富之學識與經驗，本校有此教師亦可謂得人矣。[93]

文中的施毅軒具軍醫身分，由於他對戰地救護的理解，蘇州國醫學校的中醫總務主任王慎軒（一九〇〇—一九八四），也不分中西醫界域，聘請他為授課教師。而在七七事變前夕，一位作者署名為「登雲」者，在另一篇相同稿件中則署名「路登雲」，[94]自言其為中醫，曾於一九二七年在北伐戰線上跟西醫一起共事，也曾在楊虎城的部隊擔任軍醫，與西醫合作。他在閒暇時看了不少西醫著作，一九二九年才因生病回到家鄉開封開業。[95]他認為中醫理應在戰場上為國努力，但於學術上是否健全合宜呢？其實中醫對止血法、人工呼吸、外科手術、創傷、毒氣、繃帶等技術，在實際操作上皆成問題。中醫既無專科學校，也沒有課本可讀，其技術皆來自古書，頗難因應變局。此外，中醫外科雖集數千年經驗，但所記載的方法已失去時代性；[96]中醫從軍者非常少，對西方衛生材料和醫療器械又皆感陌生，結果在實際臨床時，反不如一個目不識丁的醫兵或看護兵。但該作者認為，西醫手術並不困難，其治療創傷習慣尋求一個規律，按部就班即能痊癒，一般軍醫不用理解什麼大道理；外科技術，經歷多了自然熟悉。所以，中醫若要在前線服務，必須先經過短期訓練學校，再於傷兵醫院實習，熟悉外科技術操作後，中醫才能真正投入戰場。[97]而精於傷科的虞翔麟則指出：「國醫參加軍陣醫療之工作者，已數千年，其續筋接骨、止血護傷之驗方與驗藥，指不勝屈，迄乃國醫之傷外科，猶能博國人廣大之信仰，徒以政府不與提倡而日就衰息。」虞呼籲要特別重視傷科與外科之發展。[98]當然，中醫精於內科之論，自不待言，年輕的董德懋表示：國醫療病法多被西醫採用，如外科方面之「內消法」；內科之「臟器療法」；方劑學之「混合劑」等等，國醫的診斷與治療重視整體性，在戰爭爆發時仍能發揮社會功能，他說：「我國前線戰士，在此天寒地凍，薄衣粗食之不良環境中，雖外傷患者，亦多伴有內科疾患，至於普通兼患感冒之外傷患者，更應不少，國醫療之，定有特效。」[99]此為就內科而加以補充，中醫在戰爭中可能發揮的功能。

當時中醫雖為其外科與傷科之發展擔憂，但這些論述卻又常常隱含當時中醫對西醫手術的質疑，和對恢復傳統中醫技術之期待；再不就是陳述學習西醫手術之新論，並輔以中醫外科療法，以達到更好的治療效果。[100]但路登雲也指出，雖然西醫各種藥品有不少好處，但所謂「手術」者不過是「鋸臂鋸腿」，乃不合理的療法，存在著彷彿西醫愈發達，則殘廢軍人愈多的危險。他認為最好的處理方式，應該是內服整骨麻醉藥、外用整骨療法，於骨折處施以副木，再用綳帶纏絡固定，則慢慢就可以接合；[101]又像是螻蛄、蜣螂、天牛（諸樹蠹蟲所化）等，都能治療箭簇入肉，將這些藥物研成粉末、撒布於傷口，可用於子彈入肉，「不受痛苦，子彈自出」。此外，像是中藥活磁石能吸鐵、蓖麻子能制鐵針入肉，若用於子彈入肉，應該也有一定效力。[102]又如急性子、鳳仙花根、玉簪花根等，皆能軟堅透骨，用於子彈入骨，為不可缺少之藥品。他指出以上特別的個人經驗，這些藥物之使用，都是他親身經驗，希望中醫在戰爭來臨前，可在最短時間內訓練人才、改良國藥，以達挽救生命之目的。[103]另一位化名「覺非少年」的作者則指出：「我國醫無新奇之器械，又乏剖割之術，與之言救護何能勝任？無怪其不組織戰地救護隊也。噫嘻！夫戰地救護，本為治標之法矣，何所須於器械，又何用施剖割？」作者指出，若患槍傷，淺者可用手術拔除槍彈，外敷以解毒生肌之藥物，而中槍傷深者，「則外敷藥以拔出之」。若傷到險要部位如胸脅，則外敷「化碼去毒」之藥、內服清心退毒之藥；而被槍炮所傷之斷骨，則可用手法接續，內服生骨之劑，外服駁骨之藥，就能恢復健康。亦即不須手術和器械，用中醫內科療法，輔助傷科手法，即可痊癒。[104]董德懋則言要從傳統的外科技術中尋找新發展，他說：

> 國醫之手術方面，一般必認為不如西醫之精妙，然徵諸醫籍，考諸史載，則於數千年前，已有相當之發明。（如關於華佗療疾之記載，與相傳至今之正骨術，針灸術等。）不過彼時因時代文化之限制，又因醫多自密不宣，致多有所失傳耳。然國醫每有應施手術不用手術，而以內服藥或外用藥治之，每收異效，如以前《實報》（筆者按：疑為《時報》之誤）所載之警界某要人談：用水仙花根可取入體內之彈。又如《斯陶說林》所載之以水銀取彈法，又如以威靈仙和糖與酒煎服，可軟化卡於喉問之魚骨。此等單方流傳民間，載於典籍，實為不少。倘能努力研究，證其實效，則不但治療便利，且可免除刀鋸之苦。[105]

由此可見中醫絕對有能力參加救護工作，他認為中醫界同仁必須本歷史之明訓，再加以科學研究，才能盡到國醫的責任，國醫才能繼續存續。

以上之陳述，不論從哪個角度出發，都涉及外、傷、內科的各種藥物，中醫在面對戰爭醫療時，最基本的還是藥品問題。路登雲指出，中醫治療外科膿瘍和創傷時，多以各種膏藥為用品，但其性質太硬，傷口大時無法應用，而且太黏，拉扯之下，傷口反而又容易擴大。又，其撒布之藥粉，多具有刺激性，以紅升丹、白降丹為最甚。而已被破壞的組織，再撒上較乾燥之中藥粉，易引起神經刺激和過敏，反而觸動痛覺，這些都是中藥劑型上的缺點。比較起來，西醫的各種「軟膏」既無刺激性，又柔軟適宜，顯然勝過外用中藥，故中醫界必須改良藥劑。他在文末介紹了一些可利用的外用中藥，例如「吳茱萸酒」，可作為碘酒的代用品；「藤黃酒」可用於刀傷，可製成止血棉紗，其性膠黏，可封閉血管之破裂；用黃蠟、胡麻油放在火上加熱溶解而成的中藥軟膏，可以止血鎮痛；「五倍子軟膏」，則可用於凍瘡、潰瘍等等。[106]也有中醫師在報刊上貢獻秘傳骨科驗方，李閎君指出，正骨一科，多有師承和藥方傳授，一般人很難無師自通。醫界熟讀《內經》之人，只有紙上知識，卻不瞭解真正的治法，一般醫者對骨科多置而不論，「一任其道聽塗說者流，螃蟹一包、毒藥一束，敷衍塞責，難定效力之有無大小。」骨傷科需要的知識很多，兼及內、外科調理，「西醫治療骨斷病，先將折骨處納正，繼用挾木挾好，包裹不動，聽其膠粘汁泌出，自然速合，經過數月後方愈。」但中醫治療應可更加快速，不待數月即可康復，故希望在此戰爭時期，專家應該貢獻秘傳骨傷治法靈方給國醫界研究改良，廣制應用，才能救治前後方受傷軍民。[107]他點出了骨傷科的知識傳承特性，此時欲整理經驗、驗方，必須廣納各方經驗。雖然戰爭時期難以為繼，但這個基調後來成為一九四九年之後貢獻祖傳秘方給政府的先聲，體現了醫學史發展的連續性。[108]

為了因應戰爭之需求，藥品一定要方便攜帶。路登雲指出中醫內服藥劑型的問題，多數中國藥店之產品除丸、散、膏、丹外，以生藥飲片為大宗。用來治療還須煎服，遇出外時頗感攜帶困難，所以軍隊、醫院中運用西藥不過是因為「便利」。若開戰後西藥運輸受阻，則醫者必然束手無措，病人也將坐以待斃。他建議到：

試看西藥之制法，例如植物，能結晶的，即提取其有效成分，如麻黃精、當歸素等；不能結晶的，研成粉末，如甘草末、大黃末等藥；或壓榨其油，如杏仁油、茴香油等；或製成酊，如阿魏酊、蘆薈酊等；或製成糖漿，如遠志糖漿、陳皮糖漿等；或製成流浸膏，如商陸流浸膏、龍膽流浸膏等。如用散劑，以乳糖或白糖配伍；如用水劑，與糖漿、汽水等混合，用量小、功效大，不但比煎劑便利，且可使患者易於吞服。109

可見除了傷科、外科技術外，還需要改良國藥劑型，使之便於攜帶和使用，才能應付未來戰爭之需要。這些大抵是因應大戰即將來臨前，中醫界改良學術的一些建議。

## 五、小結

近代中國醫療史給人的印象，特別是中醫，似乎多與國難與戰爭無關。即便要論中醫與政治的關係，也往往建立在抗議爭取各種利權的歷史之上。[110]本章初步揭露了在九一八事變之後、七七事變前的醫界，特別是中醫界之反應，來說明醫者涉入國家政治、戰爭之另一種角色，為醫療史研究開創新的視角。

中醫參與到戰爭之中，其可能性還在於陳志潛所言：中央衛生署登記全國醫師，辦了三、四年，到現在還不知道全國究竟有多少醫師。中華醫學會成立將近二十年，到現在還不能代表全國的醫界，政府更沒有組織醫師團體的計畫，從何談起醫師的「社會責任」呢？陳認為還是要藉由這次國難來思考，現代的國家必須要有整套的現代組織來規劃醫藥之發展，以符合社會實際需求。[111]其實，多數西醫心知肚明，中國當時可以支援戰爭的西醫人數實在太少，故雖有人抨擊中醫無法肩負公共衛生之責任，但卻沒有看到西醫攻擊「中醫救護隊」的言論，更何況多數「中醫救護隊」都聘請西醫來教導相關技能，本身之發展即兼顧中西醫學匯通；甚至在中日開戰後，還出現鼓勵性政策，可謂中西醫一體適用，當時軍政部通令：「如合法須有醫師證明書之醫生，可暫准緩役」、「凡國醫界，宜知取得合法證明書。」當然，該軍令也適用於紅十字會等相關機構的合格救護員。中醫周復生也談到：「凡我國醫同人，宜急參加救護隊，實行救護。」[112]提醒中醫界應積極涉入戰爭救護事務。可以說戰爭的危機，給了中醫另一個發展的空間。中醫救護隊的誕生，讓參與軍政事務成為中醫肩負社會責任的一種可能，也促使中醫們思索過往的學術發展和可能的未來。

在一片熱血報國的氛圍中，也存在這樣的批評聲音。當時很多人轟轟烈烈地成立救護團，蔚為風潮，但其實多未見實際執行，只能算是一時衝動，[113]看資料時必須想到後面的現實因素。不過，本章並非著意檢討救護隊的成效，反而是將這樣的脈絡重新置入傳統中醫的發展史中，探究其新意。可以發現，一些中醫學習了過去從未接觸過的技術，包括軍事、救護、創傷、綳帶、防毒等相關知識，這即是一種創新之可能；並且在一九三九年，促成了教育部公布之「中醫專科學校暫行課目時數分配表」中，將傳統骨、傷科納進現代中醫教育體制內「外科」的領域，還需兼習西醫的手術，即與應對戰爭的思維有關。[114]而到底當時中醫外科與傷科的技術發展為何，遇到何種困境？本書還會繼續疏理，但已可知道當時中醫一方面肯定傳統中醫內科與用藥之長處，也呼籲要發展外科和傷科的知識，當然多是以發掘、蒐集藥方、改良劑型為多，而非真正發展實際之手術；當日的思維本來就是「中國醫藥由整理而進步」，[115]是從傳統中求創新，故可說比較多的還是在恢復古代傳統技術的期待中來論述。然而隨著七七事變之爆發，各種變革與創新的需求更加急迫，相關言論與藥方之研發，才真正有進一步的發展。

第三章

# 審視近代中國軍隊醫療與衛生問題

## 從蔣中正視角出發的觀察

雪恥：罪惡為靈性的制命傷，錯誤為理智的制命傷，疾病為身體的制命傷。[1]

## 一、前言

透過前一章，可以看到中醫在七七事變前，已有若干新的舉措與言論出現，中醫已覺察到國難期間必須加以改進自身技術之必要性。不過，仍有西醫不認為中醫有能力或有資格來肩負起現代公共衛生的任務。那麼，在接下來進入戰爭時期、探索中醫轉型之前，應該來檢視一下當時中醫所能發揮的空間和餘裕在何處。除了國難當頭的急迫性外，是在什麼樣的困境與背景下，造就了中醫界參與國家事務的空間呢？

近代中國的公共衛生建構，可謂篳路藍縷、備極艱辛，研究已多，此處不多論。[2]本章主旨為探討蔣中正對發展公共衛生之想法，來檢視當時相關工作之困境，並試圖解答，為什麼在中國現代國家的發展過程中，當面臨戰爭之時，會需要或可以讓中醫這樣的「另類」醫療加入。可以說過往的近代衛生史研究，不論是談西方醫學的影響也好、公共衛生制度的建立也罷，[3]史家書寫的都是一種硬的制度史或具有醫學技術視角的「內史」，[4]再不就是用文化史的角度來探討「衛生」、「清潔」觀念之成形與範疇等等。[5]但從國家領導人、歷史人物的視角來檢視民國時期的衛生事務，反襯映照出生硬條文中所無法呈現的缺失，用此視角切入的研究還非常少見。[6]本章即欲進行這樣的嘗試，一方面基於蔣對衛生事務關懷的文字甚多，二來透過這樣的視角，可以對蔣中正的人物研究和衛生史研究，同樣創造一個新意與貢獻，也可解答筆者的提問：為何現代國家還需要傳統醫藥的力量？

## 二、從軍隊到社會：個人與公共的「衛生」

要談蔣與公共衛生之連繫，必須從蔣的求學經歷與職業生涯開始談起。蔣不是醫師、也不是公共衛生學家，他的近代衛生學知識來源，應該都與他年輕時所受日本軍事教育時的學習與經歷有關；後來他又擔任黃埔軍校的校長，從實際帶兵、訓練士兵的所見所聞中，都增強了他對「現代衛生」的見解與看法。[7]蔣帶領軍隊，視士兵如己出，看到士兵受傷，猶為不忍。故曾自言：「視病兵、傷兵事比子侄事重要倍之。」[8]因此，照顧官兵之軍醫系統的建立與制度之完善，是其衛生言論中很重要的一環。[9]一九二五年二月十九日，蔣中正「訪問傷兵，以衛生隊逃遁，醫護無人，饑凍痛苦，見之欲泣。軍醫不良，經理無方。」[10]又於同年十一月二十三日記載，蔣巡視野戰病院，印入眼簾的是「窳敗污穢已極」、「飲食不時，看護無人」，竟然「心恨極時，幾欲殺盡軍醫，不足挽其貪劣之罪也。鞭敲二下，實在不忍也。」[11]初期帶兵所見的軍醫問題，讓蔣感到苦惱憤恨，甚至「出手」教訓軍醫，可見其特別重視軍醫問題，也帶有非常多的不滿。

考察蔣的思想，軍隊之生活與衛生勤務，給了他許多對於國家社會發展及公共衛生事務的想法。在一九二九年，蔣就指出：「無論何國，其國家組織、社會秩序，不以軍法部勒者，絕無發展之望。蓋軍隊組織深合於科學方法，當此科學昌明之時代，以之施於國家，施於社會，效可立睹。」[12]此為蔣透過軍隊的管理，思索、輻射至國家內政建設的主要思維；蔣也以「軍人是應當作社會的導師」來說明軍人之責任不是只有打仗而已。[13]又於一九三二年時，蔣在內政會議中指出：他在看過黃梨洲（一六一〇－一六九五）的《明夷待訪錄》後，覺得其學說很寶貴，從中可以看出許多中國社會的弊病，其中「寄內政於軍令」一句話是最發人深省的；蔣中正當時就提到「全國總動員」，並解釋中國一切政令都沒有發揮效用，原因就在沒有一個好的方針，「全國總動員」正是這一弊病之解藥，其中心理念就是軍令與內政合一。蔣認為，世界各國強大的國家，沒有一個不是「寄內政於軍令」的，包括共產黨在內，也是將所有土地、糧食、文化等措施全面軍事化。蔣還認為，飛機大砲等「硬體」再怎麼發展，三十年後都贏不了外國，反而是在這三十年內，若能將國內民團、保甲、警察等群體訓練成熟，那麼國力反而能強大起來。[14]這裡面其實已蘊含了蔣對公共衛生的兩個大方向規劃：一個是軍事化管理，包括著名的新生活運動，其實就是「軍事化運動」，也就是把軍隊的日常教育推展到民眾身上。[15]另一個我們要注意的就是教導與監督的問題，後文還會解說。

蔣在與宋美齡（一八九八－二〇〇三）結婚之前，蔣曾對這段婚姻與未來革命事業構築了一份期許，他說：「余平時研究人生哲學與社會問題……為革命者，若不注意於社會之改革，必非真正之革命，其革命必不能徹底。」[16]所謂的社會改革，面向很多，但公共衛生與民眾健康，絕對是非常重要的一環。蔣後來在〈中國國民黨第二屆中央執行委員會第四次全體會議宣言〉中還有：「喚醒民眾，而尤在建設國民生活之秩序。」[17]大體著重在秩序規範之建構與人心教育兩大方面，但它們與衛生的關係為何呢？筆者認為可以先從蔣常常說的教、養、衛三字來解釋，其中的「衛」，就有衛生（清潔）的意思，而教與養兩者，其實也與衛生有關，因為具現代性的公共衛生概念與行為，是需要被教導（育）和養育（照護）的，它貫通了蔣對國家衛生觀念的方方面面。[18]

蔣於一九三一年第二屆中央執行委員會第四次全體會議宣言〈關於教育的建設者〉內談到：「以目前中國之情形論，文化落後、經濟落後，國民之身體精神無不衰弱。」所以，只好將未來的希望放在青年身上，故要保護青年、教育青年，使其身體和心理健全，使其盡量不要受到政治運動與社會運動的干擾。[19]而教育的意義，蔣認為無論是學校、軍隊或各種訓練班的教育，都要和家庭教育一樣，要能夠寓教於育，不要只重視學科或書本上的知識。蔣中正感到中國人的學校（包括軍校），太重視講學授課，卻缺乏日常生活食衣住行合宜之訓練，所以導致各處凌亂污穢、人民毫無紀律。[20]在學習中，蔣認為：「其中最重要的一件事就是衛生。」無論食衣住行的日常生活，都要整齊清潔，有規矩、有秩序，要合乎衛生，能夠使受訓的人增進健康、預防疾病。蔣舉考察軍隊教育為例，談到：「凡是那一個部隊病兵多的，就是那一個部隊官長的教育不行，我們考察學校教育，如果那一個學校學生疾病多的，就是那一個學校的教育不良，推而至於社會教育，也是一樣，如果那一個地方民眾疾病死亡率多的，就是那一個地方政治腐敗，政府的官吏沒有盡到職責。」[21]大概可以顯示蔣對於教育、衛生之間關聯性的解讀，而減少病人的概念，明顯的是從管理軍隊病兵之經驗而來的。抗戰後，蔣更「召集重慶各大學校長與訓育員黨團負責人訓話（衛生），實行新生活。」[22]可見他認為從教育這一端來改良衛生，是實際可行的辦法。連蔣最後在大陸辦的革命實踐學院，實際課程中的「衛生」也是重要課目，可見它貫穿了蔣的整個教育理念。[23]

一九三二年，蔣在長沙演講時，特別提到日本教育給他的啟示：「在未教一切科學以前，先教他讀一本《國民讀本》，教訓學生做人的道理，先教他們明白自己對國家社會的責任和義務，與他們自己做國民的地位。東方固有的文化最注重的地方，還在教他們穿衣服怎樣穿、吃飯怎樣吃、住房子怎麼住、走路怎麼走、掃地怎麼掃，這就是說我們東方教育最緊要的精神。」而這份精神，即中國古訓「灑掃、應對、進退」，[24]即食衣住行的生活，其實也就是基本的政治生活；[25]而這些訓練，其實就是「修身」。[26]蔣認為這些項目日本教育都做到了，反而在中國人的學校教育內，卻完全不注重。在蔣的觀念中，穿衣戴帽雖事小，但卻是國家民族復興的起點，[27]由此已可看出新生活運動的雛形。蔣中正認為，在中國應該進行的教育，不單只是來自西方的衛生教育或日本的國民教育，還可以說是古典禮儀的一種復興，他曾指出：「人家外國人不當作我們中國人是一個人，我們自己要反省。」蔣解釋說：「如我剛纔進飯廳的時候，門口就有痰和鼻涕」，美國或義大利的顧問一定認為我們民族很野蠻，沒有受教育，故舉止合宜和衛生習慣是需要被教導的。[28]而這些要「學習」的東西並不是在醫學或生理學的教科書中，而是要從日常生活的食衣住行來實踐。[29]

雷祥麟指出，像是孫中山（一八六六－一九二五）受過正式的西醫訓練，但《三民主義》中卻不曾提出國家衛生建設的理想，這和日本在臺總督後藤新平（一八五七－一九二九）以醫學治臺的殖民策略恰成強烈的對比。[30]孫一再提及中國人不衛生的種種生活習慣，如隨地吐痰、放屁、公然打嗝、不刷牙、留指甲，這些惡習使西方人以為中國人無法自治其身體，正說明了他們無法自治其國家，也常是東方主義下「中國人性格」的代表。[31]很顯然地，這些在孫中山手上沒有完成的現代化改革，到蔣手上變得可能，而且早在新生活運動以前，蔣中正已有不少相關的想法。蔣認為中國人既有不衛生、沒規矩、不守秩序等的毛病，就應該要承認並改進；蔣歸咎這些國民性缺點是「中國幾千年來的教育統統是不講求態度和行動的，因為周代周公的儀禮的教化，從戰國到秦朝以後就沒有人講究。」[32]可見蔣有非常傳統的一面，他認為古代的「禮」就是於日常生活中的實踐；在蔣的觀念中，「衛生」不是什麼了不起的知識或哲學，就是一種個人的實踐。[33]至於蔣申論治國的基礎在於「齊家」，認為它就是指「整齊」，是一種衛生、也是規範，更是基於中國經典的復興。[34]後來基於這些想法而成形的新生活運動，顯然是中、西、日混合的一種概念，也是蔣之衛生觀的基礎。[35]

在新生活運動以前，相關的衛生教育資料已經很多，此處僅舉幾例來說明。一九三二年十一月一日蔣在中央訓練團黨政訓練班講：

吾人欲求教育軍事化與合理化，必須特重整潔，講求衛生，自個人以至團體，一切飲食居處，被服用具乃至於整個校舍房屋，與四周環境，均須注意於此，尤以寢室飯堂廚房廁所四處，最易於藏垢納污者，更須特別注意，日日檢查，經常保持整潔，合乎衛生。以後各學校對此切不可再有忽略。每週至少須檢查內務一次，每半月至少應將學生床舖被褥，曝曬一次，衣物用具，毋使潮濕霉爛，微菌毒害，毋使寄生暗長，對於廚房飯廳廁所水溝等地，應規定值日學生與校工，逐日輪流打掃，厲行整潔，其在學生宿舍尤須督率全室學生，勤於清理，勤於檢點，徹底消除臭蟲蚤蝨，撲滅蚊蠅，使學生於勤苦攻讀之餘，能獲一夜安寢，不致在此營養艱困之際，更受吸吮膏血之慘，亦不使有傳染疾病之患。[36]

蔣甚至電令教育部，希望其設法改進各級學校之衛生，更指出「目前教育改進之途，首須注重衛生與體育，先求學生身心之健康。」而學校與黨政訓練班之間，也要互相觀摩，參觀，甚至互相競賽，以資砥礪切磋。

蔣也多次在巡視學校時跟學生說明他的想法，例如「比讀書識字更為要緊」的事有很多，例如「要聽先生的話，注重孝親敬愛、整齊勤勞。尤其是要清潔，痰涕勿可亂吐，要吐在痰盂裏，衣服鞋襪天天要整潔，學校裏的教室道路以及一切公共地方，都要你們學生自己來灑掃得很整潔；不但學校裏，你們的家庭裏也都要你們做子弟的灑掃得很整潔。你們要把學校裏先生教你們的說話，回到家裏告訴你們的父母，使你們家裏的人也能知道整潔，這比什麼都要緊。」[37]蔣還希望學生能從自己做起，再將整齊清潔的觀念推廣至家庭、社會上。蔣還說，一個注意整齊清潔的學生，在學校就是一個好學生，在家就是一個孝子，也是國家的好國民。[38]至於以新生活運動為主體而展開的各項運動，研究已多，此處不多談。[39]但是本文必須指出，其實新生活運動中的許多理念，在一九三四年前就不斷被蔣提出，即使一九三四年後，新生活運動也配合其他各種運動，持續的開展，而舊有的意義，也不斷被提出與再解釋。

胡適對於該政治運動，有一直白的評論，他曾說：

> 我們不可太誇張這種新生活的效能。《須知》（筆者按：《新生活須知》）小冊子上的九十六條，不過是一個文明人最低限度的常識生活，這裡面並沒有什麼救國靈方，也不會有什麼復興民族的奇蹟。『鈕釦要扣好，鞋子要穿好，飯屑不亂拋，碗筷要擺好，喝嚼勿出聲，不嫖不賭，不吃鴉片煙，……』做到了這九十六樣，也不過是學會了一個最低限度的人樣子。我們現在所以要提倡這些人樣子，只是因為我們這個民族裡還有許多人不夠這種人樣子。[40]

胡的解釋沒有錯，但他論的只是該運動的原則，然而像是「注意微菌，生冷宜戒」、「捕鼠滅蠅，通溝清道」、「種痘防疫」等後來出現的解釋，[41]就拓展了舊有的「衛生」意義，從實際的指導出發，具備公共衛生工作的視野；當然，從反面來看胡適的評論，其實中國人的衛生觀念和舉止是完全不合格的。又，一九三四年十月，蔣又在陝西講新生活運動的重要，申述「勤勞」之義，他認為「勤勞才能整齊，能勤勞才能清潔，亦必能勤勞然後能迅速確實。」還說「文王日夕不遑，周公夜以繼日，坐以待旦，就是我們祖先所留下來的最好的模範。」古人當國家民族鼎盛之秋，靠的就是「勤勞」。基本上新生活運動開展以後，蔣常會加以補充，解釋新的內容，也會在日記中記下自己將要參加各年新生活運動的紀念活動。[42]這些內容基本上雖大同小異，但還是有一種解釋意義上的延伸，蔣總是會將許多傳統道德放在新的理解當中。[43]

比較值得注意的是，新生活運動不能看作單一運動，事實上國民政府在大陸時期曾開展了各種運動，其內涵很多都可以在新生活運動、乃至蔣更早的言論中找到蛛絲馬跡，例如蔣後來於一九三九年推動的「國民精神總動員」，就是因應抗戰需求，希望透過教育來「化民成俗」，「要打破教育遺世獨立的錯誤心理，使教育與軍事、政治、社會、經濟一切事業相貫通。」其實與蔣之前所說的「衛生需要在最簡單的地方被教育」觀念是一致的，「衛生」從來不是單純的整潔、乾淨，而是背後承載了遠大的國家發展藍圖。[44]後來他在一九四一年說到：

> 適逢四月一日，依照國民精神總動員實施辦法之規定，於本日會議之前，特舉行國民月

會，宣讀國民公約與誓詞。現在宣讀完畢，本席要將精神總動員綱領的要目及第五章「精神之改造」的要旨，對各位略加講解。……其實國民精神總動員的要求，並非陳義過高，作起來並沒有什麼困難；但我們總不去作，當然沒有結果，這就是我們沒有革命力行的精神，因而喪失了革命領導的資格！不說別的，就是文中所提到的運動、衛生、整齊、清潔、早起等習慣，只要稍微注意一下，就可以作到；但我們反省一下，我們已確實作到了沒有？[45]

可看出大部的內容，都可以在蔣的言論中找到，不僅只於新生活運動而已；這些清潔衛生的要求，會隨著不同時間、運動模式而展現或再詮釋，但基本精神是一致的。蔣認為要不斷透過各種運動的推展，社會才可以日新月異的進步，不致於停頓固塞、遲滯不前。[46]

## 三、紀律與規訓：身體健壯法

軍人或國民的身體、體格之健壯，也是蔣中正非常重視的一件事。該觀念之成形，蔣應該也是從軍人的體格開始談起，再擴展至對中國一般人民之看法。舉兩例來看，一九二九年，蔣至陸軍大學紀念週演講〈中國之前途與國人應有之覺悟〉時談到：軍人體格一衰弱、精神就會不振，外國人就會輕視中國軍隊，乃至於歧視中國人。蔣認為一個人的外在表現（食、衣、住、行的行為）與內在的身體衰弱有極為密切的聯繫。[47]蔣認為士兵的體格除了要鍛鍊外，最重要的還是部隊長官的悉心呵護，甚至必須建立在長官有良好的品性，才能發揮感化、教育、訓練士兵的功能。[48]並且，長官也要注重自我的鍛鍊和衛生，蔣對合作人員訓練班訓話時說：「如果自己體格不講究，一年到頭，一天到晚生病，自己不知道衛生」、「人家看見你這樣半死不活，委靡不振的人，就連你講的話，也不願意來聽。」[49]據此可見，蔣關注的衛生，很多都是從個人的修養與行為之節制來思考，最基礎的一條就是要講究自我衛生。同年，蔣提到教育與青年從軍問題時說：

你看外國人的體格多麼好，胸部統統挺出來的，幾天打仗不吃飯都可以的，所以我們要抵抗外國人的強權，要同帝國主義者打仗，一定要先把自己體格練好，才可以戰勝他們。體格不好的人，無往不居於慘敗之地，就不能算是人，祗有體格不好的人，是頂倒霉的。便是鳥獸也要有一副強壯的體格，才能圖生存，體格不好的人，簡直見了鳥獸都會害怕，這樣比了鳥獸都不如了。所以我們到教導隊裡來當兵，最要緊的是鍛鍊體格。[50]

可見由「衛生」所帶來之身體健壯，其目的還是帝國主義的敵人，將「衛生」置於國族主義的架構下來談其意義。又，一九三八年六月，蔣出席軍官訓練團紀念週演講，談到革命要成功，就必須一般官兵都有強健的身體，他說：

> 一方面要注重部隊的醫務和衛生，如消毒防疫，滅絕微菌等，使一般官兵不致生病，已經有疾病的，應設種種方法使重病者能夠減輕，輕病者能夠復原；一方面還要改良軍人生活，並利用天然——空氣、日光、水——提倡運動，積極鍛鍊我們自己和一般官兵的體格！要練成銅筋鐵骨般的身體，有此強壯的身體，自然精神飽滿充實，知識技術，亦容易進步，而且格外有膽量、有勇氣，能夠奮鬥犧牲，無論派到什麼地方和什麼強敵戰鬥，一定能夠以一當十，以十當百。如此，我們革命軍無上的威力，就可以建立起來。[51]

故強健的體格與衛生的關係十分密切，兩者更與軍隊戰鬥能力成正比，故蔣這方面的言論，大多依此為基準來發揮。

從軍隊訓練、軍人體格的想法拓展至對各階層民眾的教育訓練，蔣多次表達各方面的看法，前文已略述，此處再補充鍛鍊身體強健之相關說法。[52]例如在一九二八年〈中國國民黨第二屆中央執行委員會第四次全體會議宣言〉中，蔣言：「以目前中國之情形論，文化落後、經濟落後、國民之身體精神無不衰弱。」[53]而醫治衰弱的辦法，就是施以軍事化訓練於一般民眾，故曰：「要幹成偉大的革命事業，首先要鍛鍊身體，身體不強，雖然一部分由於先天的原因，但實在由於後天的原因為多。只要我們能努力鍛鍊身體，自然強健。」蔣認為這是「尚武」精神的根本；[54]又言要以此精神為基準，改良民眾生活，譬如說：

走路我們必須豎起腰桿、挺起胸膛、雙目平視、頭部挺直。敬禮的時候，一定要對受禮的人注目，無論一舉一動、一言一行，都要有精神有規律，這才是現代國民的動作，才配做一個現代的人。再如住的地方，無論怎麼樣破陋，總要隨時收拾得整齊清潔，衣食須樸素而合於衛生，一切的生活都要合乎健全的國民的生活。[55]

蔣於一九三三年又說到：

現在一般人身體壞，你們要知道，就是在我們自己不僅不注重鍛鍊，而且不講究衛生，沒有整齊清潔的習慣。我們一般同志，既負責救國救民的責任，就要特別注重整齊清潔、講究衛生，使自己的體格好起來，並且以身作則，來教育一般國民注重整齊清潔。我們無論是吃飯、穿衣、住的房子，或走的道路，怎樣粗劣，怎麼不好都可以，但是必須求取整齊清潔。我們到一個地方，事事物物都要整齊清潔，做一個模範，尤其是與公共衛生有關的一切普通最必要的衛生規律，務必教導一般人民能夠嚴格遵守，即如隨地吐痰，就是絕對不可以的最壞的習慣；總之，我們整齊清潔，是我們生活的基本要件，不可須臾忽略；而注重衛生，乃為保持健康的唯一要道。[56]

總體來說，蔣的公共衛生觀是非常廣的，他認為所謂強壯與健全的體格，還不僅是「健康」而已，還包括身體之精神、紀律和規範，都要達到一個高標，才是真正的健康，才能教導一般民眾。蔣曾在日記中記下：「善醫者，不攻其疾，而務養其氣。氣實則病去，此自然之效也。」[57]不知是不是這種哲學，蔣的衛生觀中充滿著訓練人的意志與精神的言語，他認為那是一個人健康的基礎。所以鍛鍊體格的同時，大致儀容、紀律、精神這些「外顯的」部分，要一起訓練。例如蔣一九三三年致電何應欽（一八九〇－一九八七）指示：

中央軍在平各師之官兵，服裝鞋襪帽常至不一律，以軍官為尤甚，切望嚴令限期改正，以整風紀。又，官兵外出，欠缺軍人精神與儀容，甚至有彎腰屈背、吐痰流涎者，此應令各部官長嚴格訓練檢查，與憲兵嚴密之干涉，各個士兵應從新注重基本教練，鍛鍊體格，注重儀容行動，必須頭部平直，兩目遠望，不得垂頭下視，尤應注重閉口緊密，勿使齒露氣衝為要，憲兵服裝鞋襪，尤應一律，儀容須格外莊嚴。[58]

蔣認為，體格之衰弱可以透過鍛鍊和端正儀容來改善。一九四一年一月，蔣在中央訓練團黨政訓練班第十二期畢業時談到：「外國人身軀的高大，體格的健康，並不是自古以來就是如此，而是近百年來他們國家提倡優生政策，注重體格鍛鍊的結果。在過去百年之中，他們大概經過了兩三代人的努力，纔顯然有今天這樣的功效。」蔣認為，近代中國人受帝國主義壓迫，導致民族志氣消沉，精神萎頓，一般社會對於體育的忽略，以致使民族的體格一天不如一天。故他認為一定要透過體育來鍛鍊身體和精神，要和環境鬥爭，身體才會更健康。[59]他還發表自己的見解：一個人三十歲前後，能講究衛生，注重鍛鍊，即使不好的體格，亦可以好起來。[60]

對軍隊而言，鍛鍊體格就是靠軍事化訓練，對一般民眾而言，則是要靠體育。[61]但特別的是，在蔣的觀念中，「體育」（運動）不僅是鍛鍊身體，也往往和守規矩、紀律、規範等德行與好的行為有正相關性，是蔣現代身體治理的一大重點。他認為全國各級學校及社會教育，應注重發展國民體育；中等學校及大學專門，則須受軍事訓練。而發展體育之目的，在「增進民族之體力，尤須以鍛鍊強健之精神，養成規律之習慣為主要任務。」[62]蔣曾在一九三一年於浙江大學演講〈求學先要立定志向〉，談到：「外國人就是他無論士農工商，在他國裏都能嚴格的整齊清潔，都能注重德育、體育，不講空話、不罵別人，都能有條理、守秩序重紀律，所以能立定他們國家的基礎，向外發展。」[63]他還曾抨擊放浪、奢侈的生活將造成士兵精神萎靡、身體疾病，這是一種風紀敗壞與身體衰弱之因果關係；[64]換句話說，一個人的精神（德行、品格、規範、紀律）必須與體格並重，要能為國家所用，才能延續民族生命與生存。

可以看蔣對青年的談話與期許窺知一二，蔣在一九三三年全國運動會開幕時致電勉勵，認為中國飽受「病夫」之譏笑，青年為國家未來的主人，必須鍛鍊身體，作為「國家轉弱為強之前驅」。而青年男女的身體素質是「精神之發育未完全，基本之智識經驗未具備，即個人之私生活尚不能離成年者之保佐而獨立。」[65]這在今日可能被視為「大人」干涉「青年」自由的舉措，但在當時卻是一種對青年身體管理、鍛鍊、保護的觀念；蔣甚至認為體育應為「德、智兩育之基本」，[66]應該要更加強訓練。一九三七年，蔣日記中「預定」條中有記載：「軍訓應特別注重衛生與增進體力講話，並闡明花柳病之傳染情狀與為害之道。」[67]可能也是針對青年的學校教育而規劃的課程內容。

蔣在訓話或巡視的時候，也常常會提到這些重點。例如在一九二八年時，他見到民眾無不「面有飢色」，好像都吃不飽，蔣不是去思考糧食問題，反倒認為應該要設法積極提倡體育，才能讓身體健壯起來。[68]又或許是蔣訓話往往冗長，令人不耐，若有年輕學子按耐不住亂動，蔣也會朝這方面批判，一九三三年蔣對武陵學校的學生訓話時說：「希望你們自己都要保養身體、鍛鍊身體，你們現在站在這裏，不到一個鐘頭，就有點立不定、耐不住，這都是體格不好的緣故。故倘使平時能夠注意體格的訓練，就不會這樣了。」[69]又，一九四五年十二月對北平市大中學生講話時也提到：「望我青年子弟，明瞭強國必先強種之義，鍛鍊體格，注重健康，以期不愧為頂天立地之黃帝子孫，然後始能擔當一切困苦艱難之工作。」[70]鍛鍊體格是蔣衛生論述中頗為重要的部分。

而蔣談到衛生、健康與規範、紀律的問題時，還有許多言論可作為代表，例如一九三四年蔣對江西全省運動會全體選手訓話時說到：運動員要注意自己的儀容態度，最重要的就是新生活運動中的「整齊和清潔」。但蔣的陳述與傳統我們認知的「衛生」差很多，他說：頭髮和指甲不但不可留得過長，而且愈短愈好，「還有敷香水擦髮油的人，每天要費很多功夫來梳光，結果還是髒得很」，蔣認為強國家的中學生，絕沒有像中國學生那樣留長髮的；而買香水、髮油的錢拿來買書，對身心德業會比較有幫助。至於女學生，雖然不必剪得這麼短，但頭髮若長到肩膀那麼長，「使人看了如同鬼一樣」，中國都市許多女人「好像鬼的樣子」，簡直「倒中國婦女的霉，塌中華民國的臺」；再不就是「燙得如同畜牲身上的毛一樣」，實在是不像樣！甚至用了香水、香油、香粉，「結果總是不清潔不整齊。」[71]蔣甚至對女性指出：「女學生要做強種強國之母，一切要求整潔，合乎衛生」、女性的運動員「不可因為服飾而有礙衛生和身心的發展和品德的涵養。」[72]而對女子教育，蔣更指出：「尤須確認培養博大慈祥之健全的母性，實為救國保民之要圖，優生強種之基礎。」[73]由上可見，國族衛生的意義和服裝、精神、德行都是有關的，蔣甚至主觀上覺得把頭髮梳得光亮，臉弄得白白的、衣服穿得很漂亮，就是「習於腐化，隨便把身體糟蹋」。[74]而一般男人偏要學女人的樣子，穿紅著綠，再不就是學生的頭髮留得很長，又懶於梳洗，蔣認為這都是「亡國之民」才有的現象。[75]蔣也在一九三四年初提過：「我們革命軍人和革命黨員一切的生活，一定要整潔質樸。比方講穿衣就不好穿紅穿綠，穿得不成一個樣子，自己以為很好看，其實醜得不堪。就是我們學校裏也有很多人外面雖然穿了很好的制服，但是裏面的襯衫棉襖或絨的衣服，紅的綠的都有，而且穿得很厚一團，跌倒地下爬也不會爬得起來，這種人那裡配做軍人？」這類人「讀書讀得再多，技術練得再好，也還是一個無用的草包。」[76]批評頗為嚴厲。蔣回故鄉，面對其所創辦的武嶺學校的學生，還叮嚀學生不要隨地吐痰，不要亂拋雜物，每日都要留心灑掃，力求整潔；還囑咐學生不要「學洋派」，過於西化，因為那是「敗德喪身，可羞可恥」的事情，切不可學習。[77]

所以若這樣看新生活運動，就能理解蔣對「衛生」和「外在行為」之間的連結關係。「食」的東西亂七八糟、杯盤狼籍，殘羹飯屑弄得桌上地下骯髒不堪，這是不衛生；穿「衣」亂穿、不懂得整潔，歪七扭八，不衛生也沒有紀律；「住」的地方整齊清潔，則當然與衛生有關，蔣認為要過一個「健全合理」的生活，就是清潔、整齊和衛生。[78]蔣多次批評中國人居住地方的不衛生，他說：「中國人所住的房子，走進去總是滿屋的塵土，滿地的穢物，到處都有臭氣，尤其是對於衛生關係重大的廁所和廚房，格外髒得不堪，這樣住法，那怕是再高大的洋房子，那裏好算是人住的地方。」[79]大概只有「行」比較偏向單純的規範和紀律，但其實蔣解釋過：「噴嚏對人，吐痰在地，任意便溺，皆所禁忌」，這是「行」的功夫，[80]可見食、衣、住、行皆有「衛生」的意義在其中。而從新生活運動來看，與衛生有關的項目占了一半以上，它們也都與紀律、規範有關，談蔣的「衛生」思想，不能不注意這個現象。[81]蔣把國家建設的藍圖，放在新生活運動中的清潔運動，他認為：「欲求精神之健全，又在乎體質之強健；欲求體質之強健，必須人民有衛生之常識，清潔之習慣，與公共之道德。」[82]也可見清潔衛生與公共道德之關係。

其他蔣談紀律、整齊、秩序的言論還有很多，有一些也跟清潔、衛生無關，例如排隊、走路的規範和秩序問題，[83]此處就不多談。只須注意：這些現代性規範的很多思想資源，都是來自日本軍事訓練的啟發和蔣對中、日社會秩序對比的一種理解，[84]也蘊含了日本人的生活觀，仔細、規範的國民性。[85]當然，蔣自己不認為這全是日本的概念，因為他也解釋過「注重于刻苦勤勞的習慣之養成，與嚴格的規律生活之培養。」是孫中山恢復「民族精神之遺訓」，乃固有之文化，[86]這是分析蔣思想時必須注意的。蔣在一九四七年二月甚至指出：「經過八年艱苦的長期抗戰，而終不為日寇所屈，這實在不能不歸功於新生活運動的推行。」[87]可見他相當滿意、自豪這個運動所帶來的效益與成果，即便他還是有著各種大大小小的抱怨和指責，而那又顯示另一些有關中國公共衛生和醫療資源不足的問題。

## 四、抗戰爆發前後的軍醫問題

抗戰開始後，蔣更在日記中寫到不少將「衛生」灌注到一般教育的想法。衛生教育乃公共衛生之基礎，蔣在一九四〇年日記中記下，預定：「六、公民課本應增衛生保健章：甲、成孕懷胎之原理與產育之要旨。乙、鴉片為害於人生。丙、賭博為害於人生。丁、淫佚與梅毒、淋病媒介之原因，及其為害於民族人生之惡果。」[88]一九四二年則寫下預定：「部編小學教科書對於衛生、農藝特重」[89]和「各大學蠅虱、飯廳、廁所、溝渠與衛生訓育之關係。」[90]都是將衛生觀與教育相結合之展現，延續了他戰前的想法。

至於軍隊與衛生的問題，蔣談得也不少，有時重複性也高，僅舉幾例具代表性的談話來作為說明。一九三三年時，蔣對軍官訓練團訓話，告以〈革命軍人首當崇尚氣節〉時說：「關於日常生活食衣住行的要件，一個就是整齊、一個就是清潔。……要知道軍隊應當作社會上一般人民的模範，無論什麼事物都要整齊清潔才好，現在一般軍人隨地吐痰，甚至大小便也沒有一定的地方，這就表示我們軍人沒有知識，不知道愛清潔、講衛生，還有身上穿的衣服，房裡擺的東西，以及其他無論什麼地方，可以說都是亂七八糟，全談不上整齊。」軍事化既為蔣衛生改革之核心，那麼這個核心的人就是軍人，蔣認為中國軍隊要擺脫過往野蠻、「烏合之眾」的恥辱，第一個要做到的就是整齊清潔。[91]他有時也會注意一些小細節，例如他在日記曾寫下：「軍隊臥具與草褥之番（翻）晒。」[92]此種例行之小事，他竟然也會寫在日記中。

而軍隊的領導人、長官，要負起教導和考核之責任。蔣認為軍隊的長官和士兵，就好像國家社會的領導人和人民一樣，蔣說：「欲使整個的生命臻於健全，當然非先使構成生命的每個細胞健全不可。」[93]故軍隊之長官，往往要負責教導與考核衛生之責，這形成了蔣日後衛生考核之想法。蔣曾說：

我們要看官長是不是如父兄對子弟一樣的去教養士兵，祇要看他士兵體格是否強壯便知道了。所以做團長的，以至做營連排長的，每天不僅要巡視營房倉庫，更要到廚房、廁所去檢查，注意清潔衛生，不要讓士兵吃骯髒的東西，或喝冷水，以及各種不衛生食物，發生毛病，也不要祇把伙食錢發給了士兵，就算了事。總要去查他飲食的東西好不好，買來的東西，值得值不得？有沒有滋養料？如果這樣教育下去，注意衛生，士兵身體就會好起來，身體一好，自然能耐勞耐苦，不會生病了。要知道那一連有病兵，就是那一連官長最倒霉的事，不論戰時或者平時，我們從病兵的多少，便可以判斷官長的好壞，同時官長有沒有能力，也可以從此看出來。嗣後看那一團、那一連的成績，當以病兵的多少作為考績賞罰的標準，這點大家要特別注意。[94]

在蔣的言論中，要求長官負責教導與施以關愛來對待子弟兵的言論，可說是非常顯著。蔣認為部隊長官要照顧士兵的飲食、衛生起居，要視士兵如親，好像家人一樣。如此士兵感恩戴德、身體健康，戰鬥力當然大增，蔣認為這比什麼規章、命令都來得更重要，[95]一旦軍隊不衛生、不整齊，必定會戰敗。[96]可惜在蔣的各種言論中，他所見之軍隊長官似乎都對官兵不太重視。蔣有一次巡視醫院，見到一位大喊大叫的士兵沒人管，而且影響到其他病人，蔣談到：

在外國醫院裡面，凡是重病的人，一定一個人單獨住一間房子的，必不使因一個的叫喊，影響旁的病人的安寧。因為他們外國一般軍醫都有常識，一切的事情，都辦得很妥善，所以不必要官長再去費心照料。我們中國醫院就不然了，普通一般軍醫，大都缺乏常識，尤其是沒有責任心和博愛心。對於病人簡直是只求敷衍過去，不管他死活。甚至有時候病兵病得厲害，束手無策，或是以為難看，十分討厭，便希望他趕快死去。如有痛楚不堪，嚎啕大叫，也不去好好理會他，一直聽他叫到死了為止。[97]

如此景象，閱讀文字即能感受當時基層軍人的悲慘生活。所以蔣認為，長官必須隨時親自視察監督醫院不可。蔣重視考察部下，也希望長官能想方設法來考察下屬；可以說蔣多著眼在「個人」的行為表現與舉止；要求官長，也是往「個人」的觀察力與評鑑能力來著眼。[98]而從軍隊管理衍生出的思想，幾乎囊括了所有包括衛生在內的、與蔣施政有關的核心精神。[99]

蔣中正還非常重視士兵的體格檢查，他認為體格不好的人非常容易成為逃兵。他舉南京憲兵團檢查體格的結果，大概只有四分之一的人是合格的，他認為這是「中華民族的最大危險，軍隊尚且如此，人民自更不堪問了。」[100]此外，蔣認為當時軍隊內應當改革的，還有隨地便溺和隨地倒垃圾的問題，這都與蔣看待環境衛生有關，他說：

如果在野外演習或休息宿營或行軍所經過的地方隨地便溺，不但弄得地方污臭不堪，於自己的軍譽與衛生大有妨礙。若是有敵探來到這些地方觀察，就可以斷定這種軍隊一定是很腐敗很野蠻的軍隊，他就是從前不敢輕侮你的，以後也會要來侮你了。現在中國軍隊沒有注意到這一點，在一個地方宿營一兩天之後，便遍地糞污，臭氣薰天。使別人簡直不能通過或再駐在那個地方。這種軍隊不必說打仗，就是在平時看來，也就根本不成其為軍隊。[101]

蔣認為衛生好與軍容嚴整，有其正相關性。[102]蔣也曾舉整頓軍隊為例，說明各種小地方的重要性，特別是廁所、廚房的檢查，必須特別注意；而這些小地方的檢查，蔣希望軍隊長官能指揮軍醫去檢查。而整頓軍隊，除了場所之外，人員也很重要，蔣認為要從看護兵、伙伕、勤務兵、馬伕等人員進行整頓，[103]蔣常常抱怨這些人的素質太低。而交通、運輸、經理、軍醫等相關人員也相當重要，因為蔣認為那關乎整個軍隊的勝敗，[104]而跟衛生有關的軍醫、看護兵等，是蔣認為軍風和軍譽較差的兵種，這些人最可能是軍隊的腐敗分子，要加以嚴格訓練和考核。[105]基本來說，軍隊統御、經理與衛生這幾個方面，始終是蔣認為最基本的軍隊管理要目。[106]

到了戰爭氛圍緊迫之際，蔣關懷軍醫的言論就會增加。一二八事變後，蔣更積極籌畫抗日事宜，在〈抗日作戰軍後方軍運總處組織大綱〉內，提出要設置抗日作戰軍後方軍運總處，以辦理作戰軍事運輸、補充給養、械彈、衛生等事宜，總處與各分處都設有若干衛生人員，可見「衛生」一事在蔣觀念中，於戰事發生時，占了重要地位。[107]另外，因應戰爭即將爆發，蔣也規劃了各級軍醫院，粗分為三級：

> 甲、野戰醫院：每院可收容五百員為限，於京滬沿路、丹徒、丹陽各設兩個，常州、吳錫、蘇州等處各設三個，記共收容六千五百人；滬杭沿路，嘉善、嘉興、桐鄉等處各設三個，計共收容四千五百人。乙、預備醫院，每院可收容一千人為限，京杭汽車路，句容、溧陽、金壇、宜興、長興、吳興、德清等處各設一個，南京、杭州各設兩個，計共收容一萬一千人以上，共計可收容傷病二萬二千人。此外，尚有軍政部後方病院、重傷病院、各地慈善醫院、紅十字會醫院及民營醫院等，均可隨時隨地計可收容三萬人以上。[108]

另設有「衛生運船」，應為載送傷兵、醫療器材所設，可見蔣已先預設戰爭爆發時可能導致之傷亡，必先預作規劃。[109]在七七事變前，於剿共戰爭進行時，蔣還曾詢問劉瑞恆（一八九一－一九六一）關於軍醫制度的想法，並復電給劉，希望他提出具體可行的各地醫院及傷、病兵之良好處置，以及殘廢士兵的教養方案等等。[110]大體在抗戰正式爆發前，蔣在日記內的書寫皆顯示他對軍醫問題之關切，至少還有：一九三七年二月二十二日，日記中「預定」條中有記載「心理衛生」、「整頓軍醫司」；[111]五月八日「注意」條內有「清潔與衛生」；[112]六月的「本月大事預定表」有「軍醫署之檢查」一條，隨即當月一日「預定」就有「軍醫署整頓與張建任副署長」；[113]二十六日則在「預定」條中寫下「整理軍醫計畫」；[114]三十日則在「注意」事項下寫到「軍醫專設牙科」。[115]這些記載在戰爭後更多，而戰爭前的整頓，顯示蔣已預先作準備，只是尚未達於完善。蔣在戰爭爆發後，依舊覺得軍醫和衛生制度落後，並不斷表露出他的憤怒與擔憂。

抗戰爆發後，蔣更為重視軍醫的發展與改革。一九三七年八月二十四日，蔣在日記「預定」條中寫下：「軍醫司後方醫院與救護收容隊不足。」[116]九月二十七日「預定」條中則寫下：「置輕傷兵辦法，如無軍醫証明書，輕傷自退入院者，作逃兵處治。」[117]大體在戰爭時期，常見蔣整頓軍醫制度，逃兵問題也總是令他苦惱。十一月日記反省錄載：「敗仗時之傷兵無法運回與醫藥不足之痛苦。」[118]可見戰時逃兵問題愈發嚴重，醫藥供給也常不足。一九三八年後，蔣更積極的思考整頓軍醫與衛生，七月十四日寫下預定策略：「通令注意逃兵與衛生。」[119]隔日又寫下預定「嚴整軍紀」、「整頓各醫院」等條目。[120]八月十六日又預定「召集軍醫主管會議」；[121]九月二十八日預定「整頓軍醫」。[122]另有相當多整頓醫院的條目，例如十月八日記載預定「告誡軍醫」；[123]十月九日預定「各軍醫院院長不得離院，必須住院。」[124]注意條寫：「傷兵醫院之視察」；[125]十月二十四日則預定「一、確定傷病兵醫院，勿使流落被害，必須將此布置完妥，付托有人，方得離漢。二、發醫院與衛戍部經費。」[126]一九三九年則有：「派員視察醫院，慰勞傷兵。」[127]甚至蔣還規劃舉辦軍隊衛生競賽，想盡辦法要減少傷兵與逃兵、維護軍人健康，以穩固軍隊戰鬥力；只是，仍寫到傷兵缺額率導致競賽減少的困境，著實讓蔣傷透腦筋。[128]一九三八年二月，蔣在武漢出席軍醫會議閉幕時演講，還指出希望在軍醫、衛生人員外，或可設法從社會方面得到各種幫助，例如與醫院附近的慈善機關或教會人士取得聯絡，可使病兵得到更大的安慰。[129]這些努力，應該是延續之前蔣的主觀認識：逃兵、病兵問題大部分多是因為「長官」沒有管理好，這些「長官」就是在軍醫系統中的軍醫們；而且蔣還是會親自視察醫院與傷兵，並希望借助各種社會力量來幫助傷兵。本書所著重論述的中醫藥力量，即是既有軍醫系統之外的、有助於國家軍事的社會力量。

如果軍醫做得好，蔣會加以獎勵，[130]但若蔣之當下所見所聞令他不滿意，蔣也會毫不留情地加以斥責，載之於日記內，或甚至施用體罰。一九四二年，蔣巡視醫院後氣急敗壞，在日記中寫下：「視察空軍病院，見病者無被服，痛恨之至，周至柔等仍無心肝，無智能之極者，國家為空軍消費最大經費，而彼等浪費無度，乃至病者無被，能不痛恨。我空軍誠為周、毛二人所害，國家亦因之無望，思之不禁悲哀。」[131]由此看來，蔣似乎認為衛生工作做得不好並非軍醫本身的問題，而在於管理他們的上位長官沒有細心處理、認真查核所致。又，關於病兵的治理，因在戰爭時期，所以蔣曾記下要求各個不同單位必須妥善收容病兵。一九四四年蔣記下：「貴州各縣黨部應負責收容、醫治沿途之病兵與埋葬。」[132]後來也曾在預定條寫下：「各師管區設立醫院，收容過境新病兵」、[133]各級醫院「後方部隊必先設醫務所。」[134]大概可以思考蔣囑咐很多機關來負責衛生，但事權常不統一、分散，不過這是戰爭時期不得已會出現的混亂情況，也顯示蔣對病兵管理與醫治的擔憂，以及基層制度未完善建立或順利推動的事實。

關於傷、病兵問題，一九四四年蔣還曾在「第四次南嶽軍事會議」對常德會戰進行檢討，他講到：「尤其德山方面，此次遺棄傷兵二百餘人，後來都遭敵人殺害，此其責任究竟何在？亦要查明究辦。還有軍政部衛生第十三大隊，此次轉運傷兵，沿途遺棄甚多，已經搶救下來的傷兵，亦往往兩三天不替他們換藥，不能盡到自己的職責。」[135]又於戰爭後期，蔣又有兩次巡視，充分顯示他對軍隊衛生機關對待病兵方式的嚴重關切。一九四四年十一月，蔣寫下：

今晨朝課畢，九時率領何敬之及兵役署長等，親到當地視察其病兵，與被毒刑新兵之病

> 痛，慘無人道之狀，一如人間地獄。睹此慘狀，不禁痛憤難忍，乃將兵役署長及最劣之排長，用杖當頭痛擊，並將其禁閉於原病房之中，使之一嘗風味，以為此殘忍無良者戒也。經此惱怒傷神必大事後，手股作痛，乃知杖擊太力，又覺自悔，不應以手打人也。[136]

經此刺激後，十一月蔣立刻預定計畫：「巡閱部隊與病院程序計畫。」[137]要展開密集的巡視訪查。隔年六月三十日，蔣又寫到：

> 再登程至青龍山地方，見有一形似乞丐睡於道傍，下車垂詢，乃為一被淘汰之病兵，在此被車壓傷其腳，無人收拾者，已有五天。見之悲痛已極，軍官良心絕無，社會道德淪亡至此，國其能救乎？乃命衛兵抬扛至民家暫養，并令醫官帶至漢中醫治，後前進途中，黯然消魂，鬱抑不堪，以此皆余之不德所致也，非澈底痛革此弊不可。[138]

後來蔣自己寫到，這樣發現傷病兵，是他四處視察的最大收穫之一。[139]由此可以理解，透過一次又一次的巡視，眼前的景象只會加深蔣對軍隊醫療制度、人性管理中較為負面的感受，所以他不斷提到的改革策略，也都跟這些方面的事務有關。

至於在衛生器材與資源方面的管理事宜。一九三八年一月二十日蔣在日記「預定」條中寫下：「查報衛生材料與武器數量」、「後方勤務，衛生擔架，輸送雜役。」[140]二十九日，預定條又記下：「召集後方勤務、通信、運輸、衛生、經理會議。」[141]大體與戰前的關切一致。戰爭開始後，蔣更注重衛生材料分配和後勤運補的問題，也關心軍隊傷兵伙食不夠或兵站、醫院被服欠缺之弊病。[142]一九四二年蔣寫到：「注重士兵伙食與營養病兵。」[143]因為採購食品、藥品，都與經費有關，往往讓蔣想到軍隊的各種弊端；故一九四〇年，他曾在日記中寫下：「一、密查各藥房藥品來源。二、徹查本年軍醫署與衛生署藥品收支確數，並令各師查報藥品收發數量及月日。」[144]隔月又記載：「四、各單只發藥材，不發藥資。五、各地藥房出售之藥材由軍醫偷售之查報。」[145]一九四一年，日記寫下：「調查傷兵病院之待遇，尚未換發夏衣與二粥一飯之實情。」[146]蔣特別注重醫院和傷兵處理之弊病，他一直苦惱軍醫院的管理者會上下其手，蔣甚至用傷兵醫院之「惱事」來形容這些貪瀆弊端。[147]可見蔣不太信任軍醫與衛生管理系統，努力思索防弊之法，又盡量以物代金，希望減少貪污。在飲食方面，蔣在一九三八年十二月談到士兵給養問題，他說飲食需要節制，不用餐餐吃米，也不用吃太飽，他以定量、節食與參食雜糧的習慣，須普遍養成，這樣糧食需求量可減少，行軍也更簡便，而且吃飯快速、可節省時間，對於增進官兵健康，提高軍隊素質都是正向的。[148]但日記也曾記載：「傷兵醫院發給荳粉與營養費。」[149]這可能是額外的發放，著眼的是傷、病兵的營養補充問題。不過，從學者的研究看來，儘管蔣有這些計畫，但軍隊貪污依舊，大部分的軍人不是吃不飽，[150]就是死於營養不良。[151]

直至一九四四年，蔣演講時還指出軍醫署對於器材、酒精和藥物的浪費過多，都不肯好好核實，並要求軍政部加以檢討。[152]其他有關衛生檢討事項，還包括：

> 六、對作戰部隊以及後方守備部隊之傷病兵之處置：向前線運送糧彈之回車，常空車而歸，此時必須令其接運傷病官兵。傷勢危急之軍官，尤應有專車急送後方醫治，免作無謂犧牲，以壯健康者之士氣。最好傷者之歸程，與增援部隊之前進路線，能各取一道，一則可免於中途阻塞，二則可免前進部隊見之，士氣因而減低。……七、前方非但藥品缺乏，而且裹傷用的棉花與紗布亦不充足。……十七、運至後方之傷兵，常有數天尚不與換藥者，因此中毒或流血過多而死亡者，占死亡率之大部。而沿途死亡者，又多不予掩埋。[153]

還有糧食運補也存在問題，影響官兵的身體健康，[154]可見蔣對這些細節觀察入微，具體點出了戰場沿線的各種問題。又，一九四四年時，蔣出席黃山整軍會議並進行演講，他認為去增加醫藥費、公費等金額，不如先解決軍隊內吃空頭、貪污的問題；蔣認為很多物資，包括醫療物資等實質被需要的補給品，其實根本發不到前線士兵的手中。[155]所以蔣在提出整軍案的第三案——「確立補給制度」中指出：「以後勤部為中央統一補給機構，而將軍政部原有之補給機關如交通司、軍醫署與糧秣司三部分歸併後勤部。」免去機構重複，事權不統一的問題。蔣也認為不用設立「戰區衛生材料採購委員會」，以免疊床架屋，又多耗經費，直接由各戰區之軍醫處負責即可，可見蔣不斷在思索制度的合理性並著重防弊；[156]他甚至指出，很多負責軍需的基層人員偷糧私賣後，賺了錢就去嫖妓，所以「連中士兵之得花柳病者，多半是領糧時傳染的。」[157]暴露了軍隊貪污與不衛生的關係。軍醫和病兵問題，顯示的正是戰時國家衛生制度的不足與若干制度缺失，皆為抗戰時期國軍戰力之隱患。

## 五、日常環境衛生的觀察與治理

蔣中正管理軍事政治之性格，可說是非常細緻，他會特別注意某些事務，在他觀察巡視軍營或地方時，其言論往往可顯示他對公共衛生的重視。甚至，蔣也會提醒管理者多注意細節，必須留心到處看看，例如他在一九三二年指出：到學校看，就可以留心「那一個學校寄宿舍地板洗得乾乾淨淨的，書本被服疊得整整齊齊的，上課時候靜默嚴肅；那一個學校的學生出去衣服穿得整整齊齊，頭髮剪得端端整整，學生出外兩個人同走時，腳步很齊，兩眼平看沒有屈腰垂頭、吐痰揩唾的。」[158]可見環境和人的外在表現，是蔣非常重視的部分。又如一九三〇年蔣在南京國民政府紀念週上講演：「守秩序、有條理是任何方面都不可少的兩個要素。」蔣舉了他至寶山路勞動大學農學院與江灣社會科學院、工業院等單位去巡視，直說「簡直糟得不成個樣子」；他批評，只要稍微有一點「革命性」或「責任心」的人，看到都不免要「慚愧無地」，那是因為蔣看到了：「學生的宿舍裏衣服狼藉滿地，污穢骯髒得不堪言狀，好像完全未受過教育，簡直不像一個學校。」[159]這一觀察就與前述有關，骯髒不衛生的環境，與教育失敗和革命無法成功，有著密切關係，可以說環境衛生反映了人的作為，也預示了人生、革命乃至一個國家的成敗、興亡。

一九三三年，蔣中正從南昌抵撫川，《事略稿本》記下：「沿途見軍隊污穢，人民痛苦，公甚為感傷。」[160]很多蔣認為「不衛生」的地方，都是基於日常生活的感受。有時候蔣還會電令改善，這就是他對一些公共衛生政策成形的基礎，例如一九三四年蔣出席南昌行營擴大紀念週訓話，提到他的觀察：

近來氣候已經漸漸暖起來了，尤其是在江西這個地方，潮濕更一天加重一天。大家在這霉天到了的時候，無論是各個人、各個機關和各部隊，對於衛生一定要特別的注意，大家的精神也都要格外奮發振作才好。昨天我回到南昌，看見各機關與各處地方，因為潮濕的原故，格外顯的不清潔，以後大家一定要注意。[161]

而一旦蔣觀察到（南昌）大馬路不及以前那般整潔，他就會認為官員或民眾又鬆懈下來，沒有認真執行新生活運動了。[162]同年九月，蔣巡視後又電令熊式輝（一八九三－一九七四），說到：「九江市下水道出口，全在各碼頭之前，各臭污水永不能清除。以後南昌修築下水道時，其出口須遠在偏僻之處，或水管升長至江中，若九江能再改正更好。又江岸邊禁止推倒垃圾，凡垃圾可燒者即燒，否則可埋葬，或化作肥料。又醫院之紗布，更應禁止其倒在路旁或江邊，此凡沿江各城市均應嚴令其實行也。」[163]這些都是基於他對環境之細緻觀察而發的議論。

抗戰爆發後，蔣中正仍多次掛念他發起的新生活運動，舉例來說，一九四三年二月十八日，蔣出席新生活運動九週年晚會，特別著重重慶市政，他說：

今後新生活運動的實施，在地域上應以重慶為起點，而在項目上則應注重清潔與規矩（秩序）兩項。社會部市政府和新生活運動委員會各機關從上到下，人人都要澈底實行，切實作到整齊清潔。我前次曾經有一張手條，規定每保應設立一個公共廁所和公共垃圾坑，將一切穢物，集中安置，市容就不會像現在這樣凌亂污穢的情形。尤其是清潔檢查，不可只注意到馬路，一定要到各地弄堂、僻巷去巡視，纔能看到真正的情形。我們要改革政治，改造社會，一定要從最切實、最細微、最黑暗的地方作起。而尤其必須我們主管長官、高級幹部，心到、口到、目到、手到、足到，纔能發生效果。即如部長在一部之內，市長在市區之內，凡是最污穢最黑暗、最易發生毛病的地方，我們每天每週都要抽出工夫來檢查，督促改進。如此市容才能整肅，社會纔能健全。這種事看起來似乎無關輕重，而實際上關係我們國家的生死存亡，各位不可不努力作到。164

從此段話可知，衛生工作的監督者，最上層應該負責的還是部長、市長等高階管理人員，但是蔣的話說出後，落實了多少，實在是一個大問題，這一點在後面講到管理者時還會再討論。同樣類似內容的講話，還有同年三月蔣在貴州省臨時參議會的講話，也是談論他視察的所見所聞和感想，他說：

我這次到各地視察，看到一般中年以上的男女，身體都很健壯，衣服也頗完整，比之二十四年有許多男女衣不蔽體、面黃骨瘦的情況大不相同，但是一般兒童多半是赤身露體，污濁不堪，有的面有病容，腹部浮腫，由這種情形就可以看得出貴州的兒童教育和衛生教育，尚有待於特別努力與普及。以後在國民月會的時候，各鄉鎮長要切實告誡一般作父母的民眾，使他們對於自己的子女負起保育的責任，愛護自己的子女，至少要像愛護他自己的身體一樣。[165]

蔣最後總結時還希望地方之黨、政、軍、學各部門工作的同志以及社會士紳，對於保育、教育兒童要特別注意。而蔣在巡視和校閱時，也會對某些衛生設施感到滿意，雖然比較少這部分的記載，但還是有的，一九四四年蔣記下：「校閱無線電訓練班及軍醫訓練班，一切器物簡易得用，尤以糞坑與燒焚拉（垃）圾器，更為便利也。」[166]可見他對有效率、便利的衛生器材設施，是給予讚許的。

## 六、一般公共衛生政策

蔣中正的公共衛生論述，雖以軍事化或新生活運動為主，但仍有一些其他零星的規劃與關懷，雖然它們彼此連貫性不強，但疏理這類言論，大體可見蔣個人對公衛政策的一些注意。早在一九一九年，蔣就注意到：「近日鼓浪嶼虎雷剌病漸烈，昨日鄰房亦有此。」虎雷剌應該就是「虎列拉」的譯名，當時也稱「虎疫」，即霍亂（Cholera），代表蔣有注意到一般疫情爆發的新聞。又，當時報載上海、天津等處亦有嚴重疫情，蔣在日記中的解釋：「國人之不講衛生也。」[167]可見早年蔣就認為中國人不衛生是導致疫病爆發的主因。待南京國民政府成立後，蔣開始注意到一些內政措施，例如一九三一年將要舉行全國內政會議時，蔣釐定民政、警政、土地、衛生、禮俗等五項討論重點，並囑咐內政部長劉尚清必須注意提案「應精切審查，務可實施。」[168]可見「衛生」的重要性，還要確實「可行」。同年十月，因應山西、陝西發生鼠疫，蔣電令行政院轉飭內政部，派衛生署醫官帶同助手、護士及各項藥品，迅速前往會同該省府辦理救濟事宜。」[169]民國時幾乎年年有瘟疫，[170]但蔣類似這樣的指示還是比較特別的，他並非每次疫情都會做出指示。有關「疫病」的意義，對他來說，更為顯著的還是他對空軍的一次訓話：人若「染疫」或「病瘵」而死，就是「輕於鴻毛」之死，為國犧牲、戡亂禦侮而死，則是正大光明的「重於泰山」之死；[171]亦即因「不衛生」而染疫，是最不應該的死法。一九三四年，蔣又說明自己的「防疫」觀，與他一貫的呼籲有關，例如他批評：「隨地吐痰這種最容易傳染疾病，最妨礙公共衛生，亦最不道德的行為。」[172]將「吐痰」賦予了不道德、不衛生兩種物質特性。而需要說明的是，蔣不是認為不能吐痰，他說：「要準備手帕，如果忍不住，就吐在手帕裡，吐了之後，將手帕好好摺起來，暫時放在衣袋裡，回去之後，隨即就要洗淨。」[173]而真正各省的實際防疫工作，蔣有時也會關心，但大多站在中央的立場，希望地方首長能負起責任。例如一九三四年七月蔣得韓復榘（一八九〇－一九三八）來電：濟南因天氣酷熱已熱死十幾人，當時《事略稿本》記載：「當飭公安局購備暑藥，分發崗警攜帶，以備救治，惟正值百穀吐穗結實之時，焉堪如此久旱，復電云：酷熱苦旱，各地同然實深軫念，魯省救濟情形，尚盼隨時電告。」[174]蔣之復電顯示他身為領導人對衛生工作的關懷，但實際救疫情況，他當然不可能顧全週到，只能略表關心之意。

抗戰爆發後，更多蔣的防疫關切被轉到軍事上，一九三八年七月一日的日記記載：「令軍醫加緊防疫。」[175]八月七日則有：「前方病兵之防疫。」[176]八月七日寫下預定：「軍醫注射預防針」[177]、「訓練班臭蟲撲滅」等條目，[178]軍醫也要因應戰爭與日常衛生，負責軍隊「訓練注重醫療藥包用法。」[179]至於有關日軍生化戰的部分，[180]蔣在日記中也略有記載，如一九四〇年的：「倭寇施用毒瓦斯與其飛機散播病菌之宣傳計畫之準備。」[181]其作法為：「令新兵先習防空防毒法」[182]或「新兵學科注重防空防毒」、[183]「通令特重防毒」等等事宜。[184]至於一九四一年日記記載的「鼠疫之嚴重可慮。」隔天又寫到「組織防疫處。」[185]可能就是日軍施行細菌戰後導致常德鼠疫之記載，蔣當時還寫下：「澈究敵在各處散布毒氣之事，組織機構負責辦理。」[186]至於在重慶大轟炸下的衛生防疫，蔣也在日記雜錄中寫到：「聞民眾多有抱孩子出痧症者入防空洞，[187]而傳染及其他孩子，因之生痧子發肺炎而不治者，比比皆是也，其他慘狀不能以言語形容者，不知凡幾。嗚呼，悲傷極矣。後之為政防戰者，應有鑑於此，對於空襲以前，民眾之疲癃殘疾與嬰兒、產婦之防護，平時應特加準備，使勿再遭受今日之悲痛也。」[188]至於一九四三年八月一日反省錄記載的：「星期三、四兩日酷熱異甚，一面憂旱象成災，一面憂民眾因熱染疫或發狂燥，故憂心如焚，只有祈禱上帝保佑我軍民。」[189]則是對天氣燥熱可能導致疫情加劇之擔憂。

其他蔣提及的衛生政策，再略為補充。其一是自來水事業。一九三四年蔣談到：「現在中國各城市，除北平、南京為過去及現在首都所在，上海、漢口為國家經濟的中心，已先後創設自來水；外省省會而有自來水的，從前只有廣州、天津。……杭州自來水的建設，是全國各省省城近年來唯一的新事業。」[190]其次是各省之內政，與衛生有關者。例如一九三四年，蔣記下：「預定陝政：甲、修陝北幹路。乙、修西安近郊道路。丙、電力廠。丁、公共廁所。戊、愛惜禽獸。己、保護物品。庚、取締乞丐。辛、嚴禁毒品。壬、設立貧民工廠。癸、設立織呢織布與製草三廠。」[191]內中有規劃若干公共衛生之事宜。一九三六年三月二十九日，日記預定事項中有寫到鄉村衛生，但未明內容。[192]鄉村衛生之開展，在民國時期也並不算很成功，大部分還是需要青年學生、宗教慈善團體的力量，才能深入。一九三七年六月十五日，蔣在廬山對徵集暑期農村服務生進行演講，談到：

> 去年新運總會組織大學生暑期農村服務團，目的是要使現在在校的學生，利用他們的假期，去認識農村，和體驗現在農村崩潰實在的情形，鼓勵他們下鄉服務的精神，調查現在破產的農村和農民，使能設法救濟。當時參加的除中央政治學校全體學生不計外，另有其他的十四個學校，六十六位同學。參加的人數雖然不多，可是他們在酷熱天氣苦幹的精神，已經博得農民不少的信仰，引起袖手旁觀的智識分子莫大的慚愧。……有許多醫學校的學生，帶著藥箱和宣傳品到農村去做了不少實際衛生的工作，有許多學經濟政治的學生，去年不但做了服務的工作，並且得到了許多書本上所得不到的學問。[193]

這項工作在抗戰後仍持續進行，一九四〇年蔣在日記寫下：「青年團服務團員，對農業衛生合作常識應訓練，補助農村實際工作。」[194]但這些工作仍是不夠的，普遍的衛生制度並沒有在農村中被建立起來，有規模的衛生防疫工作尚付之闕如。但當時在北方解放區的情況，則有較為具體之開展，書內還有其他章節進行論述。

一般蔣的建議與思考，多以其所見所聞或巡視所見，在史料記載中，記述的並不連貫，我們很難瞭解他的建議與實際落實的情況，甚至是蔣想到了，但實際上基層人員有沒有好好執行，還需要再審視。一九三六年五月，在南京舉行十省高級行政人員會議，蔣演講時指出：「各地今後對於國民體育及社會之公共衛生事項，均應特別注重獎勵推進，視為行政要務，以增進國民之健康與體格，對於公共衛生，首宜厲行清潔與預防疾病，無論城區鄉村，如有未埋之棺木，即宜掩埋入地，並獎勵各地籌建公墓。」[195]大體上也是大方向的建議，體育問題前面已談過，公共衛生也多是大方向的「清潔衛生」，只有公墓算是比較具體的建設。當戰爭爆發後，蔣在日記中仍有不少關於衛生政策規劃記載。例如一九三九年三月二十七日在日記寫下預定：「提倡清潔，注重衛生」、「破屋污穢之整理」、「掃除方法」等事宜。[196]一九三九年十月，蔣在日記中記下：「政治以教育（國民）、軍訓、保甲、水利、畜牧、衛生、森林、禁煙、放腳、剿匪為主。」[197]同月，又載有：「西康施政，以禁煙、衛生與交通三者為重」、[198]「設立衛生處」、[199]「（工人）衛生部」、[200]「地方衛生以產科、種痘與飲水為急要」、[201]「邊區醫院與獸醫」[202]和預定「派甘肅衛生處協助青海牛瘟」則關切動物防疫。[203]一九四一年，蔣首次在日記中提到「公醫」和「公育」，將之放在「社會政策與制度之研究」內。[204]其實公醫制度之推行構想早在一九三〇年，但後來中國內戰外患，烽火連天，根本無法大規模施行。[205]而隔年大事年表之各部工作與政策，又有：「七、社會部：甲、社會政策之確定……推動公益事業……子、公醫。丑、公育。……巳、衛生體育。午、社會公共教育。」[206]可見蔣已在思索公共醫療與社會衛生福利之設置，與之前較缺乏制度層面的規劃有所差異。蔣甚至有一天晚上睡不好，在日記寫下：

昨夜改文太遲，用腦太過，故不能酣睡，二時醒後，甚想五項建設內容不必列舉，擇其最要者，使青年易於易解而樂從者。……社會建設重公德盡義務，化冷酷為熱烈，化虛偽為誠實，守望相助，疾病相扶助，人人勉為現代利他克己之公民，重秩序守紀律，使社會整齊清潔、勤勞儉樸，不見有污穢凌亂、遊手好閑之人民。[207]

可見蔣比較留意的，乃社會改革與建設不需複雜之內容，但要能做到環境整齊清潔有規律，人人成為有公德心、善良且擁有良好德行之公民；關鍵在人的行為與心性，而非硬體建設。

至一九四三年後，抗戰情勢已轉趨對中國有利，蔣在日記中對衛生與內政方面的關懷顯然再度變多。蔣在年初寫下該年度各部重要工作：「社會部：甲、公共衛生。乙、新生活運動，國民精神動員。丙、推進合作事業。丁、社團組織。戊、公醫、公育、俱樂、音樂、體育、社會教育之發展。」[208]同年四月又寫下：「四、建國工作之要務：甲、公共衛生。乙、普及教育。丙、重工業。丁、交通。戊、水利五項。」[209]同年十月的「雪恥」條文上則寫下：「提高人民生活水準之起點。……四、普及公共衛生。」[210]可見衛生、體育、公醫這幾個概念，不斷重複出現在蔣的建國藍圖中。該年二月十日，筆者注意到一特別的記載，蔣寫下：「五、衛生人員訓練所，交軍醫學校接辦。」[211]蔣雖然認為戰時軍醫有諸多問題，但要訓練國家的、具水準的基層衛生人員，還是要交由軍醫來負責。年底時，蔣又在日記中寫下「預定：一、新生活運動之重整。二、城郊區小建築必須登記許可。三、新建築無論廠房必須合規，不准用竹竿充棟柱。……六、復興關與石橋鋪治途拉（垃）圾與灰堆，應由保甲長督工清除。七、家家清潔，處處衛生口號。」[212]隔幾天又寫下：預定「清潔衛生運動。」[213]這顯示公共衛生逐步朝規矩、規範與法制化的一面改進，新生活運動則是不斷被提出的概念，但這其中還是有口號太多的問題，落實度如何？如果「運動」做好了，為什麼一做再做？這都是背後的問題。一九四四年蔣日記的大事年表記載：「提高人民生活水準之要目：甲、實施勞動保險。乙、發行土地証券，扶助自耕農。丙、國民與公共教育免費。丁、普及公共衛生。戊、鄉村公產歸保民大會，獎勵公共造屋。己、殘廢軍人與遺族子弟之教養與撫恤。」[214]大略把他對公共衛生的幾點想法，落實到實際政策面，並自我提醒。[215]

此外，還有關於肅清毒品的問題，同樣是蔣非常重視的一個施政項目。毒品與身體健康與紀律本來就有極高的關聯性，蔣在江西談到部分地方黨員言行不正，走路沒有精神，他比喻這就好像抽鴉片的人一樣，將使得一般國民精神墮落。[216]而一般吸紙煙的孩子或青年，通常也一邊走路、一邊嘻笑，「不曉得成個什麼樣子。」可見蔣認為吸毒、吸煙都是讓道德、行為敗壞的主因，[217]更言「鴉片為新生活之大敵，亦為中華民族之大患。」[218]蔣在一九三四年宣示肅清首都之煙毒，其事為：「京市府會同禁烟委員會警備部、警察廳等機關，組設首都肅清烟毒委員會劃首都為絕對禁烟區域，烟民概行搜捕，勒令戒除。凡吸食鴉片及白面、紅丸、嗎啡烈性毒品者，概予槍決，並為擴大宣傳計，由首都新運會等舉行肅清烟毒宣傳，以喚醒市民云。」[219]蔣也電令郵政局注意包裹附帶毒品的問題，[220]並且在許多講話時，將肅清煙毒作為檢閱地方政治的標準，並認為禁絕了煙毒，民眾的精神和體格都會逐漸恢復健康。[221]

在社會救濟與傷殘撫卹方面，有不少內容是與軍醫有關的。蔣在一九三一年就感慨的說：「在馬路上看到沒有手沒有腳的傷殘官兵，在戰場上已經死了的陣亡的屍首骸骨，隨時隨地可以看見陣亡將士的家族孤兒寡婦。」他早已認為要做好傷亡士兵的撫卹，並好好照顧陣亡將士的遺眷。[222]而除了紀念館、陣亡將士公墓等興建外，蔣也考慮到傷兵及其眷屬的安置，他說：

> 本年二月，司令部以派員組織殘廢官兵新村籌備委員會，現已決定建設足以收容官兵一萬人及其家屬的新村。新村中除住宅外，必須有公共會堂、學校、醫院診所、社會服務所、公共浴堂、公共廁所等項設備。將來按照受傷官兵之殘廢程度及其能力，建設製造

毛巾、鞋襪、皮件、罐頭食品及紡織、印刷等工廠，使殘廢官兵及其家屬均可有相當的職業。[223]

又如一九三四年蔣提出通過〈撫卹傷亡官兵及籌劃殘廢善後案〉，考量對傷亡將士從優實施撫卹；另外，「現有殘廢士兵，亦請通飭主管機關，從速籌設收容教養機關，使習一藝之長，俾克各得其所。」[224]但是蔣也考慮不要造成一案數卹的弊病，故規定申請案一律由醫院交原部隊轉呈，分清楚申請管道，可見蔣考慮得頗為深遠。[225]

蔣中正也希望將照顧貧病的概念推向社會，但他希望採用的是一種以政黨與青年主動負起社會照護責任的方式來施行，例如一九三九年，蔣在重慶南溫泉青年團第一屆夏令營中談及青年團員對於社會的責任，就是要救護社會上一般痛苦的民眾，包括傷殘、疾病、老弱婦孺，並且要想辦法改進衛生，讓未病者不病、已病者就痊、老弱得安置、孤苦無告之人不致流離轉徙，生活皆有所寄托。[226]到抗戰後期，蔣持續關注軍人殘疾的問題，曾在日記中寫下：「預定一、殘廢兵（六萬人）安置生活之計畫。二、榮譽軍人生產事務局與工業合作協會之運用計畫。三、埋葬費之增加（八十元）。四、十二教養院、二十後方醫院、五十一及百卅七各醫院之查獎。」[227]還有就是蔣注意到公務人員的生活與醫療補助問題，一九四三年在日記中有數條記載：「公務員子弟教育與醫藥應由公費支付」、[228]「雪恥：公務員生活窮困萬狀，妻室以產育無錢，多謀墮胎者。醫藥無費，病貧益深者。」[229]以及「計中央公務員子弟無資入學，與醫藥經費之約數。」[230]在國家經費有限的狀態下，蔣還是比較關注軍人、公務員的醫療福利，對於農民和工人等一般底層的關懷，比較起來確實偏少。

## 七、衛生現代性的監督者

蔣中正的衛生觀如何落實到實際衛生政策與考核？本節要探討的重點是，蔣雖然對衛生工作做了許多發言，但畢竟「衛生」必須在實際生活中被實踐，那麼，誰應該來評斷、監督、定義（某人或團體）是否合於「衛生」呢？上面已略為談到軍隊長官和學校老師的角色，蔣曾說：

所謂改進衛生，第一就是要注意監督衛生隊和醫院，因為現在我們的衛生隊醫院，人才設備不夠，辦理又非常不良，不僅不能預防或醫治病兵，而且可以說有時反而要危害一般病兵。在這種情形之下，一切的缺陷，全靠我們一般官長和黨政人員注重監督，力求整頓，要以特殊的精神，來求補救改進的辦法。我們雖然不一定懂醫學，但是衛生的常識，整齊清潔的道理，總是要懂得的，比方用過的器械，或病人喝過的杯子，往往不洗滌、不消毒，這就是不對的，我們監督醫院和衛生隊，就要從這些似乎極輕微而其實關係重大的事物做起。[231]

蔣認為應負起監督軍醫院責任的是長官和黨政人員。而在學校，負責衛生的當然就是各校校長與訓導主任以及軍訓人員，而且不須花費經費，因為那是指導人員應盡的責任。[232]擴展到一般行政機關，當然還是單位負責的主管要去做的，蔣認為對衛生的管理考核，也是教導、教育的延伸，他說：「如飲食居處之清潔整理、蚊蠅微菌之先事預防，以及夏天須有蚊帳，冬季須有寒衣，其他一切疾病災難之治療與救濟，都是我們行政主官必須關心到的！」[233]

而可以去督察衛生勤務、關懷傷兵的黨政人員指的是誰呢？考察蔣的言論，蔣希望能負起大多數衛生工作監督的人，就是政工人員。一九三二年蔣提到，政治工作人員不要只訓練戰鬥人員，也要能訓練勤務兵、衛生隊、看護兵等人員，並關懷傷兵，如此士兵也會敬愛政工人員。[234]一九三四年蔣又指出：「尤其是政工人員對於士兵的營養衛生，必須特別注意，竭力改善。現在部隊營養不良，並不是一般的現象，同樣的給養，有的部隊，可以吃飽，而且有餘，有的部隊感覺不夠，這就全看我們主官有無能力，精神是否貫注。」[235]蔣希望政工人員注意士兵的營養問題。又，到了一九四七年，蔣在政工檢討會議上談的是類似之概念，他說：「政工人員既是我領袖的幹部」，希望大家注意對傷病官兵的救治和安慰，蔣接著說：「因為衛生器材的缺乏和衛生人員工作的懈怠，往往使我們前方傷病官兵增加無窮的痛苦，這是我統帥時刻不安的一件事。你們要替統帥分憂，必須研究出一個具體有效的辦法，不僅要使一般傷病官兵在精神上能夠獲得安慰，而且要使他們能普遍的得到醫藥的救護，早復健康。」[236]綜合可見，蔣希望政工人員幫忙負擔衛生的職責，也可見蔣對軍醫系統的運作是充滿擔憂的，一直在想監督改進的問題。一九四四年甚至寫下：「士兵生活、傷病，應由政工負責。」[237]而一直到內戰時期，蔣仍寫下：「經理衛生與人事各項命令報告必須由政工副署。」[238]仍是希望政工扮演監督者的角色。

而對一般民眾的日常衛生而言，蔣最希望擔負起監督責任的則是警察。[239]一九三二年，蔣就指出：「國民走路、穿衣、坐車子統統要警察做教師，尤其是一般勞動社會的同胞，格外要注意教導他。比如一般車夫對於車輛的清潔、行走的規矩、必要的設備、載重的分量、停放的地點，這些事情它們往往不明瞭或忽略，這完全是要警察來管教的。外國的國家和社會，所以能組織得很嚴密，大半卻是得力於警察的。」[240]警察要督促或訓練一般居民守秩序、講衛生，民眾能夠清潔整齊、循規蹈矩，這是蔣的基本想法。[241]一九三三年，蔣在中央警官學校演講時又指出：

警察要作民眾的導師，要作民眾的保姆，舉凡民眾一切衛生、教育、以及秩序、治安，都要我們警察來籌劃，來教導，來維護。……譬如一個人的家裏非常骯髒凌亂，起居飲食都不講究衛生，甚至不守秩序，不愛名譽，那我們警察就應該隨機予以指導，教他守秩序、愛清潔、重名譽、知廉恥。如果我們警察能夠這樣做，則社會的進步，一定是事半功倍。[242]

蔣認為所謂的監督，是看到不合理、不正確的地方，要能立刻指出糾正，他常舉的還是整齊清潔、吃飯穿衣等規矩，甚至說孫中山也會當面糾正別人錯誤的行為，那不是一種侵犯人權，而是一種教育的理念；[243]監督不只有管理的意思，也是教育的一環。新生活運動的督促者，也是以警察為主、憲兵為輔，蔣認為民眾過去的積習，需要被監督改正，但他還是希望民眾最後能養成自動自發的行為，另外，監督人如警察、憲兵、軍人的衛生不好，蔣也會格外憤怒地加以指責。[244]

而監督民間衛生的力量不是只有警察而已。早在一九三九年，蔣指出除了保甲外，應先將各行業民眾團體，透過黨的力量盡速成立，以教育機關作中心，督導教育人員和學生負責推動，包括新生活運動、勞動服務運動和國民精神總動員等事宜，各機關都要推行，可藉此機會宣傳主義、政策、衛生和禮節。[245]蔣認為透過這些運動，民眾被組織，即可達到實行地方自治的基本要務。[246]又，一九四二年，蔣指出：

我們現在要健全國民體格，促進社會健康，就必須提倡個人衛生和社會衛生——這件事我們社會工作幹部衛生人員和警察當局乃至於各部門工作同志，都負有責任……最近我曾經下過一張手條，規定在新縣制之下，每甲必須設立公共廁所一所，式樣可以因地制宜，不必強求一律。但必須由全甲之人，輪流管理，打掃乾淨，以為示範。[247]

蔣認為廁所的臭氣容易導致瘟疫，腦筋受了臭氣的薰蒸，精神亦不能振作，體格就不能強健。從這幾段資料都可見到，蔣希望負責衛生工作的人員有哪幾類。[248]而蔣在同年日記中寫下，預定：「北方社會改良須從衛生著手，先改良廁所，每甲必有一公共廁所，其式樣與管理皆應頒定通則，是為最要。」[249]又與前述不同，廁所之建立，也要有「通則」，一律規範化。

我們在更多講話中發現，似乎警察負起的責任要比社會工作人員、甚至衛生人員的職責更大。蔣在日記中曾寫下：預定「二、警察取締旅館應在衛生。」[250]也就是警察在管理、取締的同時，要能檢查衛生問題。又如一九四五年十月，蔣對中央警官學校十五期及外事警察講習班演講時，依舊認為警察要積極管理人民，使人民都能整齊清潔，擁有健康幸福。而警察業務雖多，但

「衛生清潔是警察天天要辦的事項，這種事項應當責成管區內的人民去做，在住戶方面，責成他的家主，一次責成辦不好，再來一次，再辦不好，就要去糾正，糾正無效，這就是區內的莠民，就要將他驅逐出境，以後警察辦事，一定要有這種精神，才能夠建立現代國家。」[251]蔣還訂立：「行政考績以保甲虛實定功過，黨團考績以社會新運清潔定優劣。」[252]大體將保甲和衛生工作結合在一起，而其實警察與保甲力量結合，在衛生行政與防疫工作上分層負責、強制管理，深入社會基層控制的例子，早見於日本的殖民統治技術，或許蔣對日本的公共衛生管理制度，也略有心得，並以之作為改革中國社會生活之範本。[253]

其他可補充的重點大概還有：(1)關於清潔整齊方面，每保每甲都要設置公廁垃圾箱，[254]這件事如果做不到，就是警察沒有盡到自己基本的職務。(2)環境的清潔應該是警察唯一的任務。就清潔來說，無論都市村莊，警察一到，就要舉辦。而在農村方面，更要注意溝渠的疏通，不要使污水漲溢，以致引起傳染病或其他意外的危險，一個人民的溺死或患傳染病而死，就是警察的罪惡。(3)要健全保甲，先進行戶口普查，再讓他們去一起推展衛生事務。區內所有的壯丁，每逢星期要點一次名講一次話，並規定其工作，諸如開溝渠、修房屋或是整理廁所，清除垃圾，都可以輪流派給任務，加以訓練；另外若有老弱病人要送醫，警察也要幫忙，醫院不收，警察就要做擔保，甚至付錢，這些經費可以預先編列。[255]當然，蔣也曾說：

> 首都的警察廳、社會局、衛生局等，與社會秩序和衛生有關的機關，要切實負責執行。現在我們隨便到街上看看，大街小巷，到處是不清潔，不衛生，隨地吐痰，隨地便溺，這樣的社會怎麼能稱為現代的社會？這樣的人民怎麼能稱為現代的國民？……譬如警察如發現有人隨地便溺，便可處以罰金，把這罰款交給國家做改進衛生之用。如果違反規則者沒有能力出錢，便罰他服勞役，這是很合理的處置，土耳其就是如此的做法，收效甚大。又如那一個住戶的周圍不清潔，妨礙衛生，也要加以處分，令其改進。[256]

顯然蔣非常重視警察作為管理者的角色，而對衛生局應該扮演的角色，著墨較少。[257]當然，蔣也曾在日記中寫下：「令社會部注重公共場所清潔。」[258]以及「召集衛生、社會、警察有關各機關主管，視察復興機關上下秩序與整潔情形。」[259]雖以警察監督為主，但他仍希望各部門都能注意公共衛生。而從一開始希望警察憲兵負起教導、監督民眾日常衛生，轉移到可能由管區人民、家長來做，這不得不說是一種進步；然「驅逐出境」、「罰金」、「勞役」怎麼做？畢竟他尚未舉出具體辦法，還只是大方向，有時蔣甚至自己來檢視，他在日記寫下星期反省錄：「親自指導市政，率令有關人員檢查清潔。」[260]從蔣的話中比較看不出完整的衛生立法，而是把責任多交給警察或自己，他不完全信任負責衛生的專業人員，而不斷在此之上設監管人員，而比較少注意到應該負責、管理衛生機關，如衛生局的角色應如何發揮。此外，一九四四年一月，蔣在日記中記下預定之事項：「二、衛生署對於重慶各醫院之組織、教育與成績及營業與收支，必須負責考核，尤以中央醫院特加注重。三、令侍從室密查中央醫院內容。」[261]至戰爭後期，蔣對醫院的考核，已推展至軍醫外的一般醫院了；而關於最後一條，蔣其實在一九三八年七月二十一日就預定：「侍從室組醫務視察組。」[262]這裡又令侍從室密察醫院內容，顯然是一種他私人管道的監督機制。[263]還有就是「侍衛視察各區街巷清潔，定期報告。」[264]也是同樣的道理。公共衛生的監管與教化，是蔣的公共衛生概念中的重要面向。

## 八、小結

從早期帶兵的經驗，蔣個人形成了一套極其獨特的管理觀念和衛生思想。他不是學醫的，也非公共衛生之專業人士，當然比較少談到這方面的專業知識，取而代之的是他透過軍隊與學校事務、日常的「教育」，來思索改進中國衛生之良法，而比較少從醫療體系或制度上來考量。作為一位領導人，其「公共衛生」之表述自有一套特色，在中外歷史上，應很少有國家領導人這麼重視「衛生」議題的。

從軍隊衛生管理獲得實際經驗，再從日常生活視察，感受到國人與環境需要改進之處，蔣的公衛思想，獨具個人風格。在他的理想中，軍隊與民間的衛生有極強的連結性，推展到社會上也大同小異，他認為可以用軍事化的運動與方法來統籌辦理，文中處處可見這些論述。[265]歸納而言，蔣總是希望每一位國民都有「覺悟」，最起碼要能夠管理好自己；有能力的長官、老師、家長、警察，就去關愛身邊的人，給他們需要的衛生教育，督促下面的人要有清潔、衛生之行為，這不能不說是一種人治觀念的極致。可是，經過本章分析後也可發現，蔣在自己視察的個人經驗中，卻又常發現人性是自私、懶惰、不衛生的，除了增加自己的憂慮外，蔣更要透過不斷教育、監督、政治運動，來強化既有的成果。只是，這些面向還是不脫人治色彩，實際的制度面，大多只有一個大方向，在蔣個人的言論記載中，稱不上專門設計，很多是他自己思考或依其所見所聞而產生的策略。

蔣中正理想建國藍圖中的衛生，奠基於喚醒個人自覺，養成自動自發的好國民。但他認為中國人普遍智識未開，所以他希望不斷透過組織民眾、社會運動來進行這些改革。在此之上，蔣則希望有一關懷者、監督者，能夠一方面教導衛生觀、一方面也監督實際衛生工作，軍官、老師、機關首長、保甲長、家長、政工、警察、社會工作、衛生人員等等，都可以算是廣義的衛生教育者與監督者；而警察的角色尤為重要，乃民間衛生業務的主要執行者。顯而易見的，蔣對軍醫和軍隊衛生制度著意較多，也關切防弊、貪污等問題，但對一般民眾的衛生事項，即多靠警察來維繫。

蔣對公共衛生制度面的建構，或許有些不足，很多人總覺得為什麼蔣老是在注意那些清潔衛生等雞毛蒜皮的小事。其實，換個角度來思考蔣的衛生現代性，或許就能理解，正如魯迅（一八八一－一九三六）在一九二二年寫的：

> 我便覺得醫學並非一件緊要事，凡是愚弱的國民，即使體格如何健全，如何茁壯，也只能做毫無意義的示眾的材料和看客，病死多少是不必以為不幸的。所以我們的第一要著，是在改變他們的精神，而善於改變精神的是，我那時以為當然要推文藝，於是想提倡文藝運動了。[266]

很顯然的，在基本衛生、體格、精神都薄弱的近代中國人身上，先思考制度或技術的發展建立，或許才是一種「本末倒置」，應該先學習基本的衛生觀念和自動自發的清潔動作，再輔以制度，整個國族才有發展的希望。可以說魯迅用文藝、蔣中正則運用政治、軍事運動，來改變國民性，方法不同，但背後關切的問題，其實是超越我們想像的醫療衛生。這些思想，除了圍繞在清潔衛生事務外，還有人的規範、紀律、德行、精神等元素在內；而所謂的「公共衛生」，應是代表一個國家、社會、民族之形象與精神，還帶有自治、理性與文明等諸多特質，這之間環環相扣、息息相關。[267]

此外，蔣不是不重視制度，因為在他的言論中還是有若干制度之規劃，包括軍醫、公醫、基層衛生機構、自來水、反毒、社會福利等諸多面向，只是日記等文字資料較看不到大制度的設計，但不代表他沒有注意到制度，只能說在當時的社會背景和基礎衛生設施未備的限制下，他體會出的「缺失」常常不是制度問題，而是人的問題；所以活的人和死的環境衛生，他都要管，也都要有人負責管。他要在日常生活、從實用中找到經世救國之法。在一九四九年之前的言論中，較少見到蔣對農民、工人、老人、婦幼衛生的關懷，而多對軍人、青年較為重視。蔣在戰後還是常在日記中記載有關社會清潔、衛生[268]和醫藥健康；[269]但到了國共內戰開始後，千頭萬緒，這方面的講話與思考確實減少了。抗戰後的日記中，曾出現預定辦理之事項：「公共衛生先聘外人主持。」[270]可見他對國人管理衛生的能力與技術，極其不信任，又常於言語中表達了各種不滿和細碎的觀察，皆可見戰時軍醫與公衛制度的種種缺陷，非常符合他長期以來較為負面的觀察。而本章既談制度之「缺陷」，從蔣如此關注個人衛生與紀律的言論來看，皆可見舊制度和文化風氣都無法支撐起一個國家民族的基本衛生；而蔣的擔憂與叨叨碎語，也恰好顯示他急欲建構一個合理的公共衛生制度、人民可遵循的現代化國家法令，但直至抗戰結束前，都無法做得很完善。

近代中國在國族主義與外力壓迫的雙重激化下，自晚清以降的西方帝國主義，到一九三〇年代抗戰從局部到全面之爆發，「外力干預」的陰霾始終揮之不去，這讓民初時喊得震天價響的「全盤」西化，產生了不少商榷空間。可以看到南京國民政府時期，因著時代背景，反而傳統文化與政治的結合更加密切，[271]蔣的很多思維，包括從傳統歷史中擷取新生活運動意義之解釋、學習傳統而不要過於西化之言論，包括在管理上也偏重傳統儒家的友愛與倫理綱常等管理技術，都顯示這個時代國家發展反而從「傳統」中擷取更多資源，甚至藉由傳統歷史來強化民族自信之趨勢。與本書主題相關，為何現代國家還需要傳統醫藥的力量？正是因為公共衛生制度尚未全面完善建置，獨立於現代衛生體系和技術之外的中醫藥，或許更具有使用上的彈性，其影響力不容小覷。若再加上當時中國人衛生知識普遍不及格、軍醫制度又極度不良的狀態下，都給了傳統中醫藥另一種參與公共事務的空間，可視為另一種中醫的「參戰」機會，這在抗戰時期的大後方和解放區，都是如此，本書皆有專章討論。

# 第四章

# 「非常時期」

## 中醫涉入戰爭與國難的相關論述

## (1937 — 1945)

## 一、前言

一九三七到一九四五年的抗戰，歷來研究甚多，但主要仍偏重於軍事和外交的分析，相關的文化史乃至醫療史研究，[1]雖有區域上的差異，例如敵偽區、大後方或所謂的共軍根據地的研究，近年來也已逐步開展。[2]透過前兩章的疏理，讀者已經大致明瞭，早在七七事變前，中醫界就已經開始準備面對戰爭的挑戰，而中國的公共衛生制度和軍醫體系之不完善，也為中醫藥涉入戰爭一事，預先埋下伏筆。本章擬先以戰爭爆發前後的中醫相關言論為主，鋪陳民國時期中醫的窘境，再連結到戰時中醫的狀況，先對戰時中醫藥的發展與在戰時的作為進行一個大範圍的背景疏理，嘗試探索過去中醫史研究較少觸碰到的問題：中醫與戰爭、國家之關係，另一方面也希望補充目前的抗戰史論述，作為較偏重政治軍事歷史研究的一種輔助和補充，以豐富抗戰史的全貌。後面的章節，再陸續帶入與抗戰相關的中醫外科、傷科、藥品的專史討論，如此便可以兼顧廣而深的研究，避免研究視野狹隘的缺失。讀者將驚訝地發現，在民國時期即面臨被廢除的傳統中醫學，[3]在戰爭時期竟可以展現出相對強勁的活力和發展，這在以往都為研究者所忽略，透過自本章開始的內容，將被一一揭露。

## 二、抗戰爆發前後的中醫言論趨向

自民國肇建，中醫界追求在國家衛生系統中占有一席之地，希望被納入醫政管理系統內之努力，從未停止。早在一九三二年，中醫界就提出〈擬請參政會提案迅予中醫實施衛生政權文〉，內文指出：中醫的管轄權應立刻轉歸內政部，期與西醫管轄的衛生署平等。衛生署掌理衛生事業，當時已被西醫壟斷，中醫沒有發展舞台，此情勢對中醫發展極為不利。文中指出，所謂的「衛生」，西醫不過以「清潔」視之，中醫還有養生、飲食學、精神調養等內容，故政府應該給予中醫衛生行政實權。[4]就在七七事變爆發前夕，中醫終於納入國家衛生管理的體系，當時還提出要能治中西醫學於一爐，成為一種「中國本位的新醫學」。[5]一般認為，中醫要強化，就要擺脫醫者聚斂貪財的負面觀感，認真研究中醫學術，才能讓中國擺脫「東亞病夫」之恥，健全民眾的身體和精神，則民族自然復興。[6]一九三六年，國民政府也已通過〈中醫條例〉，中醫師初步取得與西醫師同樣合法之地位，但衛生管轄權仍操之於西醫掌控的衛生署。[7]在戰爭爆發前夕，雖然法律條文已納入中醫在處理公共衛生上的職責，但中醫實際作為甚少，功能尚不顯著。

此外，中醫也努力尋求和西醫同樣地位的教育權利，例如中央國醫館館長焦易堂（一八七九－一九五〇）等五十三人，在一九三七年二月國民黨召開第五屆大會第三次執監全體會議時，曾提議責成教育部明訂中醫教程列入教育學制系統，藉以授予中醫合法辦校之權力，也經國民黨中政會同意，委由「中醫委員會」規劃，故中醫追求教育與西醫平權，似乎也得到初步且正面之回應。但在這個過程中，反對的聲音一直存在，例如時任教育部長的王世杰（一八九一－一九八一）就在日記中寫下他對該次會議的擔憂：「全會予多數人以失望與疑懼之感者，為一部分人之『復古』提案，如何鍵（一八八七－一九五六）之中小學校讀經案，焦易堂等之設置中醫學校皆是。凡此皆不免使負教育行政之責者感覺憤悶；因此種『復古』傾向，將令眾多智識分子與青年感覺失望，而共趨于偏激一途。」[8]其實，這正是中醫抓住當時國民政府有「復古」之傾向而求生存的一種方式。[9]不過，總體而言，中醫藥事業的主管機關原計畫是由衛生署轄下的中醫藥委員會管理，但未獲成立，部分中醫界人士不滿中醫事業竟交由西醫掌控之衛生署來主導，擔心西醫將過度干涉中醫，故醞釀再度發起抗爭；有中醫甚至希望政府能設立如「中醫藥整理委員會」的機構，行政位階要能與衛生署平行，才能真正為中醫界爭權利，這是當時國醫爭醫權的歷史，[10]當時不斷有呼籲與言論產生，直至戰爭爆發。[11]又，中醫「暫行課目」雖已公布，但教材大綱卻未頒定，統一之教材更是遙遙無期。在這樣的背景下，雖然中醫界在爭取合法地位的路途上展露曙光，但正常的教育體制仍無法確立，此即中醫在抗戰爆發前後的大體社會地位。[12]

抗戰爆發後，中醫教育的問題被擱置，整個中醫事業的發展可說幾乎停擺。醫藥文化之刊物在抗戰時期大規模的萎縮、停辦，乃時勢所趨；[13]戰爭時期還是有人大聲疾呼，表示編輯期刊能使中醫界打破沉默、互通有無，應該要努力培植耕耘。[14]戰爭爆發後，原中醫委員會與國醫館部分人士又在重慶發起「中國醫藥教育社」，委由各委員草擬中醫學校暫行通則與課目表，於一九三八年五月正式公布施行，[15]當時王世杰又在日記中寫下他的反對意見，他說：

近年以來，余竭力提倡科學醫學，先後增設醫學院多所及牙醫、藥學等專科學校，一面並羅致有名醫學者于教部，成立醫學教育委員會，以為全國醫教設計及監察機關。倘循此前進，再過數年，醫學人才當逐漸增多，國民健康以及衛生行政當必大有進展。詎一部分思想頑固之人，輒于此時高倡提倡中醫之議，陳果夫、陳立夫、焦易堂諸人為之中堅。其言大都似是而非。昨聞陳立夫部長已改組醫學教育委員會，並任焦易堂等為委員。余不禁為科學的醫學教育前途懼。[16]

這樣的反對聲音其實顯示了中醫的教育正在努力的導向正軌，只是當時全國已陷入戰火之中，中醫界理想的正常中醫教育，遂難開展。在淪陷區的中醫，較少有涉入戰爭的論述，而依舊訴求中醫界內部的教育改革，但戰爭時要能形成全國共識，已不可能。[17]

戰爭爆發反倒加深了中醫發展的危機，而且似無好的解決方法，但是，它也帶來一些轉機。首先，在戰爭爆發前，中醫界已逐漸形成各種團體、知道團結內部來共同發聲；中醫界之「團結」，乃自一九二九年廢中醫提案開始醞釀，[18]而持續發酵，後來演變成「中醫能為國家做些什麼？」的言論趨向，這種共識已在戰前逐漸成形。戰爭爆發，增強了這樣的趨勢，當時中醫界認為，既有的學術整理改革應該持續，但因應戰爭動員，使得民族主義的情緒更加高漲，中醫從固有文化、民族文化的立場出發，持續論述中醫的價值；他們也抓住「廣義科學」的例子，說明中醫在科學發展上的價值，[19]這些都延續戰前的論述，但總是產生一些不同的特色與言論。

一位讀者王名藩就尖銳地指出，世界大戰即將爆發，處在這弱肉強食的世界中，必須盡一切力量蒐集戰鬥用品。他指出，若戰爭無法避免，「國醫」將跑到哪裡去？他用諷刺的口吻寫到：「難道逃到後方去看『傷風咳嗽』的毛病嗎？」[20]在抗戰時，醫學生曾被批評為只知科學知識，卻不知抗戰建國之重要；鄙棄政治而高談讀書的醫學生，乃國家青年之恥。學醫學的人在戰爭時期，更被納進整個現代國家的存續問題中，此乃中西醫一致的趨勢。[21]在抗戰前，各地區之國醫學術研究會已紛紛成立，大體一些政治事件的爆發，都會增強中醫界的團結和與國家關係之聯繫。例如西安事變後，重慶國醫學術研究會開會就指出，要擁護國家和領導人蔣中正，也談到要復興民族健康、出版刊物教導民眾衛生觀，使國醫能「醫國」。[22]戰爭爆發後，中醫編書也更強調「保救民族」。[23]又如一九三八年的國醫節紀念，少了紀念的氣氛，一位作者在獻詞中指出：中醫應該在國難期間療傷、救護、捐財、出力，並竭誠擁護「愛護國醫、提倡國醫的我們的唯一領袖蔣委員長」。[24]這種中醫涉入國家的論述，和民族主義之興盛有關，而且具有延續性，抗戰則更強化了這一態勢。

其他相關言論，也都緊抓國家、民族興亡來加以論述，例如《中醫科學》刊載：「國醫向無團體研究，致被西醫侵略，幾遭取締消滅堪虞，刻既團結成會，應當努力學術研究，增進民眾健康、減少國民死亡。」所謂團體研究不單是研究學術就好，還要能增進民眾健康，減少國家醫藥負擔，才是國醫的新任務。[25]很多中醫也指出，中國明明有歷史悠久的醫藥，民族卻還是日漸衰亡，這就是人們沒有好好愛護中醫、利用中醫，使中醫可以擔負起復興國家民族之責任。[26]而醫藥不僅是救個人，尤其在戰時更被不斷提起，要負起維護全民生命與健康之責任，一九三九年重慶發行的《國粹醫藥》指出，中醫之責任應體現在製造、研發新藥，糾集同業來實地參與救護工作，還要能救護後方難民之疾疫，這是國醫的新使命與責任。[27]以上不過是戰爭爆發前後的趨勢，我們還希望看看中醫界相關的實際行動為何？以下再聚焦這些方面來深入探討。

## 三、戰爭中的救護與醫療

一位讀者在戰爭爆發後的報上指出，看到許多報紙徵求軍醫的消息，就想到士兵的傷痛，但是，真的是軍醫不足嗎？真相可能是政府不願意訓練中醫進入軍醫系統。不可忽略的是，其實民初中醫院校都已經採納解剖、生理、化學等科學知識，他們都是受過科學訓練的人，竟因中西醫的差異與爭論，無法擔任軍醫為國服務。[28]反觀中醫此時的「為國服務」，是採用其他方式。一九三七年淞滬戰役爆發後，焦易堂與朱子橋（一八七四－一九四一）將軍即在南京設置「中醫救護醫院」，後來傷兵與難民變多，又轉移至更大的地方。當時即有所謂西藥的「革命」言論，是一種自製西藥之概念，不依靠西方國家而求取自給自足的展現。[29]至於有所謂「中醫革命運動」之名詞，一位未屬名的作者就指出：南京中央國醫館救護醫院，後來由振務委員會、中央國醫館等單位，聘任于右任（一八七九－一九六四）、孫科（一八九一－一九七三）、居正（一八七六－一九五一）、孔祥熙（一八八〇－一九六七）、陳立夫（一九〇〇－二〇〇一）等任董事，擴大組織，院址移置江蘇省第一模範監獄，除內、外科手術外，還擴增病床至千床以上，增聘醫師、護士等等。當時正值傷兵救護設計委員會在南京開會，軍政部軍醫署、衛生署、衛生勤務部、振務委員會、中央國醫館、紅十字會等機關均派代表出席，焦易堂在會上曾提議：「關於教護傷兵難民，宜中西醫藥並用，以宏救濟。」會上立刻通過，故這所中醫救護醫院之創建，與會代表皆認為大有可為。[30]一九三七年十月中，南京形勢危急，該院乃遷移至漢口；後來又在西安萬縣等地，分設第一、第二分院，總院則移設於重慶。當中醫救護院設立之初，中央國醫館還通令各省國醫團體，廣設救護訓練及救護隊，其中規模較大的為上海中醫救傷醫院、國醫藥界救護隊、杭州的傷兵療養院、湖北的國醫藥界、戰地後方服務團；聞風響應的，還有香港的僑港中醫公會，及暹羅、菲律賓等地僑胞的中醫團體，紛紛回國擔任神聖的教護工作。北方西安的兩分院，也有訓練晉南戰地的救護團，當時北方的口號就是「拿中華民族的醫藥來保障中華民族的健康」，此即「抗戰即革命」的精神，透過改進、創造科學化中藥來因應抗戰之需求，被認為就是一種「中醫革命」。[31]

有關中醫救護醫院的經費來源，像是官兵伙食與養傷等費用，是請軍政部按規定撥給，另一方面則是來自振務委員會（筆者按：全名為全國振務委員會）[32]和中央國醫館、寧波同鄉會和其他慈善單位的捐助，[33]故此單位不完全是官方的單位，但也不是傳統的慈善組織，而是中醫界發起，希望於國難時期涉入國家政務、爭取民族認同的一種展現。[34]後來南京情勢告急，醫院轉移至漢口，每一次的移動，都需要靠各地方的醫者投入與幫忙，也擴大了各地人士知曉與參與的可能。例如漢口分院的經費，除延續既有的來源外，還增添了「湖北國醫藥界戰地後方服務團」的捐款。[35]而湖北省國醫分館的孔庚（一八七三－一九五〇），還曾號召成立「戰地後方服務團」，團中曾分設救護隊、治療所、製藥廠等等；孔庚也聯繫、宴請當時武漢各界軍政首長和社會名流，到場者有何成濬（一八八二－一九六一）、吳國楨（一九〇三－一九八四）、嚴立三（一八九二－一九四四）等人士。[36]等到南京的團體一到，焦易堂又和冉雪峰（一八七九－一九六三）、孔庚等人和武漢軍政當局協商，再設立「中醫救護醫院」第一分院於漢口，以冉氏為院長，並成立董事會；後來焦易堂赴重慶後，統整這些組織經驗和章程，將之匯集起來並出版專書。焦氏指出，許多各地的中醫界也做著相同的事，共同為抗戰出一份力。[37]例如華北國醫學院的救護隊，也拿起了紅十字的旗子、戴上紅十字的臂章，趕赴綏遠前線救護傷兵。[38]而報載山東中醫後方醫院，在戰爭爆發後收容難民與傷兵八百餘人，有七十餘人是筋骨重傷，都已用傳統中醫技術接骨康復，沒有一人被手術切割或截肢；還說明南京、湖北國醫傷兵救護醫院的成績，報導中醫在止痛、止血、正骨等傳統技術優勢，而消毒、取彈、救護等法，則採新舊、中西並重的方式；故其順帶呼籲不能阻止中醫展現其醫術，應盡速納中醫於軍醫系統中。[39]至於四川本來就有「國醫學術研究會」，於民國二十七年復編組成立「國醫救護隊」，編制屢有更替，但似乎一直存在至戰爭結束。[40]洛陽也成立「國醫救護訓練班」，開班時紅十字會專員（張軍光，一九〇九－一九八七）還親臨視察。[41]

抗戰前，部分的中醫學院已有「救護班（隊）」的設置，但人數占全國中醫之比例仍偏少。王名藩就指出，應該盡速將國內老中醫加以訓練，「誰都不應做戰爭時期的廢物」，因此他建議：

（一）凡四十五歲以內之中醫生，除有特殊原因外，皆須受軍事救護之訓練。（二）盡量廣徵中國接骨專治跌打損傷人材，教授取彈接骨諸術。（三）各中醫學校所在地，應由學校增加班額，招收該地青年中醫。（四）未有中醫學校之省市，應由中央國醫館派專門人材前往各該地組班訓練。[42]

當時雖已有這種認識，但全國動員已因戰事之爆發而變得困難，致使各地的國醫救護隊常因「應用無方」而停頓，徒使救護隊無用武之處。此外，一名醫藥期刊的編者坦承，在戰爭中，雖然國醫對槍炮傷和中毒氣等較無有效方法，但國醫可以幫忙治療跌撲損傷、骨折等病症，只是缺乏主持人和倡導者加以組織、動員。[43]

幸好當時有中醫救護醫院或類似組織之存在，讓歷史研究者可以順著這樣的線索來追尋。在漢口一地，原來就已計畫設立中醫救護醫院分院，再擴展建置武昌分院，再於重慶設立總院，而武昌、漢口、漢陽等地都有組織中醫救護隊。[44]從〈湖北國醫藥界戰地後方服務團後方醫院簡章〉記載中可發現，例如：「第二條：本團各醫院專以發揮國醫國藥之本能兼採西醫手術，對收容各該地傷病官兵、難民實施治療、完成救護工作為任務。」[45]可見當時的救護醫院是中西醫併用的；而且該院「以中醫學科技術治療內外傷病兼採新式器械方法」，還有分「針灸按摩組」、「X光組」和「看護組」等等，顯然是一中西醫融合之醫院。[46]救護醫院內設有主治醫師、住院醫師、助理住院醫師、練習醫員等等，這樣的組織也非傳統中醫之規範，這是一全新的以中醫為主體的中西醫院之創舉。[47]又，〈湖北國醫藥界戰地後方服務救護隊組織規則〉內，規定醫者資格為：「凡在湖北國醫救護訓練班畢業及國醫領有執照，或在國醫學校畢業並經受訓者，得充救急組隊員。」[48]則顯示中醫可以參與軍事急救事務的空間與彈性，可先初步救治傷兵後，再轉送至後方醫院。另有〈湖北國醫藥界戰地後方服務團製藥廠規則〉，當中記載：「本廠以擁護政府抗戰，製造各種新藥供給救護治療用途為任務。」[49]可見中醫救護醫院可以運用屬於中醫的製藥廠所生產的藥品，來推展醫療事務。

在其他的醫療救護方面，自武漢淪陷後，整個政府的重心都轉移到了四川，中醫之發展亦復如是。這裡面最重要的莫過於「陪都中醫院」（一九五五年成為重慶市第一中醫院）。當時重慶的《中國醫藥月刊》指出：「衛生署為實行中醫科學化，籌設陪都中醫院」，於一九四四年五月十五日開診，主治中醫計有張簡齋（一八八〇－一九五〇）、邱嘯天、胡書城、宦世安（一九〇八－一九八六）、鄭曼青（一九〇二－一九七五）、吳福仙等醫師加入，還聘有西醫和助產士數人，一起擔任研究和檢查之工作。[50]當時四川參政員曹叔實（國民參政會參政員，一九四二年當選第三屆）等二十五人於一九四四年提案指出，應該盡速設立更多病房，而從該段文字中，也可以大概看出陪都中醫院內的大致狀況：

> 關於國立中醫院之設置，經本會迭次建議，現已由政府在渝市設立陪都中醫院一所，內分內、外、兒、婦四科，並設檢驗護士，兩室，頗具現代醫院之規模，同時診病收費之低廉，可為全國各公立醫院之冠，每人僅收登記費十元，軍警、抗屬以及赤貧患者，全係免費義診，並對貧苦酌贈藥品，深符世界公醫制度之精神，陪都市民，莫不稱便。惟該院以本年度核定經費甚少，且無開辦費，致現尚無力設置病室，而設備方面，亦因限於經費，一切未能盡如理想。查陪都中醫院為國內唯一之國立中醫醫療機關，政府本維護倡導之旨，自應寬籌經費，力求充實，不特民族健康賴以增進，即於醫療革新，亦屬多所裨益。[51]

這段史料顯示當時的醫療資源嚴重不足，陪都中醫院雖為第一所「國立」中醫院，但經營上仍有困難，想要拓展業務，來普及醫療與服務一般社會大眾，遭遇到不少困難。

當時擔任院長的陳郁指出：孫中山曾說，恢復了「固有智識」、「固有能力」的中醫後，還要能「學習歐美長處」。他認為民族復興和中醫改革道理一致，都要朝這個方向前進。戰前，他曾擔任中央國醫館籌備會主任，後來被選為中央國醫館副館長，極力倡議應該辦理一個中醫的治療實驗機構，機構內關於疾病之診斷，需完全採用最新的科學檢驗方法，等病原體確認後，再使用中醫方劑治療，以實驗的統計結果來驗證，再加以科學統計來證實療效；現在諷刺的拜戰爭所賜，可以在陪都中醫院內實行了，他希望能接著設立高級中國醫學訓練班，使得更多青年中醫能輪流到院內實習。[52]同年，教育部、社會部備案，衛生署陪都中醫院和中國醫藥教育社兩單位（院長和理事長都是陳郁），合創了「中醫高級研究班」，實現了陳氏戰前所談的理想。戰時中醫界已擁有國家設立的醫療機構和延伸出去的研究機構，這是第一次中醫在國家支持下，成立了具有聯結關係的，集治療、研究、教育合一的體系。當時講師有教務主任胡光慈、方劑學劉郁周（一八九七－一九八二），臨床經驗講座的饒鳳璜（一八七六－一九五三）、張茂芹、唐陽春（一八八四－一九七四）。研究員則有張炳輝、王國勳、顧慕庸、蘇季會、楊軼超等人。[53]講授時間是每晚六點半到九點，這樣可顧全一般中醫自己的診務，講座開始時有陳遜齋、高德明、陳曉峯等人參與，學員約有五十餘人。[54]

戰時中醫學校教育仍在進行，但是中醫界的老問題依舊存在，國內各省皆無國立之中醫院校，也沒有一致審定的教科書，導致中醫界各行其是、自相矛盾，既不重視傳統學說，又不能創新方法，只能學習西醫的皮毛，而無法深入中醫醫理。[55]中醫鄧炳煃認為，各省、市、縣中醫公會，應一同籲請中央黨部提倡中醫學術，列為施政綱要，敦促教育部積極開設國醫學院、中醫專科學校，甚至指出：「至少中央大學，先設國醫學院一所，全國暫設中醫專科學校四所，各省市縣，各設中醫講習所一所。」政府應酌予補助費，以期能長期成立，發揮中西匯通之優勢，畢業的學生素質才會精良，足堪擔任公共衛生工作。至於在醫院設置方面，鄧也指出，應請衛生署撥發經費於新的中醫醫學院附近設立中央中西醫院一所，「以實驗中西醫學合組治法，並使學員實習，各中醫專科學校附近，各設立中西醫院一所，各省市縣，亦各設立小規模之中西醫院一所，如此實驗實習有地，比較有方，中西醫學，自不難融會貫通，突飛猛進，成為世界醫學，增進我中華民族健康。」[56]但這只是在戰爭中的呼籲，當時並未達成。這些問題不過是冰山一角，上述中醫高級研究班和陪都中醫院的設立，使得中醫得以有初步的國立醫院和研究班，但此舉所培育出的人才還是不敷實際運用，而且戰時許多中醫學校都無法維繫正常教學，所以各種短期訓練的救護班才紛紛成立。例如一九四四年成立的「重慶中醫訓練所」，屬於地方的臨時教育單位，但也經由地方教育局立案，所內選定張簡齋、李建勛為名譽所長、李復光為所長、沈仲圭

（一九〇一－一九八六）為教育長，沈壽晉、劉郁周、吳慧麟等為各組主任，並聘請在重慶的著名中醫為各組教授，當時被讚譽是「維護民族健康之一大播音」。[57]一九四五年，中央國醫館鑑於戰時醫藥缺乏，衛生人員不敷分配，影響戰鬥力量、反攻精神至鉅，又令趙峰樵成立「醫務人員訓練班」，加強動員全國醫師，訓練國防醫務人才。當時做法是：編定各科教材，包括防毒救護、內、外科等，本身就已是中西醫匯通的內容，包括內分泌和生理學等知識。身兼教材編者與訓練班主任的趙氏還指出：希望中醫界團結奮鬥，促成全國中醫師公會聯合會早日成立，使中醫界力量集中，能夠參與民主政治，並希望將來能成就蔣中正《中國之命運》中所謂被需求的醫政人員。他還呼籲政府要逐步成立大規模的中藥廠，讓藥物能自給自足，並提及「成立中西合璧醫院，及民族醫藥研院」等想法。[58]趙氏還說：「抱復興民族醫藥之決心，擷取科學方法，發揚固有文化。」勉勵當時國醫作「服務人群公醫，為戰地救護員」，甚至談到完成「中醫國防化」、「中藥科學化」之目的，達成抗戰建國之偉業、國臻富強。[59]對中醫而言，很多在這個時候的想法，都比戰前的中西醫論爭要更為進步，中醫之發展，不能總是陷在言語的論爭中而原地踏步。

除了要求中醫行政、醫療獨立之呼籲外，也有令中醫界振奮之消息。雖然一九三九年編纂的《戰時衛生與體育》，裡面有衛生機構、衛生署及其附屬機關的名稱與職掌，但卻沒有中央國醫館或中醫委員會的介紹，顯見在公共衛生與促進健康的話語權上，中醫不過是個橡皮圖章。[60]但至一九四三年衛生署特保工作績優人員，其中有一人竟是中醫委員會專員高德明，蔣中正還親自召見。高氏畢業於浙江中醫專科學校與中央國醫館特別研究班，當時已在衛生署服務六年，時任衛生署法規審議委員會委員，也是陪都中醫內科治療所副所長。醫藥期刊報導中醫於當時同樣能愉快勝任現代衛生行政之工作，[61]這些都是中醫涉入國家公共事務的案例。

在其他的公共醫療事務上，例如民國三十三年軍政部訓令公布施行有〈中醫師擔任後方征屬及患病官兵醫療服務辦法〉，重點有對後方征屬及患病官兵的醫療服務，訂立將由該地之中醫師公會負責組織服務隊來辦理，可依地區大小編為若干隊伍。當地中醫師公會的負責人（隊長）必須將隊員造冊送當地兵役機關和縣市政府備查，看診都是免費的。對於這些參與工作的中醫們，則是可以換得「暫緩徵召」的優待。[62]重慶中醫工會還響應政府青年從軍政策，集資募款給予青年受徵召者安家費和津貼。[63]又如中國婦女自衛抗戰將士重慶分會主任委員黎劍虹，有鑑於抗戰家屬甚多，醫藥又嚴重缺乏，所以在一九四四年二月，於義診部內增設中醫部，聘請重慶中醫李復光、趙峰樵、許覺園、方樂天等人，據言義診之診務非常興盛；諸醫也認為黎氏要提倡中醫事業，所以都自願擔任義診醫師等等，[64]其他捐款、義診之事甚多，不一一細數。

## 四、初探戰時中醫對外科和骨傷科的討論

本節先略述當時中醫涉入戰爭醫療的知識和思想面向，書後則有強化論述之專章。在學術發展方面，可以發現戰時中醫學校暫行通則與課目表內已有「戰時救護訓練」講授九十六小時，該項的說明文字則指出「正骨科、傷科，應歸併外科教授，並兼授西醫手術。」這些條文的概念應形成於戰爭爆發準備之前夕。[65]抗戰爆發時，全國西醫有登記者僅有五千餘人，中醫卻有十萬人，但中醫卻不能開往前線救治傷兵，令時人沮喪。中醫孫崧樵（一九〇二－一九八七）指出，古代戰爭中的軍醫都是中醫，但為什麼西醫輕視中醫在戰場的功效呢？那就是近代以來一直到中央國醫館整理中醫學術時，重視的都是內科，卻忽略了外科，所以遭致政府當局之忽視。[66]是以整理中醫的外科技術，在戰時成為一件重要的事。

一位作者「若愚」呼籲，抗戰屬於持久戰，戰爭局勢中面臨最大的問題就是西醫人數不足，但中醫擁有技能者，政府又不加以重視，這都是過去忽略這類人才訓練所種下的惡果，故其籲請政府加強訓練中醫外科。他舉例說明，像是江蘇省已舉辦全省中醫的外科訓練，條文明令，若不願意接受外科訓練者，得由地方政府直接撤銷其執照並勒令停業，他認為在這種非常時期，中醫外科訓練應推展至全國。[67]這些規範，引自江蘇省頒布之「江蘇省外科中醫訓練大綱」（其訓練

構想源自一九三六年），規定訓練期為四個月，教授課目有外科概論及實習、消毒法、急救法與綳帶術，還有簡單的軍事訓練，而整個訓練過程免學費和教材費，只有膳食和制服費需自備。[68]根據當時報導，這個訓練班由省立醫政學院執行，第一批約收六十位學員，要強化中醫的消毒知識，因為中醫素無消毒之設備與觀念，導致因傳染而死亡的人，遠較因外科疾病而死亡的病兵更多。[69]

當七七事變剛發生時，報紙也刊出河南國醫改進研究會王景虞發行《衛生導報》，裡面特別闢有「紅傷」（外科）和「防毒」兩個欄位，為因應大戰來臨前特有之規劃。[70]唐陽春指出，國醫在國難時期，有些治療法應該盡速研究，一是傷科治療法，要參酌中西，加以研究；第二就是要研究毒氣化學和防毒法。其中有關加強「傷科國藥學」之研究，緣於治傷西藥的來源已逐漸被日軍封鎖，故應該研究什麼國藥可以代替西藥，例如消毒防腐的西藥，若思考運用輕粉、冰片、朱砂、黃蓮等中藥，似乎也能「消毒殺菌」；而藥膏油類，同樣能防腐，[71]應加以開發利用，可見當時中醫界已意識到整理既有傳統知識和開發新療法的雙重發展方向。[72]袁均廷則指出，國醫界人士多沒有受過化學訓練，對防空防毒新知識所知甚少，應該多多接觸、研究這類新知識，並在社會上多加宣揚，民眾才會知道防毒的重要性。這些鞏固後方的舉動，國醫界應當要有所體認。[73]

至於在外科用藥和手術方面，中醫同樣透過報刊刊載當時中醫治療外科和傷科的重要貢獻，來說明中醫藥的價值。例如周復生曾書寫一則醫案，周是四川當地的中醫，熱心於醫藥事業，以團結中醫界為己任，曾任《光華醫藥雜誌社》巴縣分社的社長，也在該地國醫分館、中醫師公會、醫藥改進社和國醫學術研究會等單位貢獻心力，是當地中醫界的活躍人物。[74]他提出的案例雖是戰前（一九三六年）在貴陽剿匪的史事，但周仍以之說明中醫外科具有良效。緣於國軍軍委會別動隊部屬區隊長王鴻儒，被槍打傷又加上股骨折斷破碎，西醫認為很難治療，必須用鋸割法來截肢以求活命，後來患者堅持移轉給國醫治療，遂進入中醫院調治。在服用接骨丹後，比較神奇的描述是：原本西醫運用X光攝影，發現有非常多碎骨，屢屢服用接骨丹後，再用藥從傷口拔出破骨碎片大小約二十餘片，經治療數週後再用X光攝影，發現折斷處已經接合。刊物上刊載：「查重慶市大樑子街國粹醫館醫師張樂天先生所發明之接骨神效國藥，自經得到多次實驗成功後，現已為中央國醫館館長焦易堂氏力加提倡，並籌集巨款，在四川江北縣設立國醫救護總院，用接骨丹救治重傷將士達千餘人。」這是在戰前一年發生的，該接骨丹所使用的大多是草藥，少載於本草書籍內，他自言曾編寫一本《草藥秘本藥理說明書》，有應用之科學方式、製法等等，意思是藥方已經公開。[75]

另一則不太一樣的陳述，出自王鴻儒自己所述。一九三八年時，他大概三十歲左右，任職於軍委會別動隊。他談到受傷士兵鋸割四肢和接骨的問題，認為那對抗戰的戰事而言，似非緊要之事，但對骨斷、肢體被鋸割而導致殘廢的士兵而言，卻極其殘酷。[76]抗戰開始不久後，他在《國粹醫藥特刊》「傷科接骨專號」內陳述：古代中醫有許多接骨、止血、生肌的藥物，應好好提倡。他說起這樣一段故事，在一九二七年參加北伐時，同事營長宋鳴岐小腿曾被子彈貫穿而導致骨折，住院半年仍無法下床；宋氏的父親改請中醫來治療，僅數個禮拜筋骨就接合。這位父親寫信給王鴻儒闡述這段故事，王自言其受過科學訓練，當下不能相信，索性跑到武漢去探望戰友宋鳴岐，沒想到僅一個月，他已可下床，後來竟然痊癒。此事一直烙印在他的腦海中，直到一九三七年八月對日作戰，[77]王鴻儒的腿也受到炮彈炸傷、筋斷骨折，在四川寬仁醫院治療，照了X光後只說傷處太接近臀部，鋸無可鋸，可能有生命危險；後來又換了一家仁愛堂醫院檢查，仍無辦法處理。其間西醫已治療二十餘天，也於大腿內側開刀取出彈片三塊，「全腿青黑，膨腫難堪，彈創進口與開刀處，膿水淋漓，臭不可聞」，[78]已成險症。後來王氏想起中醫藥之效，其部隊長安自強也介紹四川名醫張樂天發明之接骨丹予其服用，所以他毅然決然前往重慶大樑子「國粹醫院」接受治療。王氏服用接骨丹數日後即消炎止痛，傷口自動流出破彈片及大小碎骨一百二十餘塊（筆者按：上一段說法是二十餘塊，是用拔除，而非流出），後來即完全康復。[79]《國粹醫藥特刊》專號中還刊載了碎骨照片和X光片驗證，（圖4-1）[80]故王鴻儒呼籲政府應該立刻成立一大

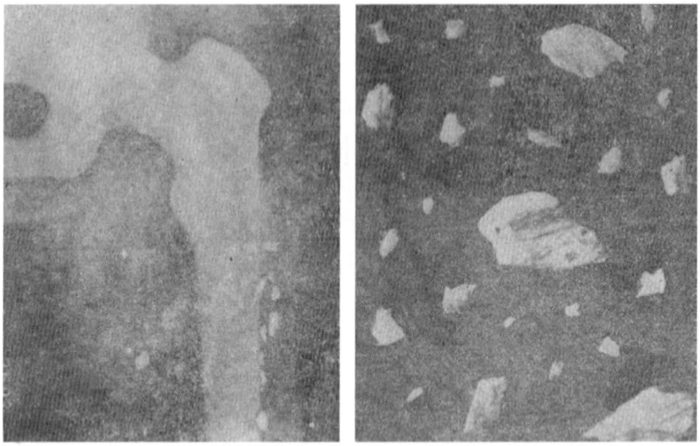

圖 4-1　《國粹醫藥特刊》專號中刊載的碎骨照片和 X 光片

規模的中醫傷科醫院，並強烈表達反對鋸割、提倡接骨治法。[81]王氏在治療過程中還因傷感染，記載為「因傷感冒名破傷風高熱險症」，當時也為中藥「加減白虎湯所」治癒，其過程都被一一記錄下來；脈案中還有體溫、大小便、脈象之記載，已融入西醫的診斷資料。當時除持續外敷接骨丹「消炎化毒」、拔膿生肌外，也內服「救命丹」治療。在一九三七年九月三日的病案中顯示：「檢查創口膿水忽然停留，甚感脹痛，即用探針插入傷口探查，覺有碎骨多塊在傷口梗塞，立用接骨膏和消毒棉花塞入傷口，登時將碎骨連同藥膏拔出碎骨大小七粒，全腿膨腫覺漸收緊，傷處破斷筋骨愈覺接合穩當。」[82]治療過程皆有使用消毒棉花、紗布等等，但外敷和內服都運用中藥，成功治好其槍彈、骨折傷。

王鴻儒為何會有這種呼籲呢？原來是當時西醫在談到戰傷的外科療法中，常以「切斷術」來處理將士的肢體，是一不得已的療法，因為一旦切除肢體，軍人即成殘廢，所以當時西醫也呼籲，不要因為「省麻煩」而去亂截斷病患肢體。西醫指出當時沒有辦法處理的情況，多是骨質化膿、膿毒蔓延器官、肢體壞疽等狀況，其實都用傳統的語言點出了膿與疽的危險。[83]而中醫所自豪者，乃中醫在外科發展史上已注意到這些現象，[84]而試觀當時「中醫救護醫院」所生產的藥品中，例如「神效排膿生肌膏」、「防腐（爛）軟膏」、「簡易排膿散」等等，顯然都已於應對之藥品上有所準備。[85]而最初的中央國醫館南京戰傷醫院，內部的傷兵都是用中藥醫治，「接骨取彈，均能隨手施治，應手而痊，又免斷手鋸足，愈後無殘廢之嗟。」整個醫院有三百個床位，大概也多是處理這類病患。[86]當時中醫常提起傳統的外科和傷科療法，王名潘指出：

說到救護的手術，便想起了中醫跌傷接骨的妙手外科，這是常使外國醫生嘆服的寶貴手術；這非常時期，便應廣徵這類人才以為教授，雖有時此類人才，每類武夫，不習斯文，然於實際無傷，固不必因噎廢食也。憶前廣東某軍事領袖，每苦傷兵經西法施術的結果，多成殘廢之軀，乃羅致此類人才，果顯奇妙的功效，西醫同胞每為之失顏，當時滬上某報即嘗載其事。[87]

他感嘆此類人才甚多，國家應加以整合運用，才不致讓西醫專美於前。推展中醫外、傷科發展的思路，一則就是軍醫雖然多是西醫，但西藥在戰爭進行時會因封鎖而斷絕來源；其次，則為中國外、傷科擁有悠久歷史，但其特色是師徒口耳相傳，國醫界又有嚴守秘方之習慣，導致靈丹妙藥多有失傳。故政府應該要公開獎勵，給予專利。[88]唐陽春就指出，要研究怎麼樣的「國醫手術」呢？例如骨傷骨斷、筋骨發炎化膿，若可以不用靠剖割來治癒，就是戰爭時期最需要加以深究的學問。[89]

在抗戰期間，有不少有關戰爭和醫療的書籍出現，沈伯超編輯的《醫藥進步》（一九四二）一書內，就有不少關於中醫涉入戰爭與外科、傷科的實際理論和方藥闡說。關於沈的記載不多，但戰後他曾擔任西安平民醫藥週報社社長，還開設平民高級中醫補習學校，致力於基層的中醫教育。[90]沈在該書中利用中藥的特性來解釋他的理論，例如槍傷「傷血」，應使用中藥「白芍」斂血、涼血；再用「黃耆」利氣強陰。他解釋西醫雖用強心劑來應對相同的症狀，但只是收縮血管讓病者血壓增高，加強心臟力量，還是不如以利氣益血的中藥來治本，效果應該更好。沈認為西醫技術已很優良，但「生理上之救治，仍待補充。」他認為很多士兵殘廢都是因為傷血過多、虛熱上昇、血不養骨，骨質發黑壞死腐爛，才會導致割鋸殘廢，所以他認為涼血、養血是上策，比西藥（他舉「握母納丁」）解熱更有效果。沈認為為了戰爭勝利，中藥治療實有繼續研究的價值。[91]

他還指出：「吾人臟腑，原恃夫血液之榮養，然後可保其生命，血液之運行，又恃氣力之推動也。所謂大動脈之運行者，心氣使然也，銃傷人盡知其損血，又焉知氣以統血，血傷則氣消。所謂氣者何？體溫也；溫低則氣虛而血凝，傷血則溫低而氣凝。」沈伯超認為，西醫於槍傷研究已很精確，但不知「理氣益血救本之法」，所以還須加以運用中醫的知識來精進治療方法。[92]李閣宸則在《醫藥進步》的序言指出，該書具有強健民族體魄、保衛社會之康寧和治療負傷將士的目標，其編纂醫書已和過去中醫傳統從「解讀經典」出發的目標不同，這也是戰爭帶給中醫於實際改革上的一種效益。[93]

《醫藥進步》內還有一特別之處，即該書附有「手術治療」，這是近代以來中醫外科書籍中極少撰著之內容。例如有一段文字寫到：「用甘草製精，洗滌血污，外敷《外科大成》之防腐生肌散，而用甘草製棉紗，加以敷裹，則可全功，甘草以甘平解毒之作用，洗滌血污，有利毛孔，以便細胞內藥性瓦斯之排出，而中和肌肉之組織，有迅速生肌之功。」他認為此法可以防範西藥之不足。[94]當然，沈的意思也並非叫中醫努力發展西醫式的外科，而是希望中醫專心發展中醫的長處，以內臟療法來調理外傷。並言：傳統中醫外科書籍對於炸傷、槍彈傷都沒有描述，既有的膏丹類對於槍傷暫時沒有實用性，對於抗戰是有遺憾的。不過，中醫仍有其專長，例如「理內臟以救危，國醫藥所長，以之適應銃傷之止血強心，又為近世所未曉也。」[95]要以「實用」作為最高準則，沈伯超自製一些中藥方劑，例如內服「止血強心防腐靈」，外敷「防腐生肌散」，他這些製方很多是來自古代醫書的靈感，例如《外科大成》等書；他指出這些方藥用於治療槍傷，功效不會比西藥差。至於其他各種外傷、筋骨傷，他也都有在書內略為論述。[96]

中醫鄧炳煃從中華衛生教育社於一九四三年發動的民族健康運動中得到靈感，呼籲中醫界盡速思索相關方案，他認為：「我國民族，素稱孱弱，每年疾病死亡均較他國為多。」中醫應該積極為民族健康的議題做出貢獻。他提出各省縣市國醫分支館、中醫師公會、國醫學會分會等，都要思考相關議題的可行性，展開中藥研究，務求快速治癒各種疾病，然後公開刊登於醫刊，力求進步。另外，為了精進治療方法與學術，鄧氏提出：

組設中醫內外科講習所，延聘學識淵博，經驗宏富之中西名醫，將醫師應備具之醫藥衛生知識如解剖學、生理學、細菌學、寄生蟲學、病理學、藥物學、治療學、方劑學、診斷學於業餘之時間，切實講授，酌取學費、議義、雜費等項，凡現在開業中醫，自覺學問當須深造，或復習者，均可入所聽講。[97]

因此，當時重慶的中醫確實曾發起「陪都國醫外科講習所」，以六個月的訓練為期，來招收現職中醫師，用「最新科學方法講授國醫外科學術」，希望能救治因抗戰以來受外傷較多的官兵和民眾。[98]但後來講習所所長馬雲，被自家房子倒塌的騎樓所壓傷，遂改為函授三個月，消息指出等所長康復後再將學員聚集，教導煉藥、注射等各項手術以資實用，可見當時已有中醫在教導西醫的製藥法和注射法；[99]當時共計有教師：古以立、周孝植、嚴迺孚、鄧炳煃、陳文彬、馬雲等人所編寫的生理、衛生、細菌、寄生蟲、綳帶、急救、外科病理治療、藥物學、治藥法等講義，[100]多少可見西醫知識已在中醫的教學內容中擴散，而戰爭則加速了這種趨勢。

## 五、有關藥品與製劑的相關討論

藥品是醫療的基礎手段、對抗疾病的主要武器。在抗戰爆發後，「國防經濟」的問題不斷被提出。一位作者張鴻生抨擊過去政府不重視中藥的種植，甚至讓西醫管理「中藥」，扼殺中藥材的自由經濟。[101]所以當時中醫普遍認為要以自力更生來解決現有困境，應用科學方法、整理中醫，建立大的中藥廠來開發新的劑型；要能學習西法，製造便利且易於攜帶的丸散。[102]例如《雲南省政府公報》上曾經指出：「查救護事業，乃抗戰時期，惟一要務。」如果能自製傷科國藥，替代舶來，則可減輕國家財政負擔，也不用擔心藥品匱乏。中央國醫館當時為了避免大家都自珍秘方，所以於一九三八年九月發出「徵集傷科醫方案」，請地方政府如雲南省政府民政廳轉飭所屬單位代為徵集，希望有秘方或傷科良方者，都能匯寄至重慶國醫館，以便採集製造，[103]可以說延續上一節談到的中醫外、傷科治療之需求。

一本編輯給軍醫、醫師、一般衛生人員、藥師參考的書籍《司藥必攜》，也納入了國藥的內容。該書將中藥功效分類成解熱、收斂、利尿、瀉下、止血等二十六種，編者謂此乃根據學術上合理的方法綜合歸納而成，但若干成分未詳的國藥，他指出：「僅依其流傳之藥效加以分類；又所謂（中醫所稱之）的興奮藥、強壯藥等概係籠統而言，殊甚勉強。」[104]在未能全面將中藥進行全面分類的緊急時刻，只能先透過西藥分類之概念，將傳統中藥成分加以解說，並教以簡單的調製法，提供給配藥人員辨識。而在華北各抗日根據地中，很早就遇到了藥品不足的問題，根據印度醫生巴思華（Bejoy Kumar Basu, 1912-1986）對八路軍的論述：

多數的地區已開辦了大規模的製藥廠，製造了大批的上等紗布、繃帶、藥棉、小量西藥及大量中藥等。……中藥對某些內科病頗見成效，對普通的外科病正亦可治癒，但尚有數種疾病之效力仍不及西藥，如對瘧疾、赤痢、回歸熱、傷寒、黑熱病等。[105]

李維禎（一九一〇－一九九八）[106]則指出：「八路軍製藥廠出品『壯爾神』，亦名『紅色大補丸』，二年來風行全邊區及全八路軍，因長征積勞的勇士十有八九是神經衰弱，痿黃飲食不佳，然服了『壯爾神』則精強力壯，前後變為兩人。」其實這個藥就是使用中藥當歸、人參和黃耆等藥，再加以科學提煉製造而成，被認為是「發揚國藥」。[107]另外，在延安還流行「補腦多」，是「高原製藥所」製造，也是由何首烏、黃耆、當歸、枸杞等藥物所組成。[108]可見在華北，共軍對於利用中藥來治療戰爭中的疾病，頗有發明，本書之後還有專章討論。

在國府治理的大後方，中醫藥製藥的相關言論，主要是應對開戰後日本會對中國實施物資和經濟封鎖之擔憂，很多利用中醫中藥的言論乃依此而發。一則文章指出：中醫藥確實有療效價值，但中藥製作與使用不便，造成戰爭時於使用上的困難，上述中醫救護醫院後來遷到四川後，由於四川為國藥的重要產地，而集散地之中心又位在重慶，所以陳立夫、焦易堂等人又發起由衛生署的中醫委員會、中央國醫館振務委員會等機關，設置「中華製藥廠」（筆者按：可能就是重慶中國製藥廠），由焦易堂擔任籌備委員會委員長，技術方面特聘衛生署主任馮志東等人負責。[109]該廠設置化學爐灶並製造針劑、錠劑、藥棉紗布等裝備，並採用科學方法煉製中藥，雖然多偏於救護用品，但透露日後將請專員負起研究改進國藥之責。該藥廠一開始就希望國醫藥界趕緊貢獻家傳秘方丹膏丸散等藥，供該廠化驗實用，將來若發明藥效，還可賜與專利，希望能藉此提倡中藥科學化研究。[110]製藥廠社長武振綱在一九四〇年曾有報告指出：藥品已製成者有大黃粉末、硫磺華粉、甘草粉、五行丸、督軍丸、眼藥、瀉鹽等等，試驗中的則有蓖麻油、鹽酸、嗎啡等等。很多製藥器具和藥材都由西安運回，藥材來源主要是西寧、北川，也有來自南方雲、貴、川者；當時報導藥材正在加緊炮製，用畜力碾壓成粉末備用。[111]而前述由振務委員會、中央國醫館所設之「中醫救護醫院」，有自己生產的成藥，共分為內科與外、傷科等用藥，而且處方都公開，包括配合成分和調製法。而這些處方不一定是按照古方，也有一些新的製劑，例如「表劑退熱靈」、「和劑退熱靈」、「新胃活」；更有中藥被製作成用來洗滌傷口的藥水，主要成分是金銀花和菊花；還有「止血藥棉」，成分是石榴皮、明礬等等。[112]監察委員劉覺民（一八八四－一九三九）也曾在洛陽籌組「行都國醫院」，重視改良草藥，希望能供軍隊使用，但有無重大成果則不得而知。[113]

雖然抗戰乃本書之時代背景，但傳統醫藥之發展與改良，才是真正的論述主軸，更是筆者一直以來最為關切的核心議題。談到改良中藥劑型之言論，當時除了希望將藥液（湯）改造成藥粉，以方便攜帶與服用外，另外就是療效標準化之確立，故時人呼籲運用中藥需訂立標準之藥典，使得中藥在運用上精準且可靠。更重要的是，使用藥物的雖是醫師，但管理中藥的卻多是不具科學頭腦的國藥鋪商人，他們認為中藥乾燥就好，一旦潮濕發霉，竟然誤認為只要「曬乾」就可以再度使用，除沒有考慮變質的可能外，更別說偷工減料了，這些都讓中藥的療效大打折扣，也讓「中醫」的名聲掃地。[114]還有人呼籲應該將傳統中藥加以提煉成新的藥物，例如以當歸製成「中將湯」，或麥芽製成「若素」等這樣的新成藥。[115]還有報刊提出，國難時期要用科學方法製成新藥，但是若干中醫在報刊上登載的，看起來仍是既有的舊方，無太大變化，例如中醫楊卓寅（一九一五－一九九八）就提出「霍亂救急酒」，但和傳統的痧藥方沒有兩樣，只能說是做成外用藥酒，方便使用而已；雖然加了一些科學化的解釋，例如中藥殺菌、強心等作用，但這不能證明就超過戰前中醫的論述，還需要深入探究。[116]

戰爭到了最後，一位作者敖哲明指出，抗戰已達七年，雖勝利在望，但西藥來源缺乏，中醫固應各盡所學所能，醫療征屬及患病官兵，但在照顧各級人民病疾上，接下來應該重視幾個方向的改革：(1)宜由中西醫學研究精深者，遵照教育部，公布中醫專校課程標準，編輯各科講義，設立國醫內外科講習所，講授中西匯通學理醫法，以立開辦中醫專科學校之基礎，恪盡中醫繼往開來之天職，并於各省市區鎮鄉普設中國醫藥研究會，每一星期開會一次，各將其治療經驗所得藥方醫法，報告討論，公開秘方良法以供研究，再刊載於刊物上以廣宣廣，中醫學術才會進步。(2)要將研究所得之方藥，製成丸散膏酒，先在後方中醫的診療所或醫療服務隊，先行試驗，如療效良好，再行設廠大量製造，用來救治數百萬將士，而濟西醫缺乏之窮。他還舉出，如大黃磨酒，可塗打撲腫痛；大黃調末，可治療傷口，不會輸給西藥的碘酒。接骨丹則可續筋接骨，七厘散、玉真散、回生丹、如意金黃散、仙方活命飲、生肌內托散等方藥，都已經過累代實驗，成效卓著，應請軍醫單位向中藥商多量訂製，以供前、後方醫院醫治抗戰將士之用。[117]

其他有關中藥功效的討論與創見，多集中在公眾防疫與防毒上面。在防疫工作上，曾任中央國醫館湖南分館館長的吳漢仙（一八七六－一九四八）指出：中醫注重防未病，例如於室中焚燒艾葉、霍香，可以消除空氣之毒；貫眾、大黃等則可消水毒。中醫還有許多救疫丹、萬應丸，行軍散等可以解空氣中瘴癘之毒，這些都不會比預防注射來得落後。在衛生行政之經費與力量上，應該重視中西醫平等，如此對抗戰建國有用，也能拯救更多軍民健康。[118]戰爭雖然帶來白骨纍纍的慘況，但對士兵和人民來說，戰爭時和戰爭結束後的大疫，才是最大的問題。當時淪陷區的傷寒、瘧疾疫情相當嚴重，可惜「國醫方面，似對於防疫學術，素乏專書，更鮮有人研究。」作者更指出，國醫選擇性的比較喜歡用溫度計，但卻對消毒一手續不慎注意，應予以改進，終究國醫要能追上時代潮流，才不會被淘汰。[119]

至於「防毒」的藥方頗多，但成效不知如何，僅於此略梳幾條資料。一九三八年，廣州的中醫界有鑑於日軍於淞滬會戰使用毒氣，[120]西醫藥材或防毒面具恐供不應求，遂招集同道，發明新法，發現將香蕉葉、番薯葉、萬年青三種草藥合併搗爛，覆蓋口鼻，即可以防範毒瓦斯，當時宜稱已寄交前線將士試用，且證明有效。而且這則新聞是由中央社所發出，或許療效已受到認可。[121]至於有人在期刊上發表〈中藥防毒必效方彙錄〉，有可以置於手帕或放在防毒面具中的「四珍消毒散」，也有內服的，甚至有外用焚燒，宣稱能消滅各種外來之「邪毒」。更有意思的就是「迴龍湯」（人溺），作者指出，一九三二年時十九路軍在上海對抗日軍的毒氣戰時，用的就是這個秘方，是經過一位該軍的參謀求證而得來的方子。[122]中醫除了出版刊物提倡現代化的毒氣和防毒知識外，也透過這樣的媒介來試圖展現中醫藥可能的幫助。例如被毒氣攻擊，先做好洗浴、擦拭、換衣等動作，然後再服用「觸穢散」，內有蒼朮、白芷、霍香、降香、川芎、菖蒲、桔梗等等藥材，中毒者即可甦醒；還有「解毒瓦斯毒氣方」，將複方研末後在市內焚燒，即可救人，如果放入井內，也可以解毒氣，[123]是中藥功效的另一種呈現。

## 六、小結

本章以不算太長的篇幅，疏理了過往研究中國醫藥史學者忽略的面向，即中醫、中藥在戰爭過程中，到底可以扮演什麼樣的角色？透過疏理當時的報刊與書籍，大體可以讓讀者了解到中醫藥在戰爭中可能可以發揮效用之處。而這些言論所顯示的可能性，是與戰前中醫發展史連結的，到底中國醫藥的發展該往何處去？戰爭可曾指引了某些方向？對中醫藥發展未來充滿樂觀態度的人而言，戰時的中西藥併用、合用、替代等作為，讓人斷言未來將沒有中藥、西藥之分，只有一名稱將會行於世：「中國新藥。」[124]但是，中西醫的衝突與論爭並未消失，隨著戰爭爆發，更激發中醫界的危機感與愛國心，連帶使得對傳統醫藥的存亡感較前期更加強烈。原因是西醫的壓力依舊在，而戰爭之逼迫，促使西醫隨戰爭而進化，若中醫少有改進作為，則離被淘汰之日已不遠矣。

中西醫還是有很大的差距，西醫在抗戰時已展開大規模的防疫，例如政府與國聯、洛克斐勒基金會合作在西南進行之抗瘧計畫，但中醫卻還停留在如何設法進入國家醫療體系的掙扎中。[125]戰爭爆發後，廣東潮安國醫救護隊一位隊員就指出，最初縣長質疑他們為什麼沒有立刻組成國醫救護隊？他感嘆國醫界如此沉寂，遂積極倡議組織。但組成後，立刻遇到資金問題，還好縣府願意支援，他希望能更加健全。[126]只是，我們看不出國家力量有長期支援這類臨時性的救護隊，怎麼安置這些救護隊使其發揮功能？國民政府似乎沒有良好的規劃，中醫界希望得到國家的支持和援助，有穩定的資源與資金，這些都只能靠「運氣」，而非良好的「制度」。幸好經過本章的疏理，我們看到中醫不但有建置救護隊、救護訓練班、救護醫院、製藥廠、陪都中醫院等醫療設施；一些人還努力發表文章，探索中藥新用，以因應戰爭將發生的種種可能狀況，並提早應對。

本章以切中要點的概論形式來書寫，盤點了戰時中醫藥在各方面可能發揮的實際狀況，拓展了既有中醫史研究的視野。中醫藥至少獲得被現代國家與在戰爭時被「使用」之機會，在戰前的公共衛生事務，幾乎沒有中醫可以發揮的空間，苦思進入國家防疫體系，卻不得其法。在戰爭中，我們看到一些中醫發展的契機，戰爭促使中醫必須搜尋古代的知識，來思索應對現代戰爭之衝擊，這是一種知識的垂直求索與傳遞，也是中醫傳統知識積累之模式；更重要的是，中醫還接觸了救護和防毒等西方知識，達到一種知識的橫向連結，它可能造成了中醫知識論上的一些改變，戰後人們對中醫的定義與想像，已離舊時、傳統的樣態愈來愈遠了。

當然，這一切的發展並不是驚天動地的革命，本文仍要指出若干中醫在戰爭中發展的弱項，它們阻礙了中醫發展成更為現代的科學醫學。首先，「權宜非正常，替代非創新」，中醫參加戰爭醫療，政府只將之視為缺醫少藥的權宜之策，甚至研發中藥，也只是一時「替代」的概念，並沒有在中醫的體系中思考它的可能性，更難以撼動西醫已經科學且規範化的衛生防疫、軍事醫學體系。其次，我們可以看到，許多短暫的臨時機構沒有辦法帶來永續的科學研究發展，各種訓練班、訓練所的誕生，其實是突顯中醫正規教育之缺乏與訓練素質之低下，無法因應戰爭的需求；若中醫的國立正規教育無法推展，這一切興革也只是「暫時」，無法永續發展。或許我們應該搜索更多資料，來探索更多戰時的改變。戰後，國民政府之內政與學術並不穩定，並且很快捲入了內戰的漩渦中，筆者推估在發展上並不甚樂觀；[127]反而是在共軍的統治地區或其主導下成立之新中國，中醫在軍事醫學中，或許可能得到更好的發展。[128]

在製藥方面，儘管有不少新的言論與方法出現，但還須注意西藥的研製法都有嚴格的比例與製程，不用尋找驗方。但中醫各種方劑卻散見於古書中，研發藥物的藥學專才不夠，一般聘用的工人更難以有高階的製藥技術，他們沒有能力將古典的方劑用科學法製成。所以製成方便的藥，多是簡單的替代品，少有新成藥之研發。不管在製造和開發地方土產新藥上，實驗室的建置，顯然也需要更多時間；甚至還要注意，許多參考書、古典的醫書其實在戰爭時期是沒有辦法隨意取得來進行參考的，更缺乏時間去一一研究。[129]所以真正的中藥「研發」，等於是一個中醫藥史的全新開始。我們看到了它已經發生，縱使它的進程是緩慢的，本書仍必須審慎評估與探索它未來可能的發展。中醫藥正等待下一個奮起的時機。

第五章

# 現代中醫外、傷科的知識轉型

## 以醫籍和報刊為主的分析（1912 — 1949）

# 一、前言

經過前章概要的疏理，我們已知道外傷、槍彈傷、骨折等跌打腫痛諸症，本為戰爭時期常見的疾病，而處理這些疾患的知識，被大量歸類在外科和骨傷科的醫書、新式期刊中，所以本書要探討中醫學在戰爭時期的發展情形和其所能發揮的功效，就必須先對這個領域的知識有所瞭解，它在民國時期如何存在？又遇到那些方面的問題？方能釐清所謂戰爭可能帶來的知識創新與技術轉型。

審視近現代中西醫論爭與中醫史的既有研究成果，可發現所謂的中西醫匯通派、[1]廢除中醫與中醫科學化研究、[2]疾病論述等相關歷史研究，[3]大部分都是以「內科」的歷史和理論來切入。在這些中國醫學史的研究中，出現眾多令大家耳熟能詳的重要醫者，包括丁甘仁、秦伯未、謝利恆、祝味菊、曹穎甫等人，也多以內科見長。在這段期間，中醫遭受到幾個重要的挑戰與衝擊，最嚴重的就是一九三〇年前後的「廢除中醫」風潮，[4]緣於一九二八年國民政府衛生部成立，根據該部組織法，旗下設立「中央衛生委員會」作為衛生決策的議決機關。隔年二月二十三日在南京召開的會議，以「中醫妨礙全國醫事衛生」為由，提出四項針對廢除中醫之提案，內容簡單歸納，即為：不允許中醫辦學校，並取締中醫藥相關之「非科學」新聞雜誌，進而逐步取消中醫執照登記，採取漸進手段來限制中醫藥發展，最終達到完全消滅中醫的目標。這個案子給了中醫界很大的警惕，並開始積極反思自身學術內的缺失，以設法謀求進步，爭取能與西醫對話，並追求在公共衛生工作上占有一席之地。[5]未料，隔沒多久，一九三七年又爆發了抗戰，醫藥之需求孔急，更促使中醫去思索在戰爭中，中醫藥可以發揮怎麼樣的效果？這些中醫在民國時期所面臨的壓力，促使筆者去思考，若用不同的中醫學術脈絡來研究現代中國醫療史，有沒有新的視角可供探索？常作為內科對照組的外科，早在晚清就已被認為是「中醫之短」，光彩已被西醫奪走，[6]而且在清末匯通西醫時，中醫也選擇刻意迴避西醫的外科解剖技術，而以自己較為強項的內科理法來回應，[7]至民國時依舊如此，致使中醫善治內科、西醫長於外科之印象，[8]深植人心。[9]

學問當於不疑處有疑，正當大家都認為外科、傷科這類中醫已經衰弱的學科沒有未來時，其實細微的改變與轉型已經緩步開始。從中醫外、傷科歷史出發，可以給研究者的啟發與驚奇，已有很好的研究成果可供參考。[10]李建民近年致力於中醫外科史研究，二〇一一年從通俗著作起始，[11]後來又匯整《從中醫看中國文化》出版，[12]最近則出版專著《近世中醫外科「反常」手術之謎》，[13]可看出其努力的成果，展現了不少中醫外科史的各種驚奇與過去不為研究者重視之處。[14]金仕起也關切外科與乳癰、性別的問題，〈中國傳統醫籍中的乳癰、性別與經驗〉一文中，關注乳癰病症的「內向化」觀點，重視情志因素對婦女疾病的影響，金文對傳統醫書文獻進行不少疏理，給予本章在撰寫時著重疏理文獻的想法。[15]兩位學者重視醫書知識的承載，為史家共同之關懷。和中浚等人曾分析民國時期的中醫外科、皮膚科發展概況，雖未將傷科納入，但給予本文一些於統計上的啟發。[16]吳靜芳則透過疾病史的視角指出，清代醫治外科疾患的外科、傷科醫者已有專業自覺，提出的見解與內科醫者不同。[17]那麼，民國醫者對自身之執業與歷史之定位，有何論述？而中醫過往外科的經驗和歷史，也逐漸為中醫學界所重視，學者已慢慢挖掘出過往中醫外科的技術史，但這些研究大多強調個人或派別之貢獻，很少舉出這些技術與西醫的關係。[18]以上這些啟發與若干不足之處，皆促使筆者思索現代中醫外傷學科可能的創新之處和知識轉型。

晚清以降的中醫知識轉型多與西方醫學有關，若和西醫外科、手術對照，其實只疏理現代意義的「中醫外科」是不夠的，[19]中醫傷科內的穿刺傷、開放性骨折、外傷、打傷等等，在西醫也屬外科的範疇；因此，若要談中西醫匯通或轉型，必須將中醫的外、傷科放在一起並和西醫外科對比，才能得其全貌。而民國中醫也將打撲、骨折、脫臼、腦震盪等疾患，歸類於中醫外科之中，[20]外科與傷科往往合流，兩者皆有秘傳的性質，在文獻刊刻上更具相同之特質；並且，考量知識系統在當時並未界定清楚，「專科」的意義不若今日分類明確，多混在一起討論，故本文以外、傷科為主，彼此之間，既有些微差異，但合觀又可收對比之功。[21]學界既有對近代以來中醫外、傷科歷史與醫書的論述中，已有很好的基礎闡述，提供了大致的輪廓，[22]但仍可進階整理醫書刊刻的總體情況，並關注當時期刊上的專門資料，進行細緻且全面的整理分析，這是過往宏觀研究較無法開展的。

在醫書方面，筆者目前所掌握的線索，主要依據《中醫古籍總目》來進行民國時外科、傷科書目統計（表一〈民國時期外、傷科醫書出版統計表〉），[23]並於文中分析其意義。報刊資料的部分，主要運用上海圖書館的《民國時期期刊全文資料庫》，分別用「外科」、「傷科」、「骨傷」等詞彙交叉檢索一九一二年至一九四九年區間的資料，以醫書和報刊上的新式言論來構築本章的主要內容。

據此，本文的章節安排與架構大略如下：首先，本文將先鋪陳、論述民國時期醫者對自身外、傷科執業的地位和現狀的諸般反思，探討時人對中醫外科的看法。第三節著重疏理民國時期出版之外、傷科醫書，在中醫史上的位置為何？而單用醫書文獻的資料來疏理一代醫學之發展，顯然不太充足，故第四節將加入大量的期刊分析資料，來探討當時中醫外、傷科轉型之面向。第五節再針對三、四節的文獻，對當時中醫轉型進行一評價與時代局限之觀察，為學界開展一段新的中醫現代史、外、傷科歷史的視野。

## 二、民國時期中醫針對外、傷科發展之言論

民國時期中醫發展的時代特色，最顯著之處就是在西醫、科學等新技術和概念的挑戰下，回顧與檢討自身學術發展的歷史位置，[24]外、傷科當然也不例外。民初中醫一般都認為外科的歷史遠較內科來得悠久，早期《周禮》內的「瘍醫」掌管「腫瘍、潰瘍、金瘍、折瘍之祝藥劀殺之齊。」可見傷科是被涵蓋在外科領域內的，而當時並無「傷科」之名。由此觀之，當時的「外科」相當廣泛，甚至包括針灸在內。一直到宋代以前，所謂折瘍（傷科）也都一直被歸入外科之中，更有人認為正骨與傷科的源頭，就是起於外科之華佗。[25]元代分醫學為十三科，內有瘡腫科與正骨金簇兩科，乃官方細分中醫外科與骨傷科之濫觴，但像是《世醫得效方》（一三四五），依舊將外科和瘡腫、骨傷、戰傷等疾患放在一本書內來論述，編纂醫書時並無明顯分野。明代後，廣義之「外科」更形細分，再分瘡瘍、接骨和金簇三科，[26]學科愈往後而劃分愈細，直到明清時才有「傷科」之名，而箭鏃、金刃之外傷，同歸於其內。[27]

中國中醫科學院的研究員胡曉峰亦指出，中醫外科有廣義和狹義之分，廣義範疇的中醫外科包括中醫骨傷科的內容。直到現代中醫外科學，為學科範圍細分、專精之需求，才狹義定義中醫外科為瘡瘍、皮膚病、皮肉傷損等等疾患。在歷史上，儘管歷代分科不一，但跌打損傷、骨折、

金刃箭傷，皆屬於中醫外科，[28]包括體表很直觀的傷害，包括骨折、殘疾等外傷，也都歸類於外科範疇。[29]而真正「外科」一詞，本於宋代時定名，乃源自中國本土之名詞，當時主要就是以古代瘍科為主，傷科附於其內；[30]待西方醫學的「外科」意義傳入，才產生各種名詞上的中西對照，而民國時期中醫對照西醫外科之言論，也不限於現代狹義之歸類總體歸納而言，古代之外科內含骨、傷科在內，而近世醫者談骨、傷科，則又跨界古代廣義之外科；民國中醫也常以外、傷科合論，來對比西醫的外科。[31]所以，用古代之外科和傷科合談，才足以和現代西醫的外科進行對照，符合中醫整體的歷史觀。[32]而民初醫療社會中醫學「專科」之分野，界線更是模糊，當時一般執業中醫，很少說自己只會治療外科或內科，除非有家傳或個別技藝者，一般多是用「內外方脈」或「統治內外全科」，實在是中醫認為「治療方法，卻無內外之別。」甚至嚴格說起來，像眼科、喉科等，有人說是外科，也有人說內科，[33]終歸中醫要明確劃分「科」別，在當時有實際困難。[34]

綜觀民國一般中醫之觀點，當時社會人士多恥於稱自己為外、傷科醫者，大概除了私傳、家傳外，很少讀書人、儒醫之流願意以之為名來開業。分析外科的執業環境，本來就比較惡劣，內科開業則是簡潔方便，「八行箋一紙即可了事」；反觀外科，不但要自己調製外用藥品，還要「為病者洗滌瘡瘍，更換圍貼，動手術時之膿血淋漓穢氣薰人，故每多棄而不習，習而不精也。

更基於師承家傳之秘效方，自守閉而不宣以致湮沒。」[35]若考之歷史，自上古時期外科醫本來就是「下士」，不受社會重視，國家既不重視外科技術，士大夫自然視其為末流，導致真正從事外科的，多是巫醫或江湖之士，學識淺薄，只能抱殘守缺、轉轉傳鈔，沒有太多發明。而就像吳靜芳的研究指出了外、傷科專業群體之存在，這些醫者其實大量存在於民間；[36]若從民間的庶民視角來考察，外科、傷科知識之傳布還有更多的管道，不限於傳世或刊刻文獻，更多見於民間手抄本或佛道典籍等知識載體，甚至從民間的多樣性外科器械來看，外科技術在實際應用上或許未如民國時期的醫者所陳述的那般落後。[37]又，根據陳柏勳等人的研究，臺南安平接近港口處，有一保生大帝的廟宇「妙壽宮」，外科藥籤有六十首，而臺北大龍峒保安宮外科藥籤則有三十六首。當地居民表示，以前醫藥不發達，病患腳上長疔、膿、癧等都會來求藥方。這些疔、膿、癧多是因傷口細菌感染造成的皮膚炎、蜂窩性組織炎、皮下膿瘍等。[38]可見外、傷科知識在民間或地方社會之傳播，必定有一番很不一樣的風貌。[39]只是，無論外、傷科的存在與既有知識本體為何，自晚清以來皆已被視為末流，已不為菁英醫者所重視。而且，外、傷科許多都是「秘技」，老師傳不願輕易傳授，故使許多妙方良法，湮亡遺失。[40]所以當時不少中醫呼籲公開自己家傳的外科知識，希望能透過公開而讓更多人知道中醫的「外科」技術為何。[41]

外、傷科延續下來的秘傳特質，在當時引發不少批評。一位中醫以「處共和時代，沒有共和思想」為題，說明當時擅於中醫手術的外科醫，即便有學生也不肯傾囊相授，有好的著作或發明，同樣不願意公開於報刊上，一心只想傳給子孫。為今之計，要將好的著作刊印流行，才能提升中醫外、傷科的名譽。[42]傳統中醫從事骨、傷科者，同樣如此，他們對基礎醫學多不加研究，僅熟悉手法藥方而缺乏理論探究，社會人士每視傷科為「江湖賣藝之附業」。故當時衛生部中醫委員會認為，傷科、針灸科、按摩科、眼科、喉科、痣漏科、痲瘋科等，一概不予發給合格證書，只以「中醫士條例」法給執照，所以中醫們都恥稱自己為傷科醫生，又改名為「骨科」。[43]但改了名稱還是一樣，上海中醫蔣文芳（一八九八－一九六一）指出：「我國整骨術為世界醫學中獨得之秘，其價值高出於針灸術之上，惜乎擅此術者，大都孔武不文，未能盡情闡發。」[44]其他批評言論如外科手術之低劣，心態之落後，外科用藥時甚至還求神拜佛，藥物（升藥）之成分不加以公開等等，[45]皆為當時外、傷科的時代性課題，顯示中醫已開始檢討外、傷科技術之現狀。當時社會上自晚清以來的「中醫長於內科、西醫長於外科」之語，已成一般人的定見，[46]這讓中醫警醒並思考過往「外科」到底累積什麼樣的成果？以兒科著名的上海中醫錢今陽（一九一五－一九八九）等人指出，中醫僅器械和物質文明不如西醫，[47]若論外科整體治法，並不在西醫之下；而手術確實應該改進，能具體操作的醫者已不多見。[48]若論及外科疾病可用內科論治者，中醫更不認為落後於西醫。[49]而西醫也不買帳「中醫長於內科」的說法，西醫認為是部分中醫看到西醫進步的外科，才營造出這樣的印象，冀求苟延殘喘。[50]但不論怎麼解釋，總是彰顯了中醫外科是弱項，引發中醫們不少反應與檢討。

許多中醫從歷史上立論，認為歷朝歷代醫家，皆出類拔萃「仕優而學之士」，對於外科膿血臭穢、疼痛呻吟，不可能親自手操刀割、洗滌之手術，故總是以內科治療為主，中醫之所以不能急起直追西醫外科，此為重要的歷史原因。[51]中醫於近世的內科化，當時中醫也有解釋，是因為古代相關的外科手術已失傳，只好在各種內服藥上下功夫，並於中醫理論上不斷求外科之「內在解釋」，逐步走向「內科化」。山西中醫改進研究會的成員范國義認為，中醫學發展到近代為止，「內服外治，不動刀切，不受痛苦」已基本定調，這不是落後，而是一種進步的變通，但若能於此時學習西醫的手術，則「中醫外科之學實優美矣」。[52]中醫兒科醫者廖浚泉回顧外科歷史，認為近代中醫雖已能不靠手術來治好許多體腔內的疾病，但在軍陣外科領域中，技術仍非常落後，所以要加強軍陣救護法與各種器械的使用。[53]一般外科治療，多數中醫也不認為會輸給西醫，但若談到軍陣外科，涉及軍事、止血、急救等技術，則中醫多認定西醫外科更為精良，此為當時一般認知。[54]

當然，民國中醫仍會列舉許多歷史上的外科手術，來證明中醫外科技術之精良。華佗是被討論最多的醫者，其他如《續名醫類案》（一七七〇）記載：「（病患）芻蕘左足趾患一泡，麻木色赤，次日趾黑，五日足黑冷，不知疼痛，脈沉細，此脾胃受毒所致。以飛龍奪命丹一服，翌日令割去足上死黑肉。割後骨始痛，可救，遂以十全大補湯治之而愈。」同一卷的醫案，還記載陸宣子截斷病人腳趾，免其「遍體腐爛成黑水死」。更令人驚訝的是醫案中的外科醫者丁維章治療海山（筆者按：病患名）罹患人面瘡，要將膝蓋以下切除，其過程為：

顧左右取截刀，伸足，曰：「斬。」左右戰慄，海怒罵，使斬，遂斷一腿。維章手提海山髮，倚柱坐，海山面黃氣絕。維章曰：「可速召前醫者。」宣子至，視其地一腿尚自起跳躍，黑血淋漓，命取人參一斤，濃煎灌其口，少頃海山蘇。顧其足曰：嗟乎！刖足刑已重矣，何辜而刖膝，幸公治我，我自今後庶幾可以無後患。[55]

民國醫者用「脫疽」來更替古代醫案上的人面瘡，雖這位病患「海山」最終仍右膝毒發不治身亡，但可證明中醫在歷史上有類似西醫的外科手術。[56]曾任山西中醫學校教育長的楊百城則指出：

吾邑（泰興）有王廚子者，患淋症，每溲時頭必抵壁，痛苦萬狀。有醫者曰：此石淋也，須破之，剔去其石，王遂請療之。醫先戒以三日勿飲水，臨時塗麻藥，出小刀剖其莖，剔去小石數塊，縫以桑皮線，又以藥撚塞孔中，外敷以丹膏，歷一晝夜，拔去藥撚，七日全愈。有人神其術，欲從學之，曰：此家傳秘方，歷數世矣，卒勿肯傳。又，吾邑港灣朱姓，世業喉科，善治噎症，其法令患者坐椅上，以一人扶其頭，勿令動，又以一人持其手，醫者持一壓舌，壓其舌、喉張，以鈎鈎住咽下如舌狀者（意為會厭腫脹），旁一人接之，醫者用半月型小刀鏟之，急取冷水噴其上，以烙鐵烙之，又投以紅丸一粒，患者服後，俄頃大瀉，遂能啜粥，然亦世守其術，不肯外傳也。[57]

楊指出，這兩則手術皆為他親眼所見，真正中醫外科之手術必然不僅止於此，比較可惜的是其術無法外傳，最好能「徵求而彙集之」。中國之大，必有奇人異士，這些上古以來特殊的手術，多因自秘以致失傳。楊百城希望透過這些神奇醫案的展示，呼籲讀者思考其道理並觸類旁通，讓這些技術「復著於今世」。[58]另一則是名醫姚應鳳的故事，他生活於崇禎年間，以瘍醫技術著名，其故事也在民國時期被挖掘出來。楊百城加以引述：

某叟患腹滿，諸醫多云膈證，應鳳曰：「此肺癰耳。」取一大盂水向病者項上傾之，病者陡驚，急舉刀直刺心，瀉膿出數碗而愈。人問之，應鳳曰：「人心下垂，水潑而驚，驚則心系提，我刃可入也。」又，崇禎間，撫軍喻恩恂駐溫州，拒海賊劉香，毒發背間，召應鳳至，封腐肉二大器，敷以丹藥，越三日癰平。嚴州施盛頭痛不可忍，鳳乃割額探首骨，出瘀血數而愈。[59]

這兩則「刺心破額」的故事，顯示中醫在華佗以下也有奇術值得稱許。楊百城還介紹不少古代著名的手術，例如葉天士的父親葉陽生幫初生嬰兒開刀，因其無穀道（筆者按：即肛門），葉氏認為：「是在膜裏，須金刀割之，割之而穀道果開。」治癒該幼兒，楊百城等人在醫案後面還用西醫的「無肛症」來解析，可惜他並未指出當時中醫應怎麼進行手術。[60]

民國報刊上不單將外科視為一種神奇軼事，而開始針對既有的內涵、用藥慢慢介紹給讀者，「中醫外科學」這個名詞，重新在定義和成形中，並於《中醫科學》這樣談論科學化的期刊上刊載。[61]曾擔任上海中國醫藥學院實習教授的沈宗吳指出，[62]討論中醫外科之所以著重皮膚上的疔瘡、癰疽，是因為這些疾病比較常見；[63]而西醫所謂的外科手術，中醫則認為治療與內科有關，例如談「肋膜炎」，沈氏認為是「脅癰」，「潰後膿水從脅肋骨縫而來，內膜傷者，極難收口，故乘其初起，當急用內消為佳。」[64]雖有外證，但仍以內科治療為主，而非著眼於手術。身體內的「小腸疽」，中醫也用手部先觸診小腹，摸到硬塊，[65]發熱微痛，確診後則可用內服犀黃丸治療，一樣與手術無關。[66]是以當時中醫對自身「手術」之定位，以瘡瘍為例，所謂「手術」即運用放血法、烙法、灸熨法、揉擦法、引泡法等技術，[67]而非面向軀體之內。[68]

當然尚有少數例外的言論，有中醫就介紹古代的灌腸法和導尿法等手術，[69]認為中醫應該復興傳統外科手術，作者並言自己也努力運用手術，包括灌腸、按摩等手法。[70]早年於上海學習西醫，後又拜惲鐵樵（一八七八－一九三五）為師，致力於中西醫滙通，並於中醫界頗得人緣的中醫繆俊德建議，[71]大體整合上述所論，而有所發揮。他認為：(1)中醫外科確實有特效方，但醫方過多、良莠不齊，需要審定其效力切實無疑者，再公開公布。(2)中醫外科手術久已失傳，應打破秘授惡習，著為專書，以公開於世。(3)中藥需改良以期能充分發揮藥效。(4)外科器械在可能範圍內，應該採取西醫用具，不然就要重新創製。(5)西醫的解剖與手術，技術精良，應該參考學習。[72]由此可見，西醫外科在近代常扮演著映照中醫外科缺點的角色。

而實際中醫外科的困境呢？再舉幾個戰前的實例來說明。一九二一年，山西中醫改進研究會附設醫院開業，分設中、西醫部主任和醫士。中醫部一開始有設立外科，但西醫部的外科手術量一直處於高峰，而看中醫的患者則是內科居多。[73]至一九二六年重新分科，中醫外科停設，只設內、婦、兒、針灸四科，非常可惜，放棄了一次中醫可以學習手術的機會。[74]另一個例子是廣東中醫學校的醫務處曾進行統計，一九三二年一、二月內外科的看診人數，當時是將外科和傷科一起統計，平均每日內科的求診人數大約都是外科的四到六倍不等，外科整月求診的人數，每月平均是兩百五十五人，大概皆以外在的瘡、癬、毒、疽、結核為主，也有少數的腫痛、皮膚爛、癧、癩等等，大體統計皆以傳統病名為主，外科看診人數正逐步下降中。當時也有私人開設的外、傷科醫院，例如杭州著名的「祥林傷外科醫院」，於一九三六年至上海開設分院。[75]只是，中醫能夠在醫院中學習外科技術的機會相當稀少，內科可以靠閱讀醫書自學，但外、傷科卻更需要技術、經驗之傳承與實際手法的操作。上海中醫葉勁秋（一九〇〇－一九五五）即指出：「施刀之手術，固其重要，但歷來中醫界孰有諳於肌理組織者?乃知手術技巧之難得，一言以蔽之，亦曰只須遊學於名師之門，見多識廣而已矣，豈有他哉？」又舉實例如：「穿刺流注較難，以化膿之期較緩，藏毒之處復深，我人肉眼又無透視之能。及至症狀明顯，亦於辨識時，則收拾已大難矣。不論任何外症，施用刀圭之後，凡瘡口小、刀痕深者，須用紙撚，塞其中，以免瘡口結痂，預留排毒之通路。」[76]此皆經驗之談，雖於期刊上公開，但不靠實習或傳承，經過實際操作熟稔，實難成事。

筆者注意到一九三六年有一位讀者「班若夢」，曾投書在山西太原中醫改進研究會發行的《醫學雜誌》上。他曾閱覽各地中西醫期刊，裡面有關批評中醫外科「甚不進步」之言論，「實在令人不解已極」。相反的，他肯定中醫外科技術，自述其先父曾罹患「腎俞發」（腰部癰疽），瘡口大如碗。後來經由一位中醫用外治加內服法治好；那位中醫還說幸好他們沒有去找西醫開刀，老人若注射麻醉藥，危險立見。這位投書的作者希望報刊能好好提倡中醫外科，爭取與西醫外科平等的位置。[77]他還在另一則貼文中詢問期刊編者，他的一位朋友罹患腎結石，後來西醫以手術取出結石；另一位親戚，則是子宮生瘤，在協和醫院診療；[78]他詢問編者，中醫怎麼治療或定義這些疾病？但回應的編者對前者回覆竟是類似婦科的「癥瘕積聚」，而後者回應則說類似「血崩」。讀者顯然對中醫外科充滿困惑，但又有所期待，想進行中西外科之對比或尋求不開刀治療之可能，結果期刊編輯的回覆竟如此簡略，甚至有牛頭不對馬嘴之嫌；[79]而或許該編輯沒有能力回應這樣的問題，也顯示當時中醫尋求對照西醫外科與病名之迫切性。[80]

雖然當時有不少言論指出中醫界應改良外、傷科，但實際發展學術需要有國家、大學、研究機構的支持。當時中醫面臨被廢，教育制度不健全，大醫院又少有中醫實習機制，所以在外、傷科的創新與發展上，只能依靠民間力量。例如蘇州一地曾開設「中醫傷科研究室」，編輯傷科教材，包括生理解剖、病理、接骨、新法包紮綁縛等等，融入西醫的理論和技術；不過，在招募學員上卻遇到困難，因為這些學員都是「守密之徒，實難招聚」，所以初步先廣招社員，修業期滿通過考試者，再頒給畢業證書。[81]可見當時想進行一種分科、專科，特別是外、傷科的專業化，是相當困難的。因正規學校教學不足和實際操作的缺乏，有些專辦針灸、傷科的講習所還要向上海社會局報備，說明這些是「絕技」，必須透過教學以符合現代平民之需要；相對的，卻極少傷寒、溫病等內科講習所，原因就是外、傷科皆需實際操作，在當時中醫院校內比較學不到。[82]

另一個明顯的呼籲，就是求於舊法「家傳」之公開，創新開拓知識的路徑。民初新文化運動以來，被高舉的「科學」觀念廣泛影響社會思維，近代科學的一大特徵正是「去魅」或「去神秘化」（disenchantment），若不將知識公開，恐難以達成。而近代傳統中醫與武術的改革，在新時代都有這樣的問題存在；即便武術與健康或衛生有關，但武術家和醫者的訓練和知識體系無法協作、分享知識，所以就造成了知識融會、創新上的一種隔閡。[83]舉實例來說，寧波陸銀華（一八九五－一九六七）自小就習武、習醫，一般武術與傷科有重要之連結，國術館或武館，往往給了傷科醫者一個醫院以外的實習場所，這也是中醫骨傷科大量被保存於該類系統之可能。[84]陸氏因有家傳，所以技術純熟。他當過一陣軍官，於北伐後重操醫業，曾治癒竹尖穿腹大出血等外傷，其實反而更像是外科。他的先祖即有家傳自製的麻藥，可減輕患者在手術時的痛苦，[85]但限於「家傳」非公開，對總體學術的影響較小，當時中醫學校極少安排這類課程。近代一般外、傷科醫者已不甚理解中醫的麻藥內容，非要透過考證才能約略掌握其組成，例如西醫董志仁即考訂了中醫古代麻醉法和著名的七厘散等藥方，並公諸於報刊上，顯見公開技術與藥方對當時外科發展的重要性。[86]

在外、傷科無法大規模展開實驗、實習的狀態下，先行整理醫籍與治法可能是一條可行道路。中醫黎若愚在抗戰時指出，中醫應該好好研究外科用藥，編輯成論文集來推展研究。因為中醫大部分介紹藥性的本草類書籍，皆以內科為主；對外科用藥的藥理又沒有好好研究，以至於誤用許多具有刺激性的藥物，例如要運用降丹之腐蝕作用，但可能因調配不當而導致皮膚受傷感染，這些外科知識都需要再整理，避免誤治或無效之缺憾。[87]

## 三、外、傷科醫書的刊行狀況

約略明瞭當時人對外、傷科知識現狀的討論後，本節再根據醫書文獻之特質來加以分析。透過前述，大體可知整理醫籍並進行一種知識的公開討論，是一條可行的道路。那麼，針對當時相關醫籍的刊行狀況，以下主要依據目前較為詳備的《中醫古籍總目》來進行民國時外科、傷科書目的統計，製成〈民國時期外、傷科醫書出版統計表〉（本章表1）；此表可以幫助讀者初步解讀一些訊息，並明瞭當時外科知識在與西方醫學對照之下的轉型。[88]首先，若僅僅對比民國時內科中傷寒、溫病等熱病類醫書，即可發現外、傷科的現存刊本相對稀少，[89]符合當時「中醫重視內治，而忽略外科」的一般印象。在其他對比方面，民國時外科著作的刻本，刊刻數量普遍也較內科稀少。考量篇幅與合理性，筆者將刊刻三版以上的外、傷科醫書進行疏理，這些書籍包括：《劉涓子鬼遺方（四九九）》六版、《外科精義（一三三五）》三版、《外科精要（一五〇八）》三版、《瘡瘍經驗全書（一五六九）》三版、《外科準繩（一六〇二）》三版、《外科正宗（一六一七）》九版、《瘍科選粹（一六二八）》四版、《外科百效全書（一六三〇）》二版、《外科大成（一六六五）》七版、《洞天奧旨（一六九六）》八版、《外科證治全生集（一七四〇）》二十版、《外科心法要訣（一七四二）》十五版、《瘍醫大全（一七六〇）》九版、《正骨心法要旨（一七四二）》二十三版、《謙益齋外科醫案（一八〇五）》三版、《外科圖說（一八三四）》五版、《外科醫鏡（一八八三）》三版、《馬培之外科醫案（一八九二）》五版、《外科學講義（一九一一）》三版、《集驗背疽方（一一九六）》三版、《刺疔捷法（一八七六）》五版、《（增訂）治療匯要（一八九六）》九版。而民國成立以後，則有《瘍科綱要（一九一七）》五版、《外科易知（一九一八）》十版、《中國外科學大綱（一九二六）》三版、《外科入門（一九三四）》三版、《中西外科大全（一九三六）》五版、《癰疽病自療新法（一九三四）》三版、《皮膚病（一九三四）》三版、《蛇犬傷人之救星已戌丹方（一九三三）》六版。[90]很多外科著作還把梅毒、痲瘋等疾病也納入討論，[91]連同表內統計之瘡、瘍、疽、癰的專書，與民國時傳染病「專病」論著之出現趨勢雷同，[92]顯示中醫學科的專科、專病等細分化現象，漸趨明顯。

統整這些被刊刻的外、傷科醫書，包括王維德（一六六九－一七四九）的《外科證治全生集》、吳謙（一六八九－一七四八）編輯的《外科心法要訣》和《正骨心法要旨》，都超越十版；陳實功（一五五五－一六三六）的《外科正宗》也有九版，顯見明清時的外、傷科著作與發展，在民國人士的眼中已臻於一個高點，時人之閱讀顯然偏好明清時期的醫籍。刊刻達二十版的《外科證治全生集》，本身就是作者將祖傳之技術公諸於世，見解獨到，故能大受民國醫者歡迎。[93]時人對照中西時，還常舉王肯堂（一五四九－一六一三）、陳實功、薛己（一四八七－一五五九）等人的外科醫書，還有《醫宗金鑒·外科心法》、《瘍醫大全》、《外科百效全書》等醫書也常被提及；[94]上海中醫葉勁秋認為，外科醫者除了要識見廣泛外，最好能熟讀《外科證治全生集》、《瘍醫大全》、《外科正宗》等書，皆為當時這類科別之熱門刊印書籍。[95]

張贊臣（一九〇四－一九九三）曾調查一九一一年後出版的外科書，竟然只有五本。[96]現經過調查，發現民國之後出版的醫書沒有原來認知的那般稀少，但只有《外科易知》一書達到十版，可見民國醫者的閱讀偏好，仍以古籍為主；而且這本醫書乃由書局統編，連著者都沒有，倒是內中談「癬瘡」時有寫到：「凡癬內有蟲，治好復發，非藥不靈，蟲未盡也。」[97]即受到晚清以來細菌與寄生蟲論述之影響。[98]此外，民國之後還出版大量有關「自療」、「入門」之醫藥書，特色是簡化與方便日常操作，《外科入門》、《癰疽病自療新法》可為代表；另外像是蔡陸仙的《外科病問答》，也被納入「民眾醫藥指導叢書」內，兼顧普及性與實用特色。

若把傷、骨科考慮進去，其實相關醫書刊刻較外科更為稀少，極少傷科類醫書在民國之後達到刊印三版以上，僅《正骨心法要旨》、《江氏傷科學》、《傷科大成》這三本書在民國時獨占鰲頭，而且皆為清中葉後的著作。在民國報刊上介紹的手法與器具，例如木槌、披肩和疊木等物，也多引自清代以來的傷科書籍。[99]大部分談論中醫傷科、骨科的知識，更重視家傳，而較少談論醫書的書寫問題。正如一九四八年福州的中醫報刊《醫鐸》有一特別的觀察，作者認為在中國社會中傷科與國術密切相關，其言：「大凡精於此道者，非有家傳，則必從師，而皆先由國術入手。」學得國術技藝後，老師方肯傳授傷骨科醫術；在沒有解剖學、X光技術輔助的時代裡，從事中醫骨傷科的人要「膽力足、手力大、指力到，心目一時並用」、「正骨移骱，方能得心應手。」[100]故施術者須練習手勁與氣力，也要實際操作練習，其偏重實作而忽略著書之特色，不下於外科。故單就傷、骨科而言，醫書刊刻狀況較外科更為稀少，原因在此。

當時中醫認為，總結歷代外科醫籍的數量或內涵都相當貧乏，無法與西醫重視外科學的現狀相比。[101]倒是民國時期，管季耀的《傷科學講義》、董志仁的《國醫軍陣傷科學概要》和蔡陸仙的《傷科急救病問答》，受西方醫學影響，多少提及救護、急救、消毒、創傷等新知識，開啟了中醫在現代急救術領域的想法，並延續到後來，成為中西醫結合處理急性骨折損傷之技術，是現代中醫外科發展上的顯著轉型。[102]而董志仁的《國醫軍陣傷科學概要》尤其重要，乃民國以來第一本系統性探討傳統醫學與戰爭傷害的書籍，並作為中醫救護班的教材；教授者則多為懂中醫的西醫，[103]特色內容為：槍彈片傷、各種麻藥之應用、中藥消毒、殺菌之藥理、用中藥取槍彈之誤謬等，全書以中藥為主但不誇大療效。[104]在抗戰前後，各地多有中醫救護隊或訓練班之籌組，例如神州國醫學會開辦救護訓練班，籌設具有移動能力的小隊深入鄉村，辦理民眾救護和傷兵治療的工作，[105]開啟現代急救、戰傷進入中醫學的之可能。江蘇省政府在一九三六年制定「外科中醫訓練大綱」，訓練全省中醫接受科學知識，成為現代化的中醫外科醫師，其中即教導消毒法、急救法及繃帶術、解剖學、微生物學和軍事訓練，為期四個月，[106]皆為傳統中醫接觸現代西方外、傷科學知識的契機。

同時，另一項類似的轉型趨勢，也在逐漸醞釀發酵中。自晚清以來，有不少以「中西」為名的外、傷科著作，舉其要者有：《割症全書》（一八九〇）（圖5-1）、《中西割症大全炎症腫毒》（一九〇七）、[107]《中西合纂外科大全》、《中西外科學講義》、《中西外科大全》、《中西花柳病學講義》、《中西皮膚病學講義》、《傷科中西獨步》等專著，雖然這類醫書刊刻不算多，而且有些書在民國時甚至沒有刻本，但這種注意西方技術的趨勢在近代以降是愈來愈顯著

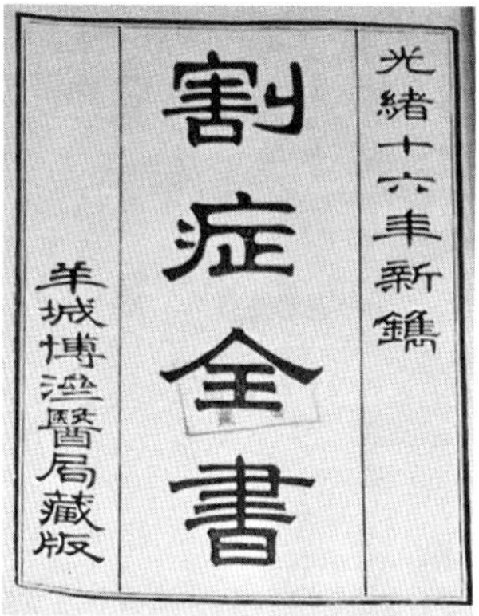

圖 5-1　1890 年西醫嘉約翰中譯的外科醫書《割症全書》

的。[108]例如《中西合纂外科大全》，書內除中醫理論外，還介紹了「西醫學說」和「外國醫方」，著重實用。[109]胡安邦則在《中西外科大全》疏理了中醫的治法外，民國刻本達五版，書內有時列入「附西法治療」，例如針對「乳岩」，該書就列出了一些外敷藥和外用的洗滌法。[110]

還有一些醫籍雖未冠「中西」之名，但其實有不少內容都是探討西醫的技術，例如余雲岫（一八七九－一九五四）的《外科療法》、余無言（一九〇〇－一九六三）的《實用混合外科學總論》可為代表。季愛人則曾於吳縣創立中國外科醫院，擔任院長，[111]一九三七年時他編撰《中國外科醫學教科書》，有介紹內服藥、手術、消毒法，當時有不少醫界之人為其作序。[112]在一九三〇年代中期，不少談中醫外、傷科的學者還注意到西醫救護學與中醫傷科之關係，[113]前章所述戰時沈伯超編輯的《醫藥進步》一書，裡面即有不少關於中醫涉入戰爭與外科、傷科的實際理論和方藥闡說。[114]此外，民國時誕生不少「講義」類醫書，他們多由中醫院校自行刊印，顯見這類醫書大多為了教學需要而誕生，欲書寫並界定一學科大概之輪廓，總體可見統整性大於創造性，[115]多是輾轉抄錄前代著作，[116]而由明清外、傷科醫書刊刻之盛行情況來看，其內容應該不脫離這些範圍。

一九三六年，上海《現代中醫》曾介紹當時要研讀外科的基本醫書，包括《外科正宗》、《外科準繩》、《外科理例》、《醫宗金鑑（外科）》、《外科心法》、《外科精要》、《外科樞要》等書，大多是明清以來的著作，當代著作可入當代醫者之眼的並不多。[117]當時將中醫外科作為一種學術研究的人太少，被認為是失去社會人士信任的重要原因。[118]中醫余無言則是回顧了中西醫外科的歷史，同時列舉了一些重要著作，自宋代陳自明（約一一九〇－一二七二）的《外科精要》後，隨後有朱震亨（一二八一－一三五八）的《外科精要發揮》、齊德之《外科精義》、薛己（一四八七－一五五九）的《外科樞要》、陳實功（一五五五－一六三六）的《外科正宗》、汪機（一四六三－一五三九）的《外科理例》、薛己的《外科發揮》、吳謙（一六八九－一七四八）的《外科心法》、龔居中的《外科百效全書》、顧士澄的《瘍醫大全》、王維德的《外科全生集》等書，他認為幾乎已完備整個外科學說，從中大體可以看出民國醫者認定的「重要醫書」有哪些類別。[119]

當時外、傷科醫書刊刻版次較少的因素，還需考慮更多其他面向。這類刊本很多都僅止於一版甚至只存抄本，這與內科熱病類醫書的狀況對比，在數量上不但少了許多，也較少所謂當代的中醫大家著書立說；甚至可以說，並沒有一些知名的中醫外科領導醫者乃至學術團體，出來引領外科學術發展。若干指出外科可以加以改進的中醫，有不少是具有家傳或西醫背景的人士，[120]這一點就和內科醫書大不相同。還必須留意，《總目》顯示的一些「抄本」在原統計內也未詳加考證、標記出何時所抄，難以斷定必定是民國時期的抄本；《總目》僅統計圖書館或檔案圖書機構的醫書，大量流失在民間的醫書並無統計。故可以合理推測，民國外、傷科醫書抄本存世的狀況，絕對超過《總目》所統計。還有一些未在《總目》內刊載的地方性醫書，例如福建醫者鄭明泰，溫敬修等人編校的《傷科秘本》，未知有無刻本，也在民國報刊上刊出部分內容，[121]但這種情況比較少見，大多失傳的即為抄本或稿本醫書，它們可能只藏於私人之手，極少流通，對總體學術發展的影響較小。

綜合前段所論，外、傷科醫書的重要特質，以文獻為傳遞知識的重要性不及內科；稿本，甚至是零散、未刊的抄本眾多，皆顯示方藥、技術秘傳之特質，只能在固定的師承系統或人際網絡內傳抄，無法廣泛公開，也符合前一節所論外、傷科醫書之特色。而且許多技術與手法（術）必須以「師帶徒」的方式實際操作，無法單純透過閱讀醫書而自學成家。故僅由刊刻來看，其數量和版次都較內科醫書遜色。而未經統計的大量外、傷科的方藥，還存在於民國時期的方書、成藥書的知識系統內，這個部分是正規刻本內顯示不出來的。

流失在民間的各種外、傷科方劑在當時可謂「法至繁夥，人各有法，書各有方。」中醫界至少在抗戰爆發前，還無法統整出有效且穩當的方劑。[122]而這些抄本背後所呈現的意義，大體即當時外、傷科發展的困境，正如《醫鐸》上所言：

所傳授者，又多目不識丁，因其家傳或師傳，單憑口授，久而久之，有時忘記，而治療手術，已被遺失一部分矣。至於能通文墨者，雖屬不少，但既通文墨，又不肯專門業此，每欲兼醫其他什症，且把傷科正骨，認為副業，未能專心研究。因是之故，高明之士不屑為，庸碌者又難知其奧妙。代代相因，而正骨傷科遂為吾國之祕科矣。一般由父傳子、子傳孫，希望緜緜不絕者，假使其子若孫，或有不重此業者，棄之不學，則幾本手抄，束之高閣，以供蛀蟲之蝕，尤其數見不鮮，循此以後恐我國傷科正骨一門。必將無形消滅也。[123]

大概時人之討論，皆以外、傷科需擺脫秘傳、家傳之特質，[124]故進行規範化教學和整理藥方，乃學術發展的當務之急。至一九三〇年代中期，因應即將而來的戰爭，[125]中央國醫館第四四〇九號訓令內還有一令人矚目的決議：「查國醫傷科向少專書，亟應廣為蒐羅以憑研究，嗣後各分館對於傷科方案及書籍，無論抄本、印本，務須盡量搜集，隨時呈送到館藉備審查而廣流布至各地。

如有傷科人才，亦應查明報館存記。」[126]顯示整理醫書、發掘人才之重要性。而那些在醫書中的方劑和藥物療效，更需要整理，故上海市國醫分館館長沈仲芳（一八七八－一九五三）曾在一九三六年指出：「本館審查確有實效者，分別發給證書以茲鼓勵外，該分館以後如有簡單秘方或得諸鄉老口授或訪自醫家秘傳，若其功效準確，藥品普通且又為合理的民間單方，儘可隨時呈送分館以便編輯成冊，廣為流布，使散失良方，一轉移間而成為醫林鴻寶。」[127]可見到抗戰爆發前夕，政府才著手民間藥物之整理。民間的手抄本醫書，往往可以呈現印刷本醫書所沒有的內容，甚至有些「非常規」的治療技術與內容，其實就這些外、傷科醫書刊印的狀況來說，沒有經過統計的顯然更多，更前後呼應了當時的「整理」學術與方藥之訴求。[128]醫書之刊行輔以前述期刊文字一起對照，更可窺知當時中醫外、傷學科發展之實況與困境。

## 四、西方外科學映照下的知識轉型

本章重點，一是文獻、二為轉型。面臨無法大規模蒐集、分析民國時期手抄本醫書的研究難點，以結合文獻和期刊資料來分析知識轉型，是較能兼顧各個面向的研究方法；並且，中醫外、傷科發展長期處於一種封閉、秘守之狀態，不利知識轉型和創新，非待西醫傳入後，展開各種中西醫外科之對照，才可能激發中醫尋找可能的改善方針。中西對照之起始，可能是多方面的，但各地差異頗大，筆者僅就比較突出的言論加以分析，便於讀者掌握當時有哪些方面的知識轉型。

首先，現代中醫的教育內涵，當然是一個很重要的傳遞新知管道。但中醫科目之選擇與教科書編纂之困難，頗讓中醫界感到棘手。上海中醫徐相任（一八八一－一九五九）曾於一九二八到一九二九年編輯〈中華國醫各種統系表〉、[129]〈中華國醫科目暨各科系統表草案〉，[130]當時竟無「外科」之名，所謂的瘡瘍、折傷等名稱，也不在基礎科目中。一九二八年，全國各地教育界人士齊集上海，研討中醫教材編纂方向，隔年全國醫藥團體聯合會於上海開設教材編輯委員會，初步擬定中醫教育的課程架構。至一九三〇年編成〈中醫學校課程擬表〉，表內無論是四年制還是六年制，前二年或預科教學都已是西醫學的內容，包括解剖、生理、病理、細菌、衛生、化學等科目，[131]顯見西醫知識的滲透，而且已開始著重外科知識，甚至曾一度思考安排學習西醫之開刀、整骨、注射等相關手術課程。[132]

一九三一年，陸淵雷（一八九四－一九五五）指出，中醫沒有病原、細菌之課程，遇傳染病不知必要之處置法，外科醫者所用之刀，多不懂消毒、又不知告誡病家，所以應該讓老中醫有補習的機會，並指新式細菌學與消毒概念對中醫外科的重要性。[133]又，一九一九至一九三七年間創設並運作的「山西中醫改進研究會」，是近代第一個官辦的中醫社團。該會初創時，負責教導解剖生理的教員薄桂堂就是一位西醫，當時擔任軍醫；而教導「外科大意」的郝光祖同是西醫。一九三二年頒布之〈本會改進中醫辦法〉，即言：「中醫治療疾病，絕少急救工作」，故呼籲運用灌腸器、取尿器、洗胃器等器械，至於遇急症痛苦難忍，則可注射止痛劑，遇到危急時，則可注射興奮劑，其他如冰敷、熱敷、太陽燈等理療法，也應加以學習。[134]同年於《醫學雜誌》上發表之〈本會改進中醫方案〉，在〈外科與皮膚科〉條下也有研究與改進兩條：「研究事項：搜集中醫應用有效之驗方，及開口取膿之手術，加以科學說明。改進事項：參合西醫消毒滅菌之方法。」[135]可見中醫在山西之發展，已開展許多學習西醫的課程。

中西對照下的知識轉型也可能發生在醫院。中醫虞尚仁當時執業於杭州祥林傷外科醫院，他本有骨傷科家學，並於上海中國醫學院畢業，他在論文〈中國正骨學之片段〉內，對比了中西醫骨科的技術與優劣，除介紹各種器具與手法外，他認為西醫治療骨折沒有好的藥物，中醫有內服藥、外敷藥和麻醉劑；他運用西方神經理論來談中藥止痛的藥理，並論述內服中藥可以補養身體、幫助復元與避免細菌感染，這些都是西醫所沒有的優勢。他充分運用西醫的消炎、病毒、感染、營養等新名詞來解釋中藥，還融通西藥製藥法之技巧，用凡士林當介質以創新外科敷藥，例如他的家傳方「清涼軟膏」，用川柏粉、瓦楞子、芙蓉葉、大黃、黃連等藥，混入凡士林內調勻，即可發揮「涼血、退炎、止痛、消腫、防腐」等功能。他認為西醫面對關節發炎，多只有止痛、切割之技巧，沒有正骨的手法，優勢不及中醫，中醫界應好好重視、開發這些傳統知識。[136]

而正如前述，外科藥物秘傳、秘方甚多，許多有其用處，但總說不出服人的道理，這部分今後須依靠科學研究，必須知其所以然。上海中醫葉勁秋就指出要改進中醫外科之病理學，他說：「瘡瘍的成因，在中醫外科醫籍，莫不曰毒氣閉塞經路，血氣壅滯」，或外傷六氣、內傷七情等等。但細菌學昌明後，方知「瘡瘍之成膿，莫不由於化膿菌之作祟。」他認為中醫雖不識細菌與消毒，但或許不少外科用藥都有殺菌之效。此外，他又以空氣中布滿毒菌，癰疽卻不是人人皆患，來說明「細菌」非致病的單一因素，[137]此推測與民初中醫對細菌論的看法一致，融通了西方細菌理論，卻仍保留傳統中醫病理學的解釋。[138]故仍有中醫沿用舊說，認為外傷避「風」最為重要，以免產生破傷風變症。[139]

談知識轉型殊為不易，中醫學術整理的呼籲與風潮其實是從一九三〇年代才緩步開始，要組織各省訂立標準、整理外科方藥，談何容易？有家傳外科背景的張丹樵指出，市面都說中醫長於內科，似乎整理學術宜從比較弱的外科開始著手，可惜當時的整理思潮不是以整理外科為優先。他認為，外科是中醫最早的學理雛形，更早於《內經》核心理論之解剖和針灸學；但他同時強調，內、外科是以部位分，中醫的外科也需重視內科，精細度不輸西醫，輸的是手術精良。當時一般軍醫特重外科需求，對照之下，他呼籲中醫一定要改進，要重視「軀體內的外科」，發展胸腔、腹腔等軀體內部之手術。此外，中醫外科藥物不夠方便，無法因應軍事上的需求，也是一重點。但他未指出怎麼學習手術，[140]事實上學理之學習易，但要進到手術實作，則有相當的難度。[141]

軍事上的需求顯然是中醫外科另一個可能發生知識轉型的場域。前述同時擔任過軍醫和中醫的路登雲認為，[142]傳統醫書要能用西方理論來說明、印證，則更能使人明白。[143]路氏在當軍醫時，曾有一位齊魯大學畢業的西醫上官啟謨對他說：一般人都說中醫長於內科，但他親眼所見中醫技術精良。緣於某年部隊在臨汝剿匪，一團長被子彈打傷小腿脛骨，延請中醫救治，「以藥粉塗布於創口，越數十分鐘，其子彈竟然露出，以箝箝取之，毫無痛苦，再敷藥少許，即生長肌肉，完全平復。」當時該位中醫解釋，無論子彈卡在何處，敷藥後必從瘡口而出，若子彈卡深一點，不過延長時間而已。後來軍隊給這位中醫委任狀，他卻不受而別。另一則醫療案例是發生於直奉戰爭時，有一位營長被槍傷臀部，筋骨已斷，西醫認為要截肢，其長官認為如此將使人致殘，所以請一位年約五十歲的中醫來診治，一般人都認為不可能有什麼好效果，但該位中醫以散劑少許撒於傷口，再用綳帶纏好，諭令患者不可亂動；一週後中醫來到西醫院為其複診，患者傷口已痊癒，而且關節伸縮自如，讓在場人士為之訝異。當場西醫認為，中醫傷科何嘗不精？不用手術竟然能治癒病患。[144]但中醫的問題就在於秘密不傳，導致良方良法湮沒不彰，應該要好好將過去的秘方加以研究。可惜在相關文本中，未能找到更多記載。但已見秘方之公開研究與軍事醫療問題，是當時言論的兩大重心。[145]

日軍侵華之氛圍與隨之而來的抗戰，確實讓中醫做了不少改變。例如戰爭開始後，重慶市國醫學術研究會（國學會）加緊研究國防醫藥，當時即呼籲以科學整理國醫藥，並致力於外科知識整理。[146]例如前述重慶中醫發起的「陪都國醫外科講習所」，編寫與教授生理、衛生、細菌、繃帶、急救、外科病理教材，促進中醫外科之現代化。[147]而且戰時研究傷科必須注意人體生理學，才能正確施救，例如重視消毒，熟悉傷口髒污之調理，傷口才容易癒合；而瞭解動脈、血液循環之生理，才能有效止血，[148]繆俊德還呼籲中醫要學習輸血技術，算是特例。[149]在戰爭時，先進的軍醫與西醫的相關外科治療或急救法，會在報刊上刊出。這種知識是擴張、廣泛傳播的，與舊有秘傳的知識傳承模式相較，有很大的差距。[150]戰時介紹、分析國醫急救創傷方藥的文章增多，補足了外、傷科醫書少於內科方書，以及民間藥方湮沒的缺失。[151]戰時大後方的中醫外科講習課程，甚至融入西方注射和手術技術，例如重慶的國醫外科講習所，就將相關的技術融入至講義當中，這些都在前幾章可以窺見。[152]可以說中醫的外科知識轉型，因為戰爭而變得可能與更加迅速；並且在戰後，包括呼籲中醫在外科消毒洗滌時運用西藥、開發與蒐集古代驗方等，已成為外科改革上的重要事項。[153]

在相關理論的匯通上，也有不少開展，最常見的就是以西醫的生理、病理學來解釋中醫外、傷科的知識。一位中醫學生沙杜援自稱有數代家傳，並於傷科學有新研究，在報刊上發表其畢業論文。他在文中談到止血之「血管收縮法」，指出用收斂止血散或豬油調成之軟膏敷在傷口上，再用經「明礬」浸過的棉花蓋上；明礬在古代中醫外科方劑中就普遍被運用，可以促進傷處癒合，並能消毒殺菌，防止傷口感染，最後再外用西式紗布包紮，此即採用中西匯通之法。另外，雖不談西式「輸液」，但強調內服四君子湯、八珍湯、人參養榮湯來大補失去的氣血，則為中醫之法。甚至文中闡釋如高舉、壓迫等法，皆為西醫之技術。比較特別的就是「縫合法」，他指出：

> 用長約二寸之縫針一隻、縫線一條（即細絲線或應用藥房中所售之羊腸線、蠶腸線等均可）寄于縫針之一端，將針由出血處之一邊穿過，再由彼邊透出，縫合之。待其傷口之兩緣，自行接合後，方可以縫線割除之。此法今人或以為從西醫處得來，殊不知中醫傷科學中，早已有之。[154]

其言用線縫合之法，非出於西醫，傳統中醫傷科學即有，又言：「其所以不能普及者，蓋因擅此術者，大都尚武不文，但能臨床應用，未能盡其闡發故也。」所以作者也著力介紹縫合傷口之技術，包括手術之器具與傷口必須充分消毒，以防細菌從中腐化，還要注意傷口內有無異物等等，顯然都是受到西醫的影響。至於沙氏談傷科中的「正骨」手法，則幾乎為傳統中醫學的內容。[155]

上述言論僅是其論文內容，若輔助從其他刊物來看，大量對中西外科理論的匯通，多發生於抗戰爆發之後。在生理學方面，曾與四川中醫群體共同開設「宏濟醫院」的李文彬，運用神經、血管的概念來解釋人外傷之後的疼痛、發燒狀態，以淋巴系統運行不暢通來解釋腫脹；他認為淋巴系統就是三焦，而運用受傷後身體「太陽衛外之氣虛弱」，無法對抗外界風寒，來解釋發燒、感染等病理狀態，設法匯通中西醫理論。[156]還有中醫期刊會介紹西醫談發炎症狀與在外科中的分類與症狀，例如腫脹、發熱、化膿等外科常見之症狀和原因。[157]章次公（一九〇三－一九五九）也輯錄丁甘仁（一八六六－一九二六）的外科方「大紅膏」於報刊上，並用西醫的話語來解釋：具有「殺菌消毒」之力。[158]很有意思的是，丁與章皆以內科治療知名於世，但他們也有一些不為人知的外科藥方，戰時也逐漸透過期刊來公開處方。路登雲則以中藥「仙方活命飲」可治療局部血管充血、降低體溫，有消炎、鎮痛作用；陽和湯或陽和丸，則主治血管鬱血，能興奮神經使血液循環加速，[159]此皆以西方藥理來解釋中藥的實際用途。

在外科病名方面，中醫也努力釐清自身病名的定義，嘗試溝通中西。綜合期刊之相關言論，例如傳統的「疽」，就重新定義為「皮下蜂巢織炎」，被認為是「皮下肌膜等組織發生急性炎症，為葡萄狀球菌與連鎖球菌侵入皮膚導致。」[160]這種病名對照在民國時期大量發生。又如談古代的「流注」，即為西醫所謂「寒性膿瘍」；附骨疽則為「古膿瘍」；火丹即為「紅斑性丹毒」；肉瘤即為「肉腫」、「纖維肉腫」等等。梁溪醫隱（筆名）解釋「流注」時說到：「蓋化膿菌能自一病灶，生轉移膿瘍於全身，葡萄球狀菌所引起者多為限局性膿瘍，連鎖狀球菌，則起關節漿液化膿，或為蜂巢織炎，而兩者混合傳染者，亦復不少。」[161]而此又與「傳染」概念的運用有關。撰寫《瘍科綱要》的張山雷（一八七三－一九三四）也談到：「濕癢、惡瘡，稠黏毒水，尤易四竄，且必傳染及人，為害尤厲。」[162]是指腐爛的血水和膿汁會傳染他處。外科的「傳染」觀，指的是毒氣在皮膚或侵入骨髓經絡，導致潰爛化膿，需透過外敷加內服藥治療。[163]江蘇著名中醫陳伯濤指出，中醫的外科「病名亦多半隨口道來，殊無一定之規矩準繩可循。」他傾向要先以西醫的描述來定義中醫病名。例如「膿瘍」就是化膿發生於局部組織內「蓄積膿汁之空洞」。依此類推各種病名的新義；他還用西醫的生理學來解釋「膿」的生成與外科常見的組織液、滲出物與血液、血球之間的關係。[164]葉勁秋指出，中醫外科的定名大概分來勢凶猛的「陽症」和比較和緩、不甚腫痛之「陰症」；對外科病名而言，無一定的標準界說可供遵守，極不科學，應率先體察症狀與外觀來判斷病情和治療策略較為重要，但要「病名統一」則有難處。[165]值得注意的是，正如前面已經指出的，這些言論的發表者，包括李汝鵬、張山雷、陳伯濤等人，其實都算廣義的內科醫者；但他們也都對外科方藥提出新的解釋。這個現象解釋了，藏於民間眾多之外科醫，縱有能力，也無法在期刊上發表文字。能夠接受新知、轉化後用文字書寫、詮釋的，仍是上層醫者，而且多是內科醫者。

理論之匯通言論大致如上，但實際的技術操作情況呢？仍可從中西對比中看出一些技術與知識的融會。當時有若干西醫認為中醫的手術頗有可取之處，[166]以西醫觀點來審思中醫，可能更為客觀。西醫丁濟華自述他在山東大同醫院任職，曾在一九一九年七月去探視一位傅姓病人，是標準外、傷科的案例。起因是病患從牛車上跳下，導致小腿兩根骨頭開放性骨折、骨頭穿孔而出，骨腫流血疼痛。患者家屬第一需求其實是「止痛」，所以丁為其注射兩次痲藥，原本丁要為其進行手術，但家屬卻希望別人來接骨。隨後，有一徐姓中醫受邀來接骨，據聞該醫技術已家傳三代，年約五十餘歲，外觀「粗野不文、似農夫，世守勿替，毫無進步可言。」可見丁濟華第一眼對這類鄉間外、傷科醫者是充滿歧見的。但丁氏觀察所得，這位貌不起眼的徐醫先用「玉真散」外敷止血，再用「棉花灰」，原因是中醫認為色黑能止血，用西醫之說則是炭能吸收毒素。這種接骨手術，丁氏見過幾次，皆驚訝於中醫的整復、包紮速度迅速。但是，中醫手術問題也不少，就他所見：(1)完全沒有用止痛藥，徒令患者放聲喊痛；(2)沒有潔淨傷口，以致發炎染菌生膿。丁氏認為應該先清潔傷口，再用滅菌藥布、藥棉止痛、消毒，才是正確做法。歷經八天後，徐醫又來，病患接合部位已變形，於是又再接一次，此時傷口已生蛆、流膿汁，三週後，再用同樣的方式接一次，前後達五十天了，骨頭雖接好，但出膿未癒。後來患者家屬又請丁去診療，丁先取出患部的腐骨，再用消毒棉條綁敷，十天後患者慢慢長出新肉。丁氏最後總評：中醫手術技術雖佳，但不明防腐消毒法，故費時費工，呼籲中醫應取法西醫之長處，而西醫也不應該存中西界域，應採納中醫長處。[167]

這就引發一個值得探討的問題，明明中醫有這麼多缺點，但為什麼丁氏也覺得西醫可採中醫之長處？源於一九一四年有一病患被子彈打傷而折斷骨頭，超過四十天流膿不癒，丁氏用西法治療卻始終無法將斷骨接好。在不得已的情況下，丁氏嘗試用中醫技術，結果骨頭竟然接好了，他在刊物上公開這個藥方，他說曾看過中醫使用過三次，可見丁氏一直有關注中醫的技術。其法為運用自然銅、五加皮、活公雞上、下肢等藥，整復好斷骨後加以外敷即可。[168]這些接骨手術在當時並不是每位中醫都會，都是特定具有家傳的中醫才會運用，故當時的言論幾乎都指向：公開技術和藥方，對中醫外、傷科的知識進步是相當重要的。同樣如路登雲撰文顯示，骨傷接骨之方劑原無什麼訣竅，其實大家手裡有的所謂「秘方」都差不多，有時僅差一、二味藥，但那一、二味藥並非關鍵。鄉野目不識丁之人，每每視自己的秘方為奇貨，甚至傳子不傳女，[169]若不能有效的公開，中醫外、傷科不會進步，也無法朝創新之處轉型。特別在抗戰爆發後，路氏就說中醫接骨法能減少軍人之殘廢，但大部分的方子未經實驗，很難評估，是當時最大困境。[170]

映照西醫的技術，可以發現從檢討到轉型的言論軌跡。著名中西醫匯通骨傷治療者顧渭臣在《北京醫藥月刊》上指出，[171]西醫挾科學而日益進步，中醫則墨守成規。顧認為，西醫的長處在於器械清潔、技術完備（如注射之功用）、論述骨頭的數量和名稱、部位描述精準、看護周詳。[172]而中醫未必沒有神奇的「手術」，但多藏於私家之手，即使經過近人研究，也只知其然而不知其所以然，難以言喻。所以今後應該中西合璧，籌設中西骨科醫院，不要使中醫技術失傳。[173]一九三〇年代開始，有更多的中醫手術在報刊上被加以介紹，例如已有中醫在期刊上公開介紹補救兔唇的手術，文中有運用手術、中藥麻藥和刀具的介紹，例如小快刀、針、白絲線等工具，[174]但文字敘述終究還是需要實作的場域，例如醫院、戰場，才有可能出現變革。而在期刊上呼籲與討論的同時，曾任《國醫砥柱》撰述主任的王鐵錚認為，戰時所見中醫外科如趙炳南、哈銳川、房少橋等北京中醫，在用藥、包紮和手術方面都已經科學化，顯見中醫外科已逐漸進步。[175]

在中西藥品運用的部分，張山雷在《瘍科綱要》內曾介紹西藥「架波匿酸洗法」，張先介紹該藥的製法：言該藥日本名「碳酸」，運用時要先調製，其作用為「洗腐瘍，能令惡腐淨盡，不傷好肉，不做大痛。必以脫脂棉紗，輕輕洗滌，挹乾膿水，再點油膏。」[176]若有一些外症如下疳、陽瘡、乳瘍、乳癖、臍瘡、痔瘡、莖疳、陰囊諸症，張氏則介紹西藥「硼酸洗法」，主要用在

「解毒防腐」，若是喉舌腐爛、牙疳、口瘡，可用此藥漱口。張氏所舉的皆為外用類消毒藥，他認為：「外瘍既潰，膿水浸淫，必以洗滌潔淨為第一要義，庶幾毒菌不留，方能生新收口，否則惡腐不除，必多滋蔓。」指出了外科外用藥消毒之重要性。張也比較了中西外洗藥的優劣，[177]受西方醫學影響，消毒與防腐成為中醫外科中新的重點。[178]開封國藥改進社理事長王合三則綜合中西醫藥，提出自己的看法並公開發表，包括外洗藥方：石碳酸、雙氧水，即為西醫外用消毒藥；麻醉藥類則有可卡因（Cocaine）或伊打綠（ethylene，即乙烯），也是西藥。至於接骨的外敷藥則全數運用中藥。[179]而繆俊德則言，他曾以西藥 Novargol（當時翻譯成「拿佛哥」，是一種體內消毒殺菌的注射劑）注射來治療「急性化膿性骨衣炎」，[180]即中醫的附骨疽，取得很好的效果；同時，他再用中藥治療同樣疾病，一樣可治癒；他的評估是：「惟用西藥時，當顧慮其有無心臟病，且反應症亦太甚，反不若中藥之穩當而且效也。」[181]即中藥還是有不錯的效果，而且中藥副作用較小，當時就如此認定。

在改良中藥劑型方面，焦拯民分析了中醫外科用藥之所以可以殺菌、消炎之道理，並指出可以用凡士林、甘油製成軟膏來改良中藥劑型，更重要的是他指出在中醫外科藥膏中若加入西藥磺胺類製劑，則效果可以高上數倍。[182]曾任湖南醫專教師，後來擔任《吉祥醫藥》社長的謝彬指出，[183]古代藥物的熬煉舊法已不符現代需求，用麻油熬製不易滲透皮膚深處，還容易引起患部潰瘍，而且粘性太大不好撕脫，常引發患者厭惡。改良的策略是用國產凡士林做成軟膏，用消毒殺菌藥水或薄荷、冬青油調和，貼於患處，發揮消炎殺菌之功效，又能深入患部，[184]這些製藥法皆有別於「古法」。當時還有不少改良方劑，不論是作為販賣還是提出改進藥品療效之想法，都可在報刊中找到相關論述。例如佛慈藥廠出品的「拔毒膏」，說明是改良古方而來，「屢經臨床實驗，較舊式之諸膏藥，有殊勝之效力。」一些藥廠也會製造中醫外科的成藥，藉融入新話語來行銷。[185]至於麻藥，路登雲自述見過不少西醫麻藥，但中藥都無法合成；不過，《醫宗金鑑》內即有「整骨麻醉藥」，路氏分析胡茄子（蔓陀羅花）、生川烏、生草烏、鬧羊花的藥理，並舉例還有冰片、洋金花、茉莉花根等藥材，他認為若內服相當之量，可能可以讓全身麻醉。路認為中醫方法應有盡有，可惜中醫界的人不研究文獻和技術，致使良藥湮沒不彰。[186]其實當時醫者已注意到，許多家傳方、抄本內都藏有大量流失在民間的技術與藥方，需要被公開，甚至出版。[187]路還介紹簡易的西醫外科藥品調配法，例如「吳茱萸酒」可以消炎，能當成碘酒的代用品。他認為，西醫外科用藥配伍手續簡便、便宜但功效大，是西醫能凌駕於中醫之上的原因。[188]而大體在藥物對比和使用上，中醫並不排斥西醫外科用藥，並且呼籲公開研究中、西外科藥物，抱持較為開放的態度。

## 五、「內科化」下的中醫外科轉型極限

中醫內科化的趨勢，自中國近世以來不斷增強。[189]據前文已知，這個趨勢一直到十九世紀末以來依舊如此。本章所談的知識轉型，就筆者當初之想法，是認為中醫能往身體內部探索，尋求類似古代手術之類的可能，這並非天馬行空式的想像。最初中央國醫館開始用科學方法整理國醫藥時，負責國醫外科改革的張丹樵，即認為要將秘而未宣的外科治療並向世界公布。他認為，中醫的內、外科不能以軀體內、外來分，因為中醫的外科也必須瞭解內科的治療醫理，才能克竟全功，相對於西醫外科，以病屬外症、專用手術者大不相同。不少中醫認為，中醫外科中有內科之法，不會輸給西醫，但器械完備與應用上皆不及西醫簡便，重點是要能採用西醫外科的長處。特別是面對軍醫只有西醫外科的現況，在國家內憂外患不斷進逼的壓力下，中醫界應該迅速整理舊學術，採用西醫新技術。比較重要的整理方向就如張氏指出：「疾病若發生於軀腔以內，須行手術治療者，即須列入外科範圍。」並採用西醫的解剖學，明確指出中醫外科應發展治療軀體內部病灶之手術。[190]可惜的是，儘管本章已分析了不少中醫轉型的方向，但在一九四九年前，「軀腔以內手術」之設想終究沒有成真。以下即舉史料來說明中醫外科轉型之極限，作為本章結尾。

一位福建中醫黃爾昌在廈門國醫專門學校創辦的《國醫旬刊》上指出，雖然時人皆認定「西

醫長於外科、中醫長於內科」，但其實西醫的內科、中醫的外科亦各有長處。黃氏認為早先華佗「割皮解肌」、「湔洗腸胃」、「漱滌五臟」，但「徒以非萬全之法，是故另闢坦途」，乃捨外科而就內科。這不能單以「失傳」來看，而還有「進步」的層面在內。[191]就骨傷外科來看，近代前已發展較為完備的內科治法，「治跌打損傷，即骨折筋斷，甚且腸出腦流，氣絕欲死。服回生第一丹、嶗峒丸等，往往不費難力，迅速全治。此法，都市大邑、鄉野僻地，知之者眾，簡易神效，最足代表中醫外科之真價，深得民間信仰者也。」只可惜藥方與技術「秘不傳人，尚有一部分之接骱等手術，湮沒不彰，殊可惜也。中醫治傷，普及於世，大可減少刀圭之苦。保留人體之不殘廢。亟望有利之士，努力提倡。」[192]前面已經多次強調，外、傷科發展的整體問題多被認為與技術、藥方無法公開和整理有關，而非發展新手術。

新手術在完備的內服藥物基礎上，並沒有發展的必要。一九三七年《國醫砥柱月刊》上刊載一則醫案，北平一位徐雨蕙的兒子罹患左手腕骨結核病，蔓延多處流膿、生出瘻管。協和醫院的姜姓主任先用電光療法照射，並囑咐患者常曬日光；醫師說六、七個月後還是不行，就要進行切除手術。徐女護子心切，因緣際會找上中醫開方予其治療。一九三七年七月一日病患來信，為其治療的中醫張方輿將之轉載於刊物上：「小兒手疾自經遵囑服用陽和湯及小金丹，兩月以來，大見奇效，腫勢大消，瘡口及周圍皮膚，以前均呈紫黑色，近則瘡口變成紅色，皮膚亦恢復正常顏色，手掌手背，原有破口三處，近已有兩處長平。前經協和大夫診斷，謂治療順手，亦須二年工夫，今據家人來信，照現在病勢觀測，再有一兩月，即可望愈。」可見內服中藥來治療外科疾病，具有良好療效。中醫則覆信寫到：「西醫每疵中醫不知科學，負盛名之協和幾院，亦有時而束其手耶？」[193]張氏認為好好發展、創新中醫外科方藥，大有可為。此則醫案顯示，中醫沒有積極學習西醫手術的急迫性。

其實，古代中醫本無強分內、外科，以現代西醫的專業分科概念來分類中醫，原本就是近代以來醫者與知識分子的「創見」，有其特定時空條件。若以外、傷科中的內服藥物來思考，中醫經典理論之指導，明顯地是從內科觀點來出發的。路登雲認為，像是《金匱要略》應算是內科書，但內文所述如肺痿、肺癰、腸癰、馬刀、浸淫瘡等等，顯然都是外科疾病，東漢時已發展從內科來治療臟腑內的癰，而非採用手術治療。又如部分中醫歸於外科之大頭瘟，「多有失神譫語等腦炎症狀，類似腦膜炎，或續發性肺炎而死。」則又為重要的內科疾病，[194]可以說多數外科疾病都有相應的內科療法。許半龍（一八九八－一九三九）在《中國外科學大綱》內書寫各種「內癰」的治法，癰以膿腫、腐爛為主，不一定長在表皮，也可能發生在軀體內，[195]即知中醫外科治療實與內科互為依存，不需以手術侵入。此又與路登雲所指雷同，中醫外科幾乎依靠內科藥方作為主要治療手段，不同於西醫外科的概念；西醫用外科手術來治療內科（臟器內）病，顯然是內科必須依附於外科手術，與中醫正好相反。路認為，若能夠不靠手術處理總是好的，注重內科之技術相對較為保險。這些外科藥方其實都著重身體內部的病因，而不像西醫外科藥物，大部分只著重麻醉和止痛。[196]具有西醫背景的路氏，認為中醫內科藥物可因應外科疾病；或如上海醫者顧鳴盛所言，西醫的外科藥物較少，還算夠用，而中醫外科用藥則更具多樣性。[197]

至於一般中醫，更是認為許多應該進行手術治療的疾病，可透過中醫內科法治癒，可盡量不動用到外科手術，以減少不必要的風險和後遺症。這些言論大致有：西醫對內臟的腫瘍或潰瘍的療效，未必能勝過中醫。例如中醫治療腸癰（盲腸炎），就有大黃牡丹湯、薏苡附子敗醬散等方劑，不需開刀治療；作者還分析此二藥方的消炎、收斂效果，並分析其化學藥理，用科學道理來解釋療效。[198]又如體內之癌症，當時中醫沈宗吳指出：「癌腫內瘍之來求診者，果有無法以手術應付之憾。」[199]手術絕非萬能；沈伯超也指出：婦女罹患乳癰多因乳房血管鬱結或堵塞，用外科切除之法，只會導致瘀血更嚴重，用中藥消導血管之鬱結，一旦血液循環正常，身體噬菌功能就會恢復，乳癰之膿就不會再生，有痊癒希望。[200]中藥外敷與內治，常提供患者切割之外的選擇，[201]總以不施行手術為前提。而且以手術對付乳癌，繆俊德指出：「西醫治此，施以乳腺切除術，將有病的線體，盡行切除，吾曾見一病者，施術之後，癌症雖愈，而手膊動作，不得自由，難以上舉。雖形體未傷，而其人亦等於廢人也矣。」[202]呼籲盡量在治療上不運用外科手術，還有痔瘡的例子，他再指出：「痔瘡西醫重在割治，為效不良，且極危險。有括約筋被割，肛門不能收縮者；有割後肛門縮小、糞不得出者。又肛門為輪走肌，其中藏有運動神經與迷走神經，割治不得法，可以引起腦病。中藥有神效枯痔散，定痛、消炎、化管、枯痔，毫無流弊。」[203]這些言論顯示，當時中醫認為外科的手術終究是一種危險的治療方式，是醫案內常見之表述。

在描述中醫外科特點時，由於有不少內服藥物可供選擇，故可降低手術危險。一位知名病患胡笠僧（一八九二－一九二五）將軍，左臂罹患「疔」，後來經過西醫手術後卻導致死亡，《現代國醫》藉由此例西醫剖割致死的訊息，評論中醫外科足以壓倒西醫外科之處，就是以較為安全的內服法來治療。[204]這還牽涉到，即便是中醫外科不涉及體腔內、只在體表的手術，運用針刀也必須有相當的技術，用得好可很快治癒各種癰疽，但用不好，傷到好肉，則膿更蓄積，稍有不慎，即容易殞命；必需要「經驗巨集富，閱歷廣充，巧在人為。」[205]因此，對於當時費力呼籲公開秘方、技術的中醫外、傷科而言，發展體表手術、改良消毒技術，才是改革重點，深入到體腔內的手術，則是脫離現實且無法推展的，尋找可用且有效之內服藥，才是可行之道。同理，張山雷也指出瘡瘍出血過多，相當危險，西醫必定「以動脈鉗，鉗定動脈，則血溢不多。」但中醫無法學習這種技術，急救時可用藥物來取代，例如運用紫金丹或金刃獨聖丹等藥，[206]其思考模式是以內服藥來處理西醫可能需要用手術處理的問題。簡言之，發展體腔內手術在當時的思考下是沒有必要的。

以上是純就中醫外科的情況來說，中醫內科化還必須觀察到一個重點，即內科本身就是中醫學最重要的主體，外科醫也必須熟讀內科醫書，正如本章引用的資料顯示，很多發表對中醫外科發展願景的醫者，其實都以內科或兒科行醫，用西方的專科別來審視中國醫學的知識體系，有時不太能完全相合。一般中醫也對中醫內、外科合體的狀況有信心。沈伯超指出，無論用何種手術，即使外部的傷口痊癒，身體內部的損傷還是需要內科來治療，所以即使用外科之眼光也不能只看到身體之外，[207]內科治療可以治癒外科疾病，當然也可以治癒體內的疾病。中醫繆俊德舉日人渡邊熙寫的《東洋和漢醫學實驗集》來說明中醫的改革方向，指出：

> 彼謂外科疾病，自西洋醫學視之，除就外科醫治，決無他法治療者。和漢醫學，能專用內服療治以治癒。如皮膚纖維腫之消除也、皮膚黃疸之解散也、筋腫之退治也，以及消解淋毒及梅毒性卵巢之硬結癒著，或乾酪變性等；他如盲腸炎、膽石病、乳腺炎等，均能不藉刀匕除去病原，而外痔、脫肛、痔核、痔瘻、打傷、骨疽等，均得以內服藥癒之。有大多數之外科病，漢醫都能以內服療法，完全治癒。此西洋醫學所夢想不到者也。氏於和漢醫學之特色，認為中醫治外科病，而血液消毒法、排血毒法（包括內外各

科病）、制止化膿法、消散硬結法，要而言之，治療之方針不同、藥品之種類有異，然往往能起沉痾，著奇效也。氏於我國醫學，貢獻殊多，而中土醫家反有坐此不明其所以然者，曷不快起而研究之？[208]

全文重點就是傳統醫學可用「內服藥」來治癒西醫認為應該要手術處理的疾病，因西藥沒有相應的治療藥物。許半龍認為，就外科學而言，中國「已脫離手術時代，而入於藥療」，反而有「進化」之感。他認為徵之古籍，並有個人之實際經驗，就是一種「實驗」，已可不用外部刀圭切治療來治療外科疾病。[209]甚至像是張贊臣指出，應避免用手術來解剖身體，而設法用各種外敷、內治的療法來使病機轉佳，才是「至上的策略」；不得已時，才配合手術，那是醫者最後的辦法。而且，中醫自然藥物非常豐富，是中醫外科的極大優點，張贊臣舉了許多外科的中草藥，認為皆可以和血清、胺磺類藥物對比；又如半邊蓮對抗蛇毒、土牛膝根消除喉蛾等等，對付各種外傷絲毫不遜色。因此，多數中醫都沒有談到要如何進一步發展手術。[210]中醫外科不論外部瘺疽瘡瘍，「內服湯藥，總為首要」，間用手術包括火針與艾灸，但後者較多痛苦，病患害怕，所以一般醫者也比較不採用。[211]即使是體表的癰疽，也還有所謂「隔皮取膿法」，病患有時害怕「開刀」或患處難以用刀切開，則運用藥物外敷，[212]依舊選擇避免用針刀對待體表的癰疽。如此可知，民初中醫外科轉型的方向甚多，但並無發展軀體內手術之可能，可視為是中醫內科化的延續，也顯示現代中醫外科改革的方向與局限。

## 六、小結

配合前幾章論述，再透過本章深入的探究，讀者更可從文獻和期刊知識中了解這個時代中醫外、傷科的大致發展趨勢。若僅從文獻來看，民國時期刊刻醫書之特點可說是獨重明清之書，這當然不讓人意外，因為當時高喊的「學術整理」、「整理國故」，主要是在理解與重整古代知識，而非創造更多知識。話雖如此，當時中醫外、傷科仍在短短不到四十年間的時間，產生許多與過往不同的發展。知識的轉型包括思想、語言文字之轉換，從病名到治療方式的科學化詮釋、公開藥方與治療技術，皆有別於傳統中醫外科之特性；特別就外、傷科喜歡秘傳的負面印象而

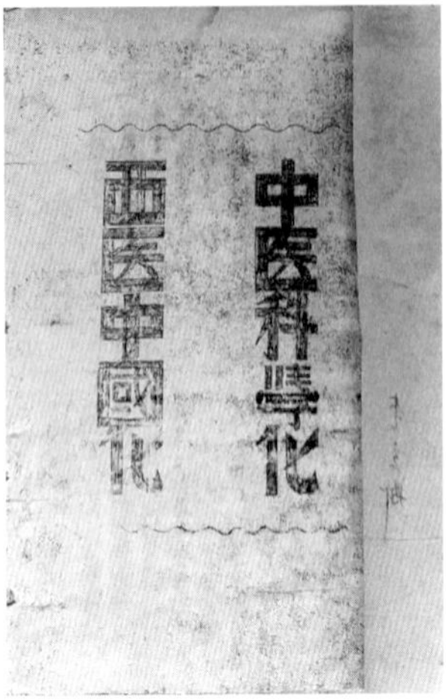


圖 5-2　1940 年代中共解放區所編印的土方匯編，裡面明卻喊出「中醫科學化，西醫中國化」的口號

言，公開藥方於報刊上討論，就是一種創新。而西醫之殺菌、消炎等術語，也融入中醫理論中。這些轉型，其實訴說的正是中醫外、傷科在面臨西醫體系挑戰時的困境、自省與改進臨床技術之各種策略。它提供的是一種曾經發生的可能，當時中醫用各種不同方式，因著各種不同的機緣，持續不斷探索既有的知識體系，並碰撞匯通，尋找中醫外、傷科學的新定位。

與中醫內科不同的是，中醫外科除了理論上受到西方醫學的影響外，例如細菌學就是一項無法迴避的新理論，無論內、外科都需要知曉。但外科需要實際操作的技術，幾乎都在醫院的手術室內發生，而不若內科帶藥物回家服用即可。在身體外的消毒、殺菌與身體內部的相當不同，中醫內科用細菌論來論述中藥殺菌的可能，或是用中藥來調解人體之氣，來達到抗菌的作用。但外科之消毒，民國中醫卻大量採用西藥的外洗法，包括使用硼酸、酒精等直接作用於體表外部的藥物，甚至清理傷口（清創），這一點與內科之發展就有所不同。其次，採用西醫的止血、綳帶、紗布、急救法，所需要的器具與技術，也非中醫內科所需熟稔，總牽涉醫者的實作，而非僅於理論上之交鋒。此外，在製劑方面，中醫外科似乎比內科更為靈活，大量的中西外用殺菌藥的混用、介質（凡士林）的使用以至於發明軟膏，都有採用西醫理論與製藥技術之軌跡，整體新的中醫外、傷科理論與實作，也不再只是魯迅曾抨擊的那樣：「不過學了一點皮毛，連消毒去腐的粗淺道理也不明白。」[213]

而筆者認為，從文獻上來看，因為當時中醫無法進行大規模的實驗與實習，所以針對醫籍或學說進行整理與公開藥方，是一條比較可行的道路。就整體言論來考究，討論外、傷科理論的醫者雖然較少，這點和內科大不相同；甚至有不少內科醫者加入外科發展之討論，從這點來看，談外科之轉型不可能與內科完全無關，更何況像是當時最盛行的細菌論，無論內外科，大概都必須給予正面回應。再說外科的知識轉型特性，也正因為沒有內科經典理論之牽絆，所以外、傷科在採取、接受西式消毒、綳帶法等技術之速度，反而比較快；且在外科上的中西醫論爭，也不那麼明顯。若舉雷祥麟的研究以「非驢非馬」來形容當時雜種醫的狀況來對比，中醫外科的變革，極少被中醫界批評背叛傳統或被西醫批評為改得不夠徹底。中醫外、傷科的改革，不但被中醫界認為必要，而且不少西醫（或有西醫經歷）的醫者也認為中醫外科有其價值，應該將古代技術、藥方開發出來，這也是過去二手研究中較少被注意到的情況。[214]極少中醫外科的倡議者會出來論述西醫的消毒、止血、綳帶包紮、急救技術是錯誤或不必要的。中醫外、傷科沒有很強的本位主義，這就和中醫內科對細菌學的接受有很大的差異。這彰顯了中醫研究者所指出的「不斷關聯而融會的可能性」，當中醫面對西醫時，不論是發生混種還是變化，皆有助於理解中醫帶來的另類經驗與認識架構，促使研究者注意中醫不同專業，如外、傷科視野下的多元世界與實作經驗。[215]

還有，我們不要只看面向西方的轉型，其實，將古代外、傷科知識加以公開、討論，就是一種現代轉型。現代中醫對外、傷科的信心，顯然不在理論之高深，而在於方藥之有效。與內科方藥不同的是，整個內科醫書有很強的參考與知識傳衍性質，透過研讀經典醫書，得以將整個內科知識一代代傳下去，可以說內科醫書本身就具有公開的性質。相對於中醫外、傷科，其特質則為更多的秘傳、私授和抄本存世，難以達到擴大知識交流的目的；若就文獻而論，民國時期外、傷科醫書的知識轉型是有的，但其言論幅度和整體匯通之程度，遠低於民國報刊作者可以在小範圍內討論，所能達到的創新；專書要顧及的是整個外、傷科體系，但報刊則可專論某一類創新。故可以這樣評論，民國之後得力於現代新式報刊的便利性，在醫書之外，中醫得以將既有的所謂秘方、家傳等方藥公諸於世，甚至公開討論過往外科發展之情形與未來創新展望，[216]這些都是過去刻本、抄本所達不到的外在知識交流，[217]這呼應了許多外科醫者指出的，方藥與技術必須公開。

當然，外、傷科還具有很強的實際操作性格，醫者無法單透過閱讀文獻自學成師，必須仰賴大量的操作與手法訓練，這點又和內科不同。但當時中醫少有實作（例如醫院）的場域，許多新觀念和新技術無法透過實作而傳衍，而整個民國時期的戰爭氛圍，多少給了中醫一些助益。戰爭時期，中醫的存亡感較之前更強烈，原因是西醫的壓力依舊在，而戰爭之逼迫、西醫隨戰爭而進化，但中醫卻少有作為，研究者過往極少注意到當時中醫可能的創新之處。[218]總體而言，受戰爭影響，中醫界討論外科接骨技術的文章數量比外科瘡瘍的討論更多，這是時代發展之特性。中醫吸收了西方醫學的消毒、止血、綳帶包紮等技術，而西醫的腦手術、內臟手術、腐蝕性外傷、炸彈炸傷、脊椎穿刺等外科手術，皆予中醫很大的震撼。[219]雖然中醫在用藥上主體仍是以中藥為主，但改良劑型和運用西藥的趨勢，以及文中所提及之轉型，則於戰爭中有更顯著的轉變，並持續到戰爭之後。

而在抗戰前，當中醫開始意識到要學習西醫外科技術時，有人樂觀的認為中西醫學將來可以熔於一爐，成為一種「中國本位的新醫學」。[220]但依本章論述來看，中醫學並沒有出現更驚人的侵入體腔或截肢等手術，即使民國中醫也曾論述歷史上的「反常手術」，但它並沒有讓中醫外科走向另外一條發展道路，所謂轉型僅在局部內產生改變。中醫能學習現代外科手術至何種程度？當時仍僅止於討論。西醫本長於手術，若中醫著重發展手術，需要現代化的生理學、解剖學教育、剖割屍體的教學、實驗場域，這些在當時條件皆未具備，中醫的知識轉型，只可能在當時的歷史背景與情境，例如戰爭氛圍下，緩步改革。

今天若連結「中醫」和「開胸腹手術」，終是想像成分居多，當時人必須基於現實醫學發展之事理，很難簡化中西文化的差異性，使得中醫外科在短時間內採用西醫手術。每一步科學技術之演變，必須要面對其專業背後的龐大傳統與現實情況，很顯然的，中醫的外、傷科治療不能離開內科的理論和方藥；再加上中醫有許多內用藥可用來處理西醫須以外科手術才能處理的內臟疾病，這使得中醫心有所恃，只在傳統藥方上下功夫，進行的是一種在已經「內科化」視野下的改良，而終究沒有發展出類似西醫的手術，僅能在外部的消毒、止血、綳帶等技術上著墨，此即現代中醫於外傷學科內的整體改良論述。

**表 1 〈民國時期外、傷科醫書出版統計表〉**

| 作者 | 書名 | （出版年）版本 |
| --- | --- | --- |
| 劉涓子 | 劉涓子鬼遺方（499） | 6 版。1916 年徐乃昌摹宋刻本、1937 年上海商務印書館鉛印本、民國海虞瞿式鐵琴銅劍樓影宋抄本、三三醫書本、叢書集成初編版、中國醫學大成 |
| 齊德之 | 外科精義（1335） | 3 版。民國鉛印本、上海受古書店石印本、叢書集成初編 |
| 陳自明 | 外科精要（1508） | 3 版。1920 年天津德文書局石印本、1920 年北京自強書局石印本 1921 年上海大成書局石印本 |
| 汪機 | 外科理例（1519） | 1 版。民國上海千頃堂書局石印本 |
| 薛己 | 外科心法（1528） | 1 版。1921 年上海大成書局石印本 |
| 薛己 | 外科發揮（1528） | 1 版。1921 年大成書局石印本 |
| 薛己 | 外科樞要（1529） | 1 版。上海大成書局石印本 |
| 竇傑 | 瘡瘍經驗全書（1569） | 3 版。1916 年上海會文堂書局石印本、1924 年上海錦章書局石印本、1927 年上海廣益書局石印本 |
| 王肯堂 | 外科準繩（1602） | 3 版。1914 年上海鴻寶齋書局石印本、1929 年上海圖書集成印書局鉛印本、1935 年掃葉山房石印本 |
| 陳實功 | 外科正宗（1617） | 9 版。1912 年國華書局石印本、1913 年上海中華圖書館石印本、1913 年上海江東書局石印本、1921 年上海大成書局石印本、民國上海錦章書局石印本、民國上海進步書局石印本、民國上海廣益書局石印本、上海著易堂書局鉛印本、中國醫學大成 |
| 陳文治 | 瘍科選粹（1628） | 4 版。1915、1917 年上海新中華書社石印本、1922 年上海文瑞樓石印本、上海鴻章書局石印本 |
| 龔居中 | 外科百效全書（1630） | 2 版。1920 年上海進化書局石印本、上海校經山房石印本 |

| 作者 | 書名 | （出版年）版本 |
| --- | --- | --- |
| 祁坤 | 外科大成（1665） | 7 版。1916 年上海廣益書局石印本；1925、1931、1940 年上海錦章書局石印本、上海江東書局石印本、上海掃葉山房石印本、上海會文堂石印本 |
| 陳士鐸 | 洞天奧旨（1694） | 8 版。1912 年江東書局石印本、1917 年上海普通書局石印本、1927 年上海泳記書莊鉛印本、民國上海廣益書局石印本、上海掃葉山房石印本、上海校經山房石印本、上海大成書局石印本、上海錦章書局石印本 |
| 程國彭 | 外科十法（1732） | 1 版。醫學心悟 |
| 王維德 | 外科證治全生集（1740） | 20 版。1912 年漢口東璧垣刻本、1914 年上海鑄記書局石印本、1914 年鉛印本、1915 年成都尊古堂刻本、1917 年掃葉山房刻本、1919 年成文厚書局石印本、1925 年張家騏等鉛印本、1930 年上海中醫書局鉛印本、1931 年鉛印本、1932 年遼寧開源譚恒泰抄本、1937 年文新出版社鉛印本、1940 年上海大東書局鉛印本、民國上海錦章書局石印本、民國上海廣雅書局石印本、上海民新書局石印本、重慶啟渝公司鉛印本、石印本、抄本、申報館叢書、中國醫學大成 |
| 吳謙 | 外科心法要訣（1742） | 15 版。1912 年上海商務印書館鉛印本、1914 年鴻寶齋石印本、1914 年育文書局石印本、1919 年上海錦章書局石印本、1920 年上海自強書局石印本、1938 年大文書局鉛印本、1939 年上海鴻文書局鉛印本、1939 年上海廣益書局鉛印本、1949 年同仁書局鉛印本、民國上海春明書局鉛印本、民國抄本、簡青齋書局石印本、文化書局石印本、上海啟新書局石印本、石印本 |
| 顧世澄 | 瘍醫大全（1760） | 9 版。1917、1920 年廣益書局石印本；1917、1922 年上海錦章書局石印本、1917 年上海文滙書局石印本；1920、1921 年鑄記書局石印本、上海迎時書局石印本、抄本 |

| 作者 | 書名 | （出版年）版本 |
| --- | --- | --- |
| 彭家孟 | 瘍科選粹（1764） | 2 版。1913 年石印本、1917 年石印本 |
| 唐黌 | 外科選要（1775） | 2 版。1940 年上海大成書局鉛印本、中國醫學大成本 |
| 高秉鈞 | 謙益齋外科醫案（1805） | 3 版。1930、1931、1948 年上海中醫書局鉛印本 |
| 黃鐘 | 瘍科集要（1816） | 1 版。1927 年伯譽抄本 |
| 邵澍 | 外科輯要（1829） | 2 版。1919 年上海錦章書局石印本、1919 年上海千頃堂書局石印本 |
| 高文晉 | 外科圖說（1834） | 5 版。民國上海校經山房石印本、民國上海江東書局石印本、民國上海錦章書局石印本、民國上海普通書局石印本、民國上海廣益書局石印本 |
| 鄒嶽 | 外科真詮（1838） | 1 版。1929 年上海新知書社鉛印本 |
| 謝應材 | 外科秘法（1840） | 1 版。國醫小叢書 |
| 張正 | 外科醫鏡（1883） | 3 版。1917 年鉛印本、1936 年上海大東書局鉛印本、中國醫學大成 |
| 余景和 | 外證醫案滙編（1891） | 1 版。民國上海文瑞樓石印本 |
| 陳莘田 | 陳莘田外科方案（1892） | 1 版。1939 年華企元抄本 |
| 馬文植 | 外科傳薪（1892） | 1 版。珍本醫書集成 |
| 馬文植 | 馬培之外科醫案（1892） | 5 版。1931、1940 年上海中醫書局鉛印本、1939 年四明慈竹草堂石印本、三三醫書、中國近代醫學叢書 |
| 馬文植 | 醫略存真（1896） | 1 版。1929 年海陵羅氏抄本 |
| 高思敬 | 高憩雲外科全書十種（1902） | 1 版。1917 年天津華新印刷局鉛印本 |
| 高思敬 | 外科回答（1902） | 1 版。1917 年天津華新印刷局鉛印本 |
| 高思敬 | 外科三字經（1902） | 1 版。1917 年天津華新印刷局鉛印本 |

| 作者 | 書名 | （出版年）版本 |
|---|---|---|
| 劉恒瑞 | 外科學講義（1911） | 3版。1932年上海中醫書局鉛印本、中華書局鉛印本、三三醫書 |
| 高憤行 | 東生集外科（1911） | 1版。1932年威海衛華豐印務鉛印本 |
| 俞鉢隱 | 積惡類症匯集（1912） | 1版。抄本 |
| 佚名 | 三十六穴秘解（1912） | 1版。抄本 |
| 佚名 | 姚氏應驗外科（1912） | 1版。抄本 |
| 佚名 | 外科便鑒（1913） | 1版。1913年抄本 |
| 蕭湘生 | 洋湖蕭氏瘍醫（1913） | 1版。抄本 |
| 徐潤 | 華陀瘍科拾遺（1916） | 1版。1916年鉛印本 |
| 張壽頤 | 瘍科綱要（1917） | 5版。1927年浙江中醫專門學校石印本、1934年範潤德抄本、1935年蘭溪中醫專門學校鉛印本、蘭溪中醫學校講義、三三醫書 |
| 顧鳴盛 | （中西合纂）外科大全（1917） | 2版。1918、1936年上海大東書局石印本 |
| 未名（有以中華書局為編者） | 外科易知（1918） | 10版。1919、1927、1931、1935、1937、1939年上海文明書局鉛印本；1920、1926、1939年上海中華書局鉛印本、醫學易知 |
| 陸質彬 | 外科秘錄（1919） | 1版。1919年艾淳懌抄本 |
| 郝權氏 | 杏林春曉外科（1920） | 1版。1920年稿本 |
| 餘巖 | 外科療法（1923） | 1版。1923年重慶商務印書館鉛印本 |
| 曾霈民 | 外科學講義（1924） | 1版。民國廣東中醫藥專門學校鉛印本 |
| 巫達雲 | 外科（1924） | 1版。民國廣東光和中醫藥專門學校鉛印本 |
| 佚名 | 中國外科學綱要（1925） | 1版。1925年抄本 |
| 許半龍 | 瘍科例案（1925） | 1版。民國海門醫學院油印本 |
| 汪洋 | 中西外科學講義（1926） | 2版。1926年上海中西醫院鉛印本、中西醫學叢書十二種 |

| 作者 | 書名 | （出版年）版本 |
|---|---|---|
| 許半龍 | 中國外科學大綱（1926） | 3 版。1930、1935 年上海中醫書局石印本、1935 年中華書局石印本 |
| 佚名 | 瘡瘍隨筆（1926） | 1 版。抄本 |
| 熊寶珊 | 國醫外科針度（1927） | 1 版。民國四川國醫學院鉛印本 |
| 楊則民 | 外科學講義（1929） | 1 版。民國浙江中醫專門學校石印本 |
| 佚名 | 瘍科大全（1930） | 1 版。1930 年王壽康抄本 |
| 朱振聲 | （最新實驗）外科大全（1931） | 2 版。1931、1949 年上海國光書店鉛印本 |
| 周偉呈 | 簡明外科學（1931） | 1 版。1931 年開封瑞記印刷所石印本 |
| 徐民 | 實用醫學講義（1933） | 1 版。1933 年徐仁甫醫廬鉛印本 |
| 陳景岐 | 外科入門（1934） | 3 版。上海中醫書局鉛印本、上海大通圖書社鉛印本、中學醫藥入門叢書 |
| 余無言 | 實用混合外科學總論（1934）<br>實用混合外科學各論（1934） | 1 版。1934 年上海中國醫藥書局鉛印本 |
| 陸清潔 | 外科（1935） | 2 版。1935、1946 年世界書局鉛印本 |
| 蔡陸仙 | 外科病問答（1935） | 2 版。1936 年鉛印本、民眾醫藥指導叢書 |
| 佚名 | 外科辨治（1935） | 1 版。抄本 |
| 胡安邦 | 中西外科大全（1936） | 5 版。1936、1937、1941、1942、1947 年上海中央書店鉛印本 |
| 羅兆琚 | 中國針灸外科治療學（1936） | 1 版。1936 年無錫中國針灸研究社鉛印本 |
| 佚名 | （秘傳）外科臨症口訣（1936） | 1 版。抄本 |
| 佚名 | 瘍科論治（1936） | 1 版。抄本 |
| 佚名 | 外科治要經驗（1936） | 1 版。抄本 |
| 佚名 | 金鑒摘要（1936） | 1 版。抄本 |

| 作者 | 書名 | （出版年）版本 |
|---|---|---|
| 唐天時 | 外科經驗秘訣（1937） | 1版。抄本 |
| 尉稼謙 | 外科（1937） | 2版。民國天津國醫函授學院鉛印本、新國醫講義十三種 |
| 高斐霞 | 外證志奇（1937） | 1版。1937年抄本 |
| 佚名 | 外科諸症（1937） | 1版。抄本 |
| 胡濟和 | 外科醫案外科雜要（1937） | 1版。抄本 |
| 佚名 | 外科秘機（1937） | 1版。抄本 |
| 佚名 | 外科秘要（1937） | 1版。抄本 |
| 佚名 | 外科雜症秘摘（1937） | 1版。抄本 |
| 許半龍 | 瘍科學（1937） | 1版。中國醫學院講義十三種 |
| 許半龍 | 外科學（1937） | 2版。中國醫學院講義十三種、中國醫學院講義十九種 |
| 佚名 | 外科臨症心得（1937） | 1版。抄本 |
| 佚名 | 外科選抄（1937） | 1版。抄本 |
| 邱濟時 | 外科要言（1937） | 1版。抄本 |
| 何步文 | 外科醫案（1937） | 1版。抄本 |
| 佚名 | 癰瘍論（1937） | 1版。抄本 |
| 傅崇黻 | 外科要旨講義（1938） | 1版。浙江中醫專校講義三十三種 |
| 佚名 | 紫陽方案外科（1940） | 1版。抄本 |
| 於有五 | 外科學講義（1943） | 1版。1934年光華國醫學社鉛印本 |
| 佚名 | 外科辨證摘要（1949） | 1版。抄本 |
| 佚名 | 外科（1949） | 1版。抄本 |
| 佚名 | 外科奇書（1949） | 1版。抄本 |
| 佚名 | 外科集要濟世青囊（1949） | 1版。抄本 |

| 作者 | 書名 | （出版年）版本 |
|---|---|---|
| 肇溪散 | 外科醫案留影（1949） | 1 版。民國抄本 |
| 佚名 | 王氏家傳外科（1949） | 1 版。抄本 |
| 杜雲門 | 杜氏外瘍節要（1949） | 1 版。抄本 |
| 佚名 | 外科摘要（1949） | 1 版。抄本 |
| 佚名 | 外科金針（1949） | 1 版。抄本 |
| 佚名 | 醫書三種（1949） | 1 版。民國上海文瑞樓石印本 |
| 佚名 | 外科方案（1949） | 1 版。蓮香山榭龔氏抄本 |
| 佚名 | 中醫外科治療學（1949） | 1 版。抄本 |
| 佚名 | 外科四大證論（1949） | 1 版。抄本 |
| 佚名 | 外科雜記（1949） | 1 版。抄本 |
| 佚名 | 外科著要（1949） | 1 版。抄本 |
| 佚名 | 外科直格（1949） | 1 版。抄本 |
| 盛祖慶 | 枕藏密錄全集（1949） | 1 版。抄本 |
| 佚名 | 外瘍摘要（1949） | 1 版。抄本 |
| 佚名 | 外科秘訣全書（1949） | 1 版。抄本 |
| 佚名 | 外科寶珍集（1949） | 1 版。抄本 |
| 佚名 | 外科醫案（1949） | 1 版。抄本 |
| 耕石氏 | 外瘍良方（1949） | 1 版。抄本 |
| 佚名 | 潘氏外證醫案（1949） | 1 版。抄本 |
| 佚名 | 保和齋秘授外科（1949） | 1 版。抄本 |
| 楊清叟 | 仙傳外科集驗方（1378） | 1 版。1935 年上海涵芬樓據正統道藏本影印本 |
| 薛己 | 外科經驗方（1528） | 1 版。1921 年打成書局石印本 |
| 師成子 | 靈藥秘方（1718） | 1 版。三三醫書 |

| 作者 | 書名 | （出版年）版本 |
|---|---|---|
| 管先登 | 管氏外科十三方（1855） | 2 版。1920 年鉛印本、紹興醫藥學報社鉛印本 |
| 顧毓蔭 | 外科要方（1892） | 1 版。民國抄本 |
| 淩奐 | 外科方外奇方（1893） | 2 版。三三醫書、珍本醫書集成 |
| 陸錦燧 | 外科藥方（1918） | 1 版。民國陸氏鉛印本 |
| 何亞韓 | 外科湯頭（1920） | 1 版。抄本 |
| 胡光弼 | 胡氏敬傳瘡症靈方（1925） | 1 版。1925 年石印本 |
| 佚名 | 蔡氏外科秘方（1930） | 1 版。1930 年抄本 |
| 佚名 | 徐氏瘍科外治秘方（1930） | 1 版。抄本 |
| 許半龍 | 藥籢啟秘（1931） | 2 版。1931 年上海半龍醫藥書社鉛印本、上海新中醫社出版部鉛印本 |
| 邵濮朝 | 外科真方傳（1932） | 1 版。1932 年上海萬有書局鉛印本 |
| 佚名 | 外科驗方（1933） | 1 版。1933 年全素山人抄本 |
| 秦又安 | 實用外科制濟學（1934） | 1 版。1934 年上海中西指導社鉛印本 |
| 曹炳章 | 外科膏丹丸散驗方（1936） | 1 版。稿本 |
| 佚名 | 瘍科要方（1936） | 1 版。抄本 |
| 佚名 | 瘍醫秘方大全（1937） | 1 版。抄本 |
| 佚名 | 外科雜方隨錄（1937） | 1 版。抄本 |
| 佚名 | 摘錄瘍秘方（1940） | 1 版。東山嶽抄本 |
| 佚名 | 瘍科經驗方（1940） | 1 版。抄本 |
| 佚名 | 思補山房外科丸散膏丹（1940） | 1 版。抄本 |
| 張覺人 | 外科十三方考（1947） | 2 版。1947 年重慶中西醫要圖書社鉛印本、小鳳凰館主人抄本 |

| 作者 | 書名 | （出版年）版本 |
|---|---|---|
| 佚名 | 瘍科秘方（1948） | 1版。餘雲岫抄本 |
| 佚名 | （袖裡珍）外科藥方（1949） | 1版。抄本 |
| 佚名 | 中醫外科方雜抄（1949） | 1版。民國抄本 |
| 陶大鳴 | 外科秘旨選方（1949） | 1版。雅記藏抄本 |
| 佚名 | 外科名方（1949） | 1版。抄本 |
| 沈水祥 | 外科酌要方歌便讀（1949） | 1版。抄本 |
| 楊國楨 | 外科特效秘方（1949） | 1版。荊庵老人抄本 |
| 杜其美 | 外科驗方條辨（1949） | 1版。抄本 |
| 王怡然 | 珠溪陳氏外科方（1949） | 1版。抄本 |
| 佚名 | 外科主治十六方（1949） | 1版。抄本 |
| 佚名 | 外科集方（1949） | 1版。抄本 |
| 佚名 | 外科必用方（1949） | 1版。抄本 |
| 佚名 | 外科靈方（1949） | 1版。抄本 |
| 佚名 | 外科驗方（1949） | 1版。抄本 |
| 佚名 | 外科總方（1949） | 1版。抄本 |
| 佚名 | 外科秘方（1949） | 1版。抄本 |
| 佚名 | 外科各症妙方（1949） | 1版。抄本 |
| 佚名 | 外科經驗單方（1949） | 1版。抄本 |
| 佚名 | 外科膏丸方（1949） | 1版。抄本 |
| 佚名 | 外科醫方摘艷（1949） | 1版。抄本 |
| 佚名 | 外科雜治方（1949） | 1版。抄本 |

| 作者 | 書名 | （出版年）版本 |
| --- | --- | --- |
| 佚名 | 外科秘傳（1949） | 1版。抄本 |
| 佚名 | 外科總集驗方（1949） | 1版。抄本 |
| 佚名 | 外科奇效真方（1949） | 1版。抄本 |
| 佚名 | 發物腫瘍等方（1949） | 1版。抄本 |
| 佚名 | 眾香盒外科方（1949） | 1版。抄本 |
| 佚名 | 外科丹方（1949） | 1版。抄本 |
| 佚名 | 外科神效方（1949） | 1版。抄本 |
| 佚名 | 外科摘要方（1949） | 1版。抄本 |
| 佚名 | 腫瘍主治類方（1949） | 1版。抄本 |
| 佚名 | 外科輯方抄（1949） | 1版。抄本 |
| 佚名 | 外科諸瘍應驗必備神方（1949） | 1版。抄本 |
| 李迅 | 集驗背疽方（1196） | 3版。1935年上海商務印書館鉛印本、三三醫書、國醫小叢書 |
| 謝應材 | 謝氏發背對口治訣論（1840） | 2版。三三醫書、國醫小叢書 |
| 曹禾 | 癰疽禁方錄（1852） | 1版。民國抄本 |
| 佚名 | 疔瘡五經辨（1873） | 2版。1920年上海進化書局石印本、1922年紹興有文齋刻本 |
| 應遵海 | （新增）疔瘡要訣（1874） | 1版。1918年上海千頃堂書局石印本 |
| 張鏡 | 刺疔捷法（1876） | 5版。1929年石印本、1931年上海國醫書局鉛印本、1935年蚌埠四美齋石印本、1936年梁溪侯氏石印本、國醫小叢書 |
| 吳韻仙 | （重刊）刺疔捷法（1876） | 3版。1926、1931、1934年上海廣益書局石印本 |
| 葉氏 | 七十四種疔瘡圖說（1889） | 1版。國醫小叢書 |

| 作者 | 書名 | （出版年）版本 |
|---|---|---|
| 陸樂山 | 養生鏡（1892） | 1 版。1936 年大文書局鉛印本 |
| 過鑄 | （增訂）治療匯要（1896） | 9 版。1920 年石印本、1924 年上海大成書局石印本、1933 年成都鉛印本；1936、1936、1948 年大眾書局鉛印本、1940 年鑄記書局影印本、民國中醫書局鉛印本、上海廣益書局石印本 |
| 紅藕村主人 | 治療要書（1908） | 1 版。1927 年上海宏大善書局石印本 |
| 九一老人 | 治療錄要（1910） | 2 版。民國上海普育堂刻本、國醫小叢書 |
| 應其南 | 治疔要訣（1911） | 1 版。1911 年餘培德堂石印本 |
| 楊氏 | 刺疔捷法大全（1911） | 1 版。1936 年上海元麗印刷公司石印本 |
| 盧真人 | 疔瘡緊要訣方（1911） | 1 版。1923 年寧波華升局鉛印本 |
| 陳頤壽 | 癰疽集方（1918） | 1 版。稿本 |
| 唐成之 | 疔毒叢鈔（1927） | 1 版。1927 年湖南唐氏抄本 |
| 陳景岐 | 刺疔部位圖說（1934） | 1 版。1934 年上海中醫書局鉛印本 |
| 江席金 | 癰疽病自療新法（1934） | 3 版。1934、1935 年上海大中華書局鉛印本、1939 年上海文業書局鉛印本 |
| 茹十眉 | 癰疽病（1936） | 2 版。1933、1936 年上海大眾書局鉛印本 |
| 王皋蓀 | 疔瘡治療（1936） | 1 版。1936 年上海明星印刷所鉛印本 |
| 佚名 | 專治各種疔瘡秘傳挑法（1949） | 1 版。石印本 |
| 佚名 | 疔瘡全書（1949） | 1 版。抄本 |
| 佚名 | 刺疔圖（1949） | 1 版。抄本 |
| 佚名 | 外科男婦小兒各種疽癰（1949） | 1 版。抄本 |
| 佚名 | 癰疽論（1949） | 1 版。抄本 |
| 佚名 | 疔瘡醫案（1949） | 1 版。抄本 |
| 佚名 | 疔痧二症挑法（1949） | 1 版。抄本 |

| 作者 | 書名 | （出版年）版本 |
|---|---|---|
| 佚名 | 疔瘡辨（1949） | 1版。抄本 |
| 佚名 | 治癧疽驗方（1949） | 1版。抄本 |
| 佚名 | 瘡瘍疽癧（1949） | 1版。抄本 |
| 佚名 | 惡瘡（1949） | 1版。抄本 |
| 佚名 | （繪圖）挑疔總法（1949） | 1版。抄本 |
| 佚名 | 疔瘡證治（1949） | 1版。抄本 |
| 佚名 | 治腫指南（1949） | 1版。抄本 |
| 薛己 | 癘瘍機要（1529） | 1版。1921年上海大成書局石印本 |
| 沈之問 | 解圍元藪（1550） | 1版。三三醫書 |
| 陳司成 | 黴瘡秘錄（1632） | 6版。1916年上海江東書局石印本、1916年石印本、1930年鉛印本、上海江東茂記書局石印本、上海錦章出局石印本、上海會文堂據戶倉屋喜兵衛刻本影印本 |
| 梁希曾 | 癘科全書（1909） | 8版。1914、1921、1931年皖南周學輝鉛印本、1914年抄本、1921年京華印書局嶺東劉志陸鉛印本、三三醫書、國醫小叢書、中國醫學大成 |
| 李公彥 | 花柳易知（1918） | 6版。1919、1930、1937年上海中華書局鉛印本、1927、1930、1937年上海文明書局鉛印本 |
| 李慶申 | 痰癘法門（1918） | 2版。民國鉛印本、中國醫學大成 |
| 惲鐵樵 | 梅瘡見垣錄（1920） | 1版。鐵樵函授醫學講義二十種 |
| 佚名 | 三十六種瘋症全書（1921） | 1版。1921年抄本 |
| 劉崇熙 | 花柳病（1922） | 1版。1922年上海商務印書館鉛印本 |
| 管炎威 | 花柳科（1924） | 1版。廣東光漢中醫藥專門校鉛印本 |
| 王振華 | 花柳症講義（1924） | 1版。廣東光漢中醫藥專門學校鉛印本 |

| 作者 | 書名 | （出版年）版本 |
|---|---|---|
| 管霈民 | 痲瘋病（1925） | 1 版。花柳學講義（附錄） |
| 汪洋 | 中西花柳病學講義（1926） | 1 版。中西醫學叢書十二種 |
| 汪洋 | 中西皮膚病學講義（1926） | 1 版。中西醫學叢書十二種 |
| 管霈民 | 花柳學講義（1927） | 1 版。1927 年廣東中醫藥專門學校鉛印本 |
| 葉勁秋 | 花柳病治療學（1930） | 1 版。1930 年上海幸福報館鉛印本 |
| 秦伯未 | 花柳科學（1930） | 2 版。1936 年上海中醫書局鉛印本、實用中醫學 |
| 孫家驥 | 凍瘡指南（1931） | 2 版。1931 年上海中醫書局鉛印本、1931 年上海中華書局鉛印本 |
| 朱振聲 | 淋濁自療法（1931） | 3 版。1933、1936 年上海大眾書局鉛印本、百病自療叢書 |
| 未名 | 花柳病（1932） | 1 版。1932 年無錫江蘇省立教育學院鉛印本 |
| 閻德潤 | 性理療病徵驗錄（1933） | 2 版。1933 年萬國道德會鉛印本、1936 年安東宏道善書局鉛印本 |
| 茹十眉 | 性病（1933） | 2 版。1933、1947 年大眾書局鉛印本 |
| 祝振綱 | 皮膚病（1934） | 3 版。1934、1935、1944 年上海商務印書館鉛印本 |
| 蔡陸仙 | 性病花柳科病問答（1935） | 3 版。1935、1936 年上海華東書局鉛印本、民眾醫藥指導叢書 |
| 茹十眉 | 皮膚病（1935） | 2 版。1935、1947 年大眾書局鉛印本 |
| 陸清潔 | 皮膚科（1935） | 1 版。1935 年世界書局鉛印本 |
| 李慶申 | 楊梅驗方（1936） | 1 版。附：痰癘法門 |
| 佚名 | 染證（1936） | 1 版。民國謝瑁珊抄本 |
| 胡安邦 | 性病治療大全（1936） | 1 版。1941 年上海中央書局鉛印本 |
| 朱振聲 | 男女性病自療全書（1936） | 1 版。1947 年上海國光書店時印本 |

| 作者 | 書名 | （出版年）版本 |
|---|---|---|
| 都少伯 | 花柳病摘要講義（1937） | 1 版。浙江中醫專門學校鉛印本 |
| 姚尋源 | 痲瘋防治問題（1937） | 1 版。1937 年雲南鉛印本 |
| 佚名 | 痲瘋撮要（1937） | 1 版。抄本 |
| 陳邦賢 | 花柳病救護法（1939） | 1 版。1940 年上海醫學書局鉛印本 |
| 佚名 | 治瘋丸實驗錄（1939） | 1 版。1939 年上海三友實業社鉛印本 |
| 俞慎初 | 中國痲瘋病學（1940） | 2 版。1941、1947 年上海復興中醫社鉛印本 |
| 佚名 | 癩症（1949） | 1 版。抄本 |
| 佚名 | 梅瘡秘錄總說（1949） | 1 版。石印本 |
| 莊省躬 | 花柳（1949） | 1 版。抄本 |
| 佚名 | 楊黴瘡（1949） | 1 版。抄本 |
| 趙公尚 | 肛門病治療法（1930） | 1 版。1932 年上海衛生報館鉛印本 |
| 吳克潛 | 腸胃病與痔瘡病（1936） | 2 版。1936、1948 年上海大眾書局鉛印本 |
| 曹炳章 | 痔瘡證治（1949） | 1 版。稿本 |
| 賀洵 | 醫痔總編（1949） | 2 版。涪陵新民石印局石印本、鉛印本 |
| 徐繼高 | 痔漏治療經驗記（1949） | 1 版。務實齋鉛印本、抄本 |
| 佚名 | 痔漏療法（1949） | 1 版。抄本 |
| 佚名 | 治癲狗咬方（1866） | 1 版。1920 年杭州步善堂刻本 |
| 佚名 | 瘰癧花柳良方錄要（1894） | 2 版。民國廣州守經堂刻本、香港五桂堂鉛印本 |
| 胡廷栴 | 猘犬錄（1911） | 1 版。1914 年蘇州鉛印本 |
| 吳九言 | 瘰癧秘傳（1918） | 2 版。1918 年香江疁廬鉛印本、1920 年吳承記印行鉛印本 |
| 傅辟支 | 癲狗咬方（1929） | 1 版。1933 年上海漢文正楷印書局鉛印本 |

| 作者 | 書名 | （出版年）版本 |
|---|---|---|
| 楊平 | 蛇犬傷人之救星己戌丹方（1933） | 6版。1934年武進楊氏鉛印本；1934、1935年上海佛學書局鉛印本；1934、1935年上海國光印書局鉛印本、1937年鉛印本 |
| 佚名 | 治瘈犬毒方（1936） | 2版。1936年湘潭明德印書局刻本、1947年湘潭大石印書局石印本 |
| 朱振聲 | 乳病研究（1940） | 2版。1940、1947年上海國光書店鉛印本 |
| 佚名 | 乳證歌訣全書（1940） | 1版。抄本 |
| 童潤生 | 瘋犬咬傷治法舉隅（1945） | 1版。1947年四川醫藥學術研究會鉛印本 |
| 劉清綬 | 續命膠初編（1949） | 1版。鉛印本 |
| 佚名 | 瘰鬁良方（1949） | 1版。鉛印本 |
| 佚名 | 瘰鬁秘方（1949） | 1版。抄本 |
| 佚名 | 瘰鬁症論（1949） | 1版。抄本 |
| 佚名 | 瘰鬁治療法（1949） | 1版。抄本 |
| 勞天池 | 勞氏家寶（1527） | 1版。1927年抄本 |
| 薛己 | 正體類要（1529） | 2版。1921年上海大成書局石印薛氏醫案本、中國醫學大成 |
| 吳謙等輯 | 御纂醫宗金鑑・正骨心法要旨 | 23版。1912、1949年上海商務印書館鉛印本；1916、1934年上海錦章書局石印本；1919、1925、1929年上海鴻寶齋書局石印本；1922、1949上海中華圖書館石印本；1922、1949年上海文華書局石印本；1923年成文厚書局石印本；1929年上海昌文書局石印本；1936年上海經山房石印本；1936年中國醫藥書局鉛印本；1939、1942年上海鴻文書局石印本，1943年沈陽藝光書店鉛印本、1943年上海廣益書局石印本、民國上海大成書局石印本、民國上海啟新書局石印本、民國閩滬明怡齋石印本、民國鉛印本。（《四庫全書》本不計） |

| 作者 | 書名 | （出版年）版本 |
| --- | --- | --- |
| 錢秀昌 | 傷科補要（1808） | 2 版。1924 年上海文元書局石印本、1924 年大石山房石印本 |
| 梅占春 | 國術點穴秘訣傷穴治法合刊（1835） | 1 版。1934 年上海務本書藥社鉛印本 |
| 管頌聲 | 救傷秘旨跌損妙方合刻 | 民國鉛印本 |
| 邱映堂 | 跌打大全（1936） | 1 版。1935 年抄本 |
| 江考卿 | 江氏傷科學（1845） | 5 版。1930 年上海國醫書局鉛印本、三三醫書、傷科秘方、國醫小叢書、珍本醫書集成 |
| 徐瑛 | 接骨全書（1883） | 1 版。1921 年恒星堂抄本 |
| 趙濂 | 傷科大成（1891） | 4 版。1929、1931、1937 年上海中醫書局鉛印本、中國近代醫學叢書 |
| 俞應泰 | 傷科秘訣（1911） | 1 版。1935 年倉昌書局鉛印本 |
| 俞應泰 | 傷科捷徑（1911） | 1 版。1916 年紹興醫藥學報社鉛印本 |
| 佚名 | 傷科藥方（1914） | 1 版。抄本 |
| 胡學鴻 | 外損科秘訣（1915） | 1 版。1915 年抄本 |
| 佚名 | 傷科偷錄（1915） | 1 版。1915 年楊建剛抄本 |
| 劉聞一 | 正骨秘法（1922） | 1 版。1922 年河南商務印刷所鉛印本 |
| 少林寺僧 | 傷科秘方（1924） | 2 版。1932 年上海萬有書局鉛印本、1940 年國光印書局鉛印本 |
| 張文煥 | 醫學傷科述餘（1924） | 1 版。1924 年吉東印刷社鉛印本 |
| 季愛人 | 中國傷科病理學（1926） | 1 版。1924 年蘇州文新印刷公司鉛印本 |
| 季愛人 | 中國傷科接骨學（1926） | 1 版。1926 年鉛印本 |
| 季愛人 | 中國傷科方劑學（1926） | 1 版。1926 年中國傷科研究會鉛印本 |
| 佚名 | 名家跌打損傷真傳（1927） | 1 版。抄本 |

| 作者 | 書名 | （出版年）版本 |
|---|---|---|
| 管季耀 | 傷科學講義（1927）附錄〈救護學講義〉 | 1版。1927年廣東中醫藥專門學校鉛印本 |
| 時之藩 | 時式家傳正骨術（1932） | 2版。1932年中華印書局鉛印本、1932年北平開明書局鉛印本 |
| 陳鳳山 | 傷科真傳秘抄（1932） | 1版。1932年上海武俠社鉛印本 |
| 薛顛 | 靈空禪師點穴秘訣（1933） | 1版。1933年天津國術館鉛印本 |
| 陳景岐 | 傷科入門（1934） | 1版。中國醫藥入門叢書 |
| 董志仁 | 國醫軍陣傷科學概要（1935） | 2版。1936年校經山房鉛印本、1939年四川國醫學院鉛印本 |
| 蔡陸仙 | 傷科急救病問答（1935） | 1版。民眾醫藥指導叢書 |
| 稍顛大師 | 跌打損傷驗方集成（1935） | 1版。1935年上海新光書局鉛印本 |
| 佚名 | 秘傳骨科（1936） | 1版。稿本 |
| 席靈鳳 | 傷科自療新法（1936） | 1版。1936年上海文業書局鉛印本 |
| 傅仲仙 | 國醫傷科方式（1936） | 1版。1936年成都石印本 |
| 佚名 | 跌打藥性（1937） | 1版。抄本 |
| 梁以莊 | 傷科講義（1937） | 1版。1937年廣東漢中醫藥專門學校鉛印本 |
| 王學海 | 傷科驗方集（1937） | 1版。1937年長沙秉仁醫社鉛印本 |
| 朱壽明 | 傷科（1937） | 1版。中國醫學院講義十四種 |
| 佚名 | 損傷策（1937） | 1版。抄本 |
| 佚名 | 續傷接骨遺書（1937） | 1版。抄本 |
| 佚名 | 勞氏傷科全書（1937） | 1版。抄本 |
| 佚名 | 傷科秘傳（1937） | 1版。抄本 |
| 佚名 | 傷科集要（1937） | 1版。抄本 |
| 佚名 | 傷科雜症（1937） | 1版。抄本 |

| 作者 | 書名 | （出版年）版本 |
|---|---|---|
| 佚名 | 傷科提要（1937） | 1 版。抄本 |
| 佚名 | 傷科摘要秘方（1937） | 1 版。抄本 |
| 佚名 | 回生第一仙方（1937） | 1 版。葉永元刻本 |
| 佚名 | 金創要訣（1937） | 1 版。抄本 |
| 佚名 | 金創跌打癰疽發背神方（1937） | 1 版。抄本 |
| 佚名 | 雜症並跌打傷方線（1937） | 1 版。抄本 |
| 佚名 | 定遠張明府傳跌打損傷丸方（1937） | 1 版。抄本 |
| 曾氏 | （秘傳）跌打損傷方（1937） | 1 版。抄本 |
| 曾氏 | 曾氏秘傳跌打損傷神驗方（1937） | 1 版。抄本 |
| 佚名 | 跌閃秘傳（1937） | 1 版。徐周書抄本 |
| 佚名 | 跌撲傷損全書（1937） | 1 版。抄本 |
| 佚名 | 跌打損傷治法總論（1937） | 1 版。抄本 |
| 佚名 | 跌打駁骨書（1937） | 1 版。抄本 |
| 佚名 | 跌打損傷外八卦經錄（1937） | 1 版。抄本 |
| 曹煥門 | 秘傳傷科（1937） | 1 版。抄本 |
| 佚名 | 傷科秘傳（1938） | 1 版。1938 年輔仁汪記抄本 |
| 徐思晃 | 傷科全集（1938） | 2 版。1938 年梅天雄抄本、富其中抄本 |
| 上海國技學社 | 玄機秘授穴道拳訣（1938） | 1 版。石印本 |
| 陳筠如 | 傷科學講義（1938） | 1 版。民國成都國醫公會鉛印本 |

| 作者 | 書名 | （出版年）版本 |
| --- | --- | --- |
| 熊寶珊 | 國醫創傷精要（1938） | 1 版。民國成都國醫學院鉛印本 |
| 金倜生 | 點穴法真傳秘訣（1940） | 1 版。1940 年上海武俠出版社鉛印本 |
| 佚名 | 治跌打損傷方（1941） | 1 版。1941 年抄本 |
| 佚名 | 傷科秘本（1941） | 2 版。1941 年梅敦壽抄本、抄本 |
| 佚名 | 跌打損傷秘授全書（1943） | 1 版。1943 年俞志鈞抄本 |
| 羅裕生 | 傷科中西獨步（1943） | 1 版。1943 年成都鉛印本 |
| 閻仲彝 | 骨折及脫位學（1947） | 1 版。1947 年開封新時代印刷局鉛印本 |
| 張鐵英 | 張氏骨科學（1949） | 1 版。1949 年西安平民醫藥周報社石印本 |
| 鄭芝龍 | 傷科秘書（1949） | 1 版。抄本 |
| 鄭芝龍 | 金瘡跌打癰疽發背神方（1949） | 1 版。抄本 |
| 鄭芝龍 | 接骨藥性秘方（1949） | 1 版。抄本 |
| 張鳴鶚 | 玄機全訣（1949） | 1 版。抄本 |
| 張鳴鶚 | 佐文秘集（1949） | 1 版。抄本 |
| 佚名 | 十二時辰穴傷診治圖（1949） | 1 版。抄本 |
| 楊成傅 | 楊成傅先生遺留穴道秘方（1949） | 1 版。抄本 |
| 徐英 | 接骨秘論（1949） | 1 版。抄本 |
| 徐宗顯 | 跌打損傷應驗良方（1949） | 1 版。抄本 |
| 佚名 | 秘傳跌蹼損傷精要全書（1949） | 1 版。抄本 |
| 佚名 | 外科傷秘方（1949） | 1 版。抄本 |
| 佚名 | 外科傷方（1949） | 1 版。抄本 |

| 作者 | 書名 | （出版年）版本 |
| --- | --- | --- |
| 佚名 | 外傷治法（1949） | 1 版。抄本 |
| 佚名 | 張橫秋傷科方（1949） | 1 版。抄本 |
| 佚名 | 傷科秘錄（1949） | 1 版。曹炳章家藏抄本 |
| 佚名 | 跌撲金瘡生死秘本全書（跌打金瘡治療全書）1949） | 1 版。抄本 |
| 佚名 | 治跌打損傷用湯藥論（1949） | 1 版。抄本 |
| 佚名 | 接骨論（1949） | 1 版。抄本 |
| 佚名 | 少陵傷科秘傳妙訣良方（1949） | 1 版。抄本 |
| 佚名 | 跌打損傷方（1949） | 1 版。抄本 |
| 佚名 | 跌打染病方（1949） | 1 版。抄本 |
| 佚名 | 跌打雜症良方（1949） | 1 版。抄本 |
| 佚名 | 跌打雜症藥方（1949） | 1 版。抄本 |
| 佚名 | 拳法指明跌打損傷方（1949） | 1 版。抄本 |
| 佚名 | 跌打火燙刀傷蛇蟲狗咬各種良方（1949） | 1 版。抄本 |
| 佚名 | 傷科（1949） | 1 版。抄本 |
| 佚名 | 傷外科（1949） | 1 版。抄本 |
| 佚名 | 傷科繪圖附方（1949） | 1 版。抄本 |
| 佚名 | 秘傳跌打生死正穴部位（秘傳跌打三十個穴道破解良方）（1949） | 1 版。抄本 |
| 佚名 | 傷科論治（1949） | 1 版。抄本 |
| 佚名 | 傷科神方（1949） | 1 版。抄本 |

| 作者 | 書名 | （出版年）版本 |
| --- | --- | --- |
| 佚名 | 傷外科方（1949） | 1版。抄本 |
| 佚名 | 傷科秘方（1949） | 1版。抄本 |
| 佚名 | 傷科方選（1949） | 1版。抄本 |
| 佚名 | 傷科方（1949） | 1版。抄本 |
| 馮潤田 | 真傳萬應刀傷藥方（1949） | 1版。抄本 |

（本表由作者自行整理）

# 第六章

# 中醫學與抗戰

## 外、傷學科的技術和知識轉型

## （1937—1949）

## 一、前言

透過前幾章，我們對中醫外、傷學科的既存知識和轉型方向，都已有基本掌握。不過，抗戰所帶來的衝擊甚大，尚有更多資料等待分析，需要再透過專章來深化討論，本章即特就抗戰爆發後的狀況和史料來增補前論。

當前近代中國醫療史的研究，涉及中醫藥的部分，給人的印象似乎多與國難或戰爭無關，即便論及中醫與政治之關係，也往往建立在抗議與爭取各種利權的歷史之上。[1]若放在近代西醫東漸史的脈絡中來觀察，中醫學受到前所未有之衝擊，晚清時先有解剖生理學之討論，民國之後則在細菌學和中醫內科核心理論中的熱病學範疇內展開各方面的融合與論爭。[2]一般研究者探討這段歷史，多從「內科」的發展來看中西差異，多數爭論「廢除中醫」的思潮，乃根據中醫內科之學理和知識來展開論述的。反觀外科和傷科的技術，在中醫學中本屬末流之學，並不是當時中西醫論爭的核心議題，極少研究者注意到民初中醫在外科和傷科的轉變，[3]值得重視知識、技術轉型的歷史學者來進行探究。透過前章論述，可知中醫的外、傷科，發展到民國時幾乎已成強弩之末，一般學醫者不予重視，在中西醫對比之時，外科更成為落後的象徵，為傳統中醫所鄙視；[4]而中醫界在力促學術整理時，也較為忽視外科醫籍之整理。

不過，即使目前少有研究者注意到，其實在抗戰前，中醫已開始注意到外傷科技術與戰爭之間的關係，如同西方醫史學者所注意到的，「戰爭帶來唯一好處，就是讓創傷醫療水準得以提升。」一大量的傷兵讓外科醫師的經驗更成熟，其照顧病患之能力與效率也隨之增強。[5]如果戰爭對西方醫學發展有如此正面的影響，那麼戰爭對中醫的影響為何？相對於戰爭醫療史的研究成果，[6]中醫的角色幾乎無人提及。一如本書的學術關懷，就是在探討中醫如何面對過往的外、傷科知識，並意識到戰爭可能引發對外科、傷科藥物的迫切需求，而產生更新部分知識的必要。[7]本章重點為疏理當時中醫與戰爭的各種可能關係與言論，時間跨越抗戰爆發後一直到一九四〇年代結束後，展現戰爭當下及之後對此一科學技術的具體且持續之影響，探索哪些部分是已經發生轉型的？並檢討此段歷史過程中的限制，進而作為戰爭醫療史研究的新視角。

## 二、戰前改良中醫外傷科的訴求

本節先用簡短篇幅補充戰前的相關史實，藉以鋪陳背景，使讀者明瞭前後史事之連貫性，所用資料，也避免和前章重複，以求在最大範圍內容納多元的史料和時人言論。在抗戰前，中醫已開始於各方面進行「整理學術」的工作，儘管速度相當緩慢，但若干言論已紛紛出爐。早在一九二七年時，就有作者指出，當時中醫最缺乏且最需學習的，就是各種剖割、綳帶、外傷縫補、洗滌消毒等技術，即從中醫擔任軍醫這一點來思考。[8]曾有一署名「余不平生」的西醫，兼通中醫並從軍，在報刊上發文指出，軍隊的軍醫照例是用西醫的，他遵照慣例執行軍醫任務，但若西藥無法治療的，他也不迴避使用中藥，還將治癒的一些臨床醫案發表於報刊上；雖不在戰爭時期，而且主要以內科為主，但他舉出的幾則醫案均肯定了中醫的療效，[9]證實軍隊中多有採用中醫治法者，並非中西截然二分。不過，因為中醫在外傷科整理進度與技術進步上相對緩慢，已有不少人指出中醫在急救、止血、戰爭外科上均落後於西醫；[10]一九三〇年代後，戰爭氛圍日漸濃厚，才促使中醫反思他們在戰爭中可能扮演的角色與功能。[11]

早在抗戰爆發之前，已有不少中醫注意到戰傷的治療。例如一九二一年，山西中醫改進會創辦山西醫學專門學校，一九二四年第一班學生畢業後，即擁有在軍政各界充當醫官之資格，當時還有王潤甫等四人前往各團營見習軍醫的報導。[12]一九三二年，山西中醫改進研究會呼籲改進外科「手術」，主要是針對癰疽的開洞取膿，並明言要學習西醫消毒、滅菌之技術。[13]可見若干呼籲與研究、轉型已然開始，只是進度緩慢而較為零星。此外，前述中國醫學院學生沙柱援於畢業論文介紹的「高舉法」、「強屈法」和「壓迫法」等西醫的止血法，顯然也都受西醫影響。[14]同樣在一九三〇年代，前述曾有過西醫、軍醫經歷的路登雲，擔任《現代中醫》在開封的撰述委員，[15]曾在報刊上連續刊載文章介紹各種西醫的外科技術，相信讀者已不陌生。他指出，繃帶使用法已成為一種衛生常識，受過小學教育者應該就要知道；但一般中醫卻僅知「膏藥」而不知「繃帶」，因此他除了在文章中介紹各種繃帶包紮、固定法外，也認為一般衛生常識課本都有描述，青年學子讀之，都能熟稔，中醫也應急起直追，才不會被社會淘汰。[16]

在民間資源方面，中醫院校早已教授現代衛生學相關課程，民間組織也有開設所謂「傷科急救班」，傳授簡易實用的傷科知識，而西方的消毒、急救、包紮等技術，也很快地從各種管道進入人們的日常生活中。[17]中醫又早在戰前就已因應戰爭來臨之需求，成立各種救護隊組織，例如北平、華北兩所國醫學院的學生，聘請軍事救護專家，組織臨時性的軍事救護速成班，用一個月的時間訓練簡單的救傷知識，除了讓他們了解西醫外科的知識與技術外，更促使他們去思考如何改良傳統外、傷科知識並投入實際應用之中。[18]一九三六年，戰爭陰霾已瀰漫於中國社會，中日一旦爆發衝突，救護人員根本不足，這引發了一些關注，例如中國醫事改進社所創辦的《醫事公論》就刊載：「補救之道，莫若灌輸救護常識於全體民眾，尤以對於舊醫更應授以科學的軍陣外科知識，使之成為有力之工作人員也。」其中，有幾個觀念更是反覆被強調的，第一是消毒法與殺菌法，這些文章多會介紹一些當時常用的藥品，以及傷口或手術在不同情況下的消毒操作法。第二個重點是麻醉法，最後則是各種急救法，包括止血、人工呼吸等技術；作者還介紹了一些軍陣外科中常見的疾病。[19]前述江蘇省政府則在一九三六年制定「外科中醫訓練大綱」，訓練全省中醫接受科學知識，訓練由省立醫政學院主持辦理，院長為陳果夫（一八九二－一九五一），教導西方現代外科學知識。[20]本章補充說明，因當時需要受訓的人數眾多，院方還擬定興建新教室的計畫，並委派醫科教授童志青博士擔任訓練主任，[21]由吳士綬（一九〇四－一九八一）教授解剖生理學、病理學、外科總論等科目。[22]除體弱不堪的中醫可改用函授外，其他中醫若有逃避訓練者，一律取消其執業資格。[23]雖然在短時間內不可能訓練開腹腔、胸腔等大手術，但基礎且局部的外科小手術，是較可能進行的，比較可惜的是，還在準備期間，抗戰就隨即爆發了。

在實際治療成績方面，戰爭傷害最常見的就是槍彈傷和骨折、骨破出血等症，這方面在戰前也已經有不少案例。例如上海謙益傷科醫院主任張德意，曾在一九二七年治好軍官黃裔敬的戰傷。故事是在北伐戰役中，黃氏被槍彈打傷腿部，骨折筋斷，轉送西醫院治療，經過五十餘日，還是要鋸腿截肢。後來透過親戚聘請張醫治療，經內服丸藥後再進行手術，促使斷骨黏合，再用藥物包裹傷處，每個禮拜複診一次並換藥，最後康復。[24]這則故事顯示，截肢與骨折之外科治療是中西醫在戰傷中不可避免的疾患；雖然傳統中醫有許多治療金刃、刀箭傷的方劑與技術，但在「取彈」方面，一般皆認為是中醫的弱項，顯然中醫對此必須積極尋求新辦法，才能因應戰爭需求。前述路登雲曾指出一則發生於剿共戰役中的故事，他的中醫好友於一九三五年發表〈彈傷要藥〉，提出的治療方法是將南瓜搗碎成泥，敷於傷口，過一段時間毒水外流，子彈就會流出，再重新填入瓜泥，傷口就會痊癒。路氏解釋，清代王孟英早在《飲食譜》中即言：「槍子入肉：南瓜瓤敷之即出。」又云：「火藥傷人，生南瓜導敷，並治湯火傷。」路氏又提到《同壽錄》記載：「治誤被鳥銃所傷，用蜂蜜半斤煎滚，入白乾酒一斤，隨量熱服，取汗安臥，次日鐵子自粘被上。」路氏言這些方子何以有用？還需再加以研究，但他為當時不能立刻進行臨床實驗感到可惜，只有期待未來軍醫能加以研究。[25]

在歷史上，當中醫使用藥物仍不能達到治癒目的時，也會運用手術。路登雲舉余聽鴻的《診餘集》二例外科醫案來解說。《診餘集》又名《余聽鴻醫案》，作者余景和（一八四七－一九〇七）少時在孟河藥店當學徒，自習醫書，時為一八六〇年。後被當地名醫費蘭泉（一八一八－一八八〇）收為弟子，學成返家，因在常熟治癒危疾，遂醫名顯著。[26]兩段故事如下：

後漢華元化（佗）刮骨療毒，傳為千古絕技。吾孟河馬氏之針刀手法，素有家傳，余見馬日初前輩，治一小童，年十五歲，因割草為土灰蛇咬傷手背，漫腫乾癟，皮皺肉黑，臭不可近，黑色漸近尺譯，踵門求治，先生曰：「肌肉已死，治亦無益，若再延上，黑至肩腋，毒攻入心，必死無疑，不如去之。」先用人參一兩，煎湯與服，待半日許，飲以麻藥，用紅帶兩條，一紮上白肉處，一紮下黑肉處，俱紮緊，中空一寸，乃黑白交界之處，以鋒刃將肉割開，上止血丹，割至露骨寸許，骨亦青黑，即用剉將骨四圍銼斷，取下其手，以止血生肌藥敷之，包以玉紅膏，調理一月，其肉長復。此等手法，較之古人，亦無愧色。[27]

同一本醫案中還記載上海一婦女陰門潰爛，外敷生肌藥結果密合，導致無法生育，外科醫者以刀器將前陰剖開，再用紙膏塞入，避免閉合，終於治癒該女。[28]從這兩則醫案來看，路登雲認為，中醫外科如能如此施行，何嘗不是進步的科學化？[29]可惜，這種古代的經驗並無法在當時立刻施行或實驗，中醫外、傷科的改變，必須有外在的刺激才能創新。也有報刊回應讀者詢問，學習西醫的手術不花三、五年不能成事，而且不能像過去中醫用學徒制，故中醫想在短時間內學得新手術是不可能的，不如考慮在後方服務民眾，也是一種報國的方式。[30]當時中醫尚無法進入實驗室，沒有開發新技術的契機，言談彷彿一場紙上談兵的文字遊戲。而當時人沒有察覺的是，這種實驗可能透過戰爭來實行，而抗戰也隨即爆發了。

## 三、戰爭開始後的轉變

七七事變後，中醫個人與團體很快地投入各式救護隊，協助救傷療病。還有中醫學會辦理各式中醫之救護訓練班，訓練救護技術，惟內容大多是西醫的技術。[31]一九三七年七月底，中國傷科醫院院長倪幹卿曾致電蔣中正、馮玉祥（一八八二－一九四八）、何應欽（一八九〇－一九八七）等人，表示用西法醫治將士傷勢，徒增痛苦，且比較耗費金錢，請願以古法手術參加前防救護，並給予照顧。[32]在戰前掌握中醫發展，具舉足輕重地位的中央國醫館，此時也加入戰爭救護行列，在南京設置「中醫救護醫院」，後來因傷兵與難民增多，必須擴大醫院之經費與規模，乃透過中央國醫館、振務委員會的協助，聘請多位黨國政要擔任董事，擴大組織，搬遷至新址，並兼設內、外科。[33]雖然沒有證據顯示外科是由中醫來擔任，應該仍是以西醫為主，但可合理推測，在醫院的場域中，中醫所見所學必定較私人診所開業者有更寬廣的視野。中醫救護醫院後來因南京淪陷而輾轉遷徙，最後到達重慶。[34]該院有自己的藥廠，可以生產中藥成藥，對戰時中醫藥之創新有一定的貢獻。[35]此外，該院也組織、訓練中醫救護隊或救傷隊，故當時有不少關於中醫救護隊的報導，從戰前一直到戰後都有；救護隊並不一定屬於同一個系統或同一單位，而是以各種自發的形式，在各地開枝散葉。

以重慶一地為例，該市國學會（重慶市國醫學術研究會）於一九三八年組成國醫救護隊，[36]原歸防空部防護團救護大隊建制，編製一中隊和三分隊；後因空襲緊急，中醫紛紛請求加入，遂擴大組織，改編為一大隊、三中隊及十一分隊，每分隊包括分隊長、組長、隊員共二十二名。中間曾一度遇上救護隊無人統制，陷入停頓之危機，幸賴中醫謝全安、藍炯榮等人熱心維持。該救護隊之服裝、藥品材料皆為自備，並編寫職員、隊員編制名冊，呈請重慶市政府，歸由市長統制指揮，並加給委任臂章標誌，於一九四〇年改隸屬中國醫學會，可見是一自發的民間中醫組織；該團體除訓練現代救傷技術外，也成立急救隊，拯救受傷軍民。到一九四四年時，該救護隊已設有十三分隊共一百七十五位中醫，[37]以下舉例說明他們的工作。一九三九年，日機轟炸重慶市區，救護隊接到朝天門嘉陵碼頭有不少人受傷的消息，立即攜帶擔架藥物並率隊前往，救治被炸傷的市民五十三人，給予藥品並包紮傷處；其中有重傷四名，則抬送三聖殿「中醫救護醫院」醫治，並登記有姓名籍貫症治一覽表，呈送市府防空部、中央國醫館等鑑核備案。[38]該隊日常的應用物品，從購置的項目可以看出，包括大批紗布棉花、止血止痛丹、救急丹、清熱解毒膏等，各隊員攜帶於身上，以便遇有空襲時，可直接前往戰爭區域，實行救護工作。[39]由此看來，中醫在參與這些救護隊時採用了西醫急救中的包紮術，也運用紗布，但基本上其準備的藥品都是中藥。重慶市也有不少中醫組成後方征屬與患病官兵醫療服務隊，由中醫張簡齋擔任總隊長，全市共有十五分隊，每一分隊設一診療所，並備有各分隊考核制度，[40]提供當時中醫診治因戰爭而導致的外傷、疾患之學習機會。

另舉一北地的例子，當時洛陽中醫師公會有各種附屬機關，都曾投入中醫救護的工作，包括「行都國醫公會救護隊」、「行都國醫院醫療隊」、「洛陽縣中醫診療所」、「洛陽中醫公會義診所」、「河南中醫院施診所」等等，這些團體都發揮救護傷兵、難民之功能。報刊上還刊出他們於一九三八年間拍攝的相關照片與團隊領導人張少雲，他是內政部註冊中醫，也是行都國醫公會主席兼救護總隊長。[41]救護隊的出現，讓中醫更多地走出診間，接觸戰傷病患。過去，這些經驗對一位中醫而言非常難得，因為中醫並沒有好的機會與適當場合，大量地操作治療外傷科技術。再者，抗戰爆發後，南京中央國醫館中醫救護醫院成立，[42]一九三八年隨政府遷至漢口、再至四川。許多中醫也從繁華的江、浙一帶一同遷至四川，增廣了自身的見聞。例如原籍浙江的中醫沈仲圭，抗戰後在四川擔任賑濟委員會北碚中醫院院長，[43]據他觀察，四川「中醫救護醫院」每日都要診治五百人左右，[44]而且該院還有附屬的中國製藥廠，可在醫院系統中思考中藥的運用。[45]此外，一九三九年，中央國醫館接到政府命令籌組後方醫院，由四川中醫唐陽春為籌備主任，後來當地中醫鄧炳煃、李文彬、向銘心等人也籌組「宏濟醫院」，較類似慈善醫療院所，[46]而重慶市政府也補助中醫設立臨時診療所。[47]其實早在一九三八年，中醫團體已診治十四萬後方民眾，內政部看到這樣的成果，乃通過〈非常時期中醫診療所組織辦法〉，鼓勵各地方官署與中醫團體成立各種診療所，以救治傷病的士兵和民眾，內政部也肯定中醫的人數與實際療效，為抗戰後方民眾做出巨大貢獻。[48]此外，一九四四年五月，重慶市政府呈送行政院「陪都中醫院組織規程」，當時行政院即令通過；[49]同年，陪都中醫院正式成立，隸屬於衛生署，為一國立單位，全名為「國立陪都中醫院」，院長與副院長皆須由衛生署聘任。該院除掌理疾病治療外，還兼掌中醫中藥的實驗與研究事宜。在科別設立方面，有外科而無傷科，另有檢驗室之設置，檢查病源或病理檢驗，加入西醫的檢驗技術。[50]當然，礙於戰時經費拮据，在該院開辦前，開辦費兩百萬還被取消，經常費也被打了對折，只給了九十六萬元，但衛生署署長金寶善（一八九三－一九八四）還是指示，醫療事業直接關係民眾健康，間接影響抗戰實力，所以該院先以門診為主，日後再逐步擴充硬體設備，如病床和建築等項目。[51]至少，這些因戰爭的關係而產生的刺激，都使得中醫的外傷科方劑、技術，得以在更大的程度上被提出與更新。[52]又如某些中醫，可能有著類似軍醫的經歷，也接觸到新式的疾患，舉四川骨科醫師何仁甫（一八九五－一九六九）為例，中學時曾入基督教青年會學習英文，一九一六至一九二〇年被該會推薦至華西協和醫院（今四川大學華西醫院）學習西醫。因家族淵源，何氏本身就有中醫骨傷科的底子，在西醫院特別專注於人體解剖學和骨科課程。一九三六至一九三八年，國軍第二十九軍慕其名，遂禮聘何仁甫擔任軍隊之國術教官和軍醫顧問，而後在成都繼續開業，皆為中醫可以接觸新型態外、傷科疾病的案例。[53]

戰爭開始後，軍民難免受到各種傷害，無論在戰場上或後方都市，傷病的機率都大為增加。本章既針對中醫外、傷學科轉型而言，當多舉實例論述。談戰爭影響，不能忽略大量被提出的接骨、傷科知識。這些慘痛經歷，恐怕要走過戰場一回才能真正體驗。前幾章有提及一位傷兵王鴻儒，時年約三十歲，任職於軍委會別動隊，他談及受傷士兵對於鋸割四肢和接骨的困擾。他認為，對抗戰而言這些似乎不是太緊要之事，但對骨斷、肢體被鋸割而導致殘廢的士兵而言，卻極其殘酷；[54]國家雖然表示會照顧殘廢軍人，但所有生活、心理的痛苦，只有殘廢者才能深切體會。戰場上常見受傷導致筋骨折斷之將士，面對自己將成殘廢，會央求同伴將之當場打死、或直接用武器自殺，皆為其親眼所見，但人命至重，更可見外科、傷骨科技術之重要。[55]對戰爭下的傷兵來說，最重要的就是減少手術折磨，能令其盡速康復返回前方。傷兵較平民更難治療，時間一拖長，就容易產生「微生物氣體與葡萄球及鏈球菌傳染」；所以迅速清洗傷口、切除壞死組織和進行預防治療（例如注射破傷風或壞疽抗毒素），就成了首要工作。如此一來，難免要進行某部分的手術、甚至切除肢體，更不論西醫有「在創傷未深染至內部以前之潛伏期內，可施行切除術以預防傳染，必要時可縫合傷口」之建議，強調截肢是為了保命。[56]中醫鄧炳煃在戰時指出，他遇到槍彈打傷，穿透腹部、肢體，或是汽車壓斷骨骼，皆聽憑病家抉擇送至西醫治療，自己不敢嘗試。西醫言傷處必重防腐消毒，否則發炎化膿、發臭長蛆、發燒神昏，則為不可治之症，所以為避免走到這一步，通常西醫只有先行採取截肢一途。若患者被槍彈打穿肢體，發炎、發燒、疼痛、惡臭，二日後即會死亡，西醫除服藥水、打針外，極少其他治法，只能坐以待斃或送回家中等死，慘不忍睹。[57]

此外，戰時外科必定與一般外科有所不同。[58]隨著毒氣彈、細菌彈、燃燒彈等各種戰爭武器日益精進，外科的手術治療，也需要不斷精進。[59]處於醫藥進化的時代，中醫外科科學化意義重大，一位作者李受三指出：全國醫護人員應該立刻投入發展與準備之行列，才能成功，不然若給予中醫此項重任，而連止血、消毒、綳帶之基本技術都不會，等於是束手待斃。[60]亦即戰時外科特重消毒、包紮、急救，需要用最快速的訓練模式，使得中醫的外科知識從這些地方開始轉型。像是重慶的「國醫外科講習所」，就有西醫注射和手術部分的訓練，以實用為原則。[61]但我們在史料中卻可發現，很多中醫仍大量仰賴中藥，可推知於實際治療中，中醫群體必須從既有的知識體系出發，才能進一步思考實際運用之可能。許子香在報刊上刊載中醫藥與軍事療傷有關之方劑，他認為只有用藥取槍彈法還需要進行實驗，其他取出彈片後至康復，中醫藥皆可處理。因槍彈有時會打斷筋骨或造成瘀血，所以大部分的中藥方劑也治療這些症狀，還有緩解疼痛、幫助癒合的方劑。[62]

如果按歷史發展之常理推斷，中國醫學應早有治療槍傷之技術，因為中國在明代已是當時全世界火砲配置最為普及的國家，至清代的太平天國、捻亂、回變等，槍砲都是關鍵性兵器。[63]照理說中醫外科早就在處理各式各樣的火藥、槍彈，甚至於砲彈致傷的病例。但至晚清時，槍傷取彈的技術或處理，多靠西人或西法進行治療，[64]而中醫治療槍傷的技術，卻極少見於傳世之文本，而多以秘方、私密經驗的形式傳世。[65]因此，如何蒐集、公開研究這些技術，在戰爭爆發後又重新被提起。很多中醫都發現，面對已發生之戰爭，處理槍彈傷是中醫第一要面對的棘手問題，戰前僅有零星的文章刊出針對取出子彈的幾種草藥方，謂靠敷中藥子彈即可自出。若子彈卡在體內過久，傷口會變窄小，此時用生田螺和生黃豆兩味藥搗爛敷於傷口，待傷口流出清水後，其傷口自開、子彈自出。但文章的作者皆未提及如何發現這些藥物，或如何來實驗？僅陳述當子彈卡在骨內時，則此法即行不通，但未說明怎麼進一步處理這類問題。[66]戰爭爆發後，梁溪醫隱（筆名）發表〈外科新論（續）：創傷潰瘍篇〉一文，介紹槍傷的特質與外觀。[67]中醫顧渭臣則在一九三九年〈藥箭傷並槍彈傷〉內寫到：「又有槍彈或鐵珠入肉，敷碣鐵散，或先用針刺患處，外敷楊花散，俟覺麻木，再用刀割開皮肉，用筆管撲之，撲則珠入管內而出。又有鉛彈入肉，以水銀灌入傷口，其鉛溶化，隨水銀流出，用蔴油洗淨，蓋玉紅膏收功。」[68]這是少數能見到用中藥麻藥開刀取出子彈的醫案，彌足珍貴，但在抗戰的檔案中卻極少見到。因為，即使戰時有人願意提供接骨散和槍傷藥方，但國民政府並未給予回應，或也沒有能力顧及這一領域的知識；以致許多藥方之實際組成，史家只能在抗戰報刊上尋求相關資料，而且治療成效之文字，也多出於民間，而未有官方認可之證明。[69]麻藥的使用，史料所見還有寧波的陸銀華（一八九五－一九六七），他的先祖陸士逵就已經自製「麻藥水」、「麻醉劑」，減輕患者在手術時的痛苦，而有浙東第一傷科的美譽。陸銀華承其家傳，一九三七年時因躲避戰爭而至上海四明醫院（圖6-1～6-3）行醫，曾於一九四三年治好浙江省第六區行署督察專員兼少將保安司令俞濟民的傷

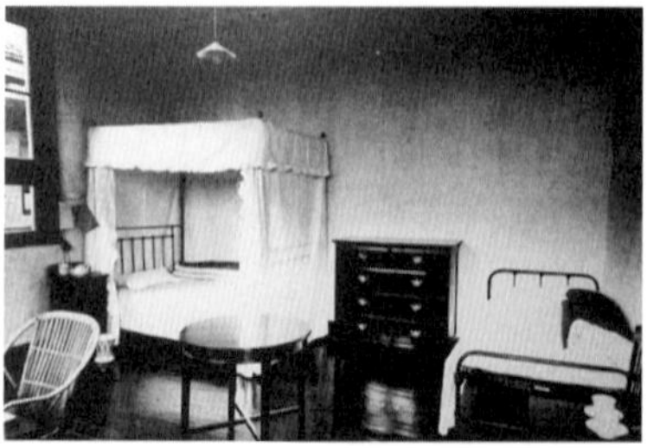

圖 6-1　1930 年代上海四明醫院的頭等病房

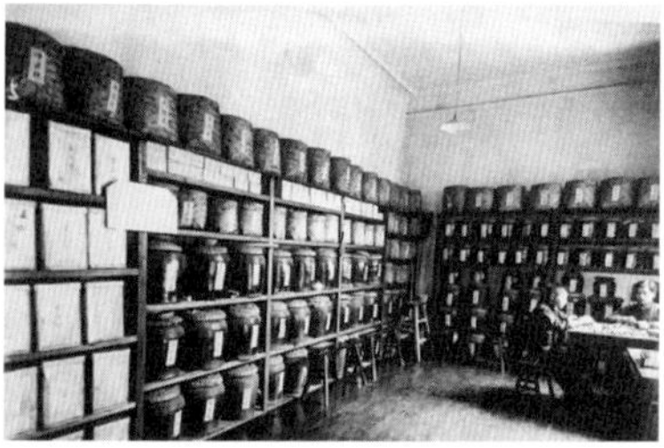

圖 6-2　1930 年代四明醫院的中西藥房

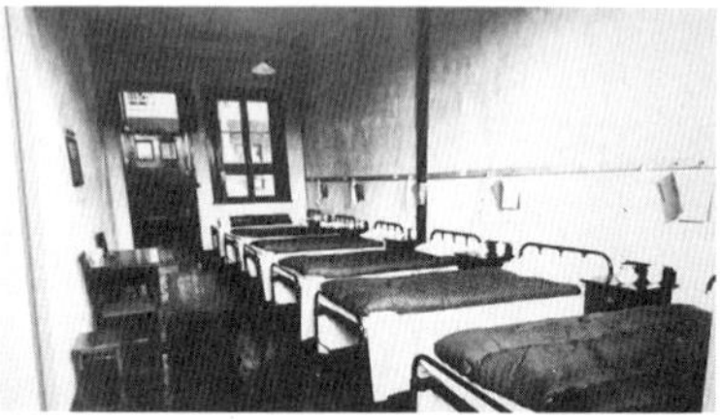

圖 6-3　1930 年代的四明醫院病房照（即上海中醫藥大學附屬曙光醫院的前身）

勢，當時他因墜馬而手臂骨折。[70]這點顯示在戰爭中發生的跌撲、骨折傷等外傷科疾病，中醫非常有把握，這是中醫可以擔負起救護任務的可能性之一。[71]

戰爭開始後，許多中醫針對骨傷、外科的主題發表議論，並採用一種中西醫對照的方式說明，這在戰前是比較少見的現象。例如重慶《國醫月刊》就刊載某軍需處處長，因為從車上跳下，造成右手肘骨折斷，經西醫治療四十多天，仍然痛苦未癒，而且極有可能終身殘廢。中醫李閦君陳述接手後的治療過程，先請病患把西醫吊在手上的石膏和脖子上的繩結一起褪去，接著外敷「立馬消腫丹」、內服「續筋接骨萬全丹」等湯藥，結果兩星期後即告痊癒。在抗戰中期，西醫可能才有鋼釘接骨法，可大幅縮短癒合和康復之速度，[72]但在此之前，許多骨折患者很難痊癒，因此中醫的骨、傷科手術，在當時或有可取之處。而當時中醫對手術的理解，即「先將跌傷患處按部位順好，以薄龜板（或竹片）紮緊，而後再服藥水。」[73]此法其實和西醫以石膏固定的方式頗為類似，但中醫能夠選擇的藥物更多。另外還有幾則醫案，這些醫案故事的特色多是西醫治不好，恐有殘廢之虞，但中醫卻能治癒。[74]前述李氏也介紹自己的得意方劑「續筋接骨萬全丹」，他說這是「得自師友秘傳」，並言自己學得的秘方有數十種之多。此方除了一般傷科疾病外，他特別點出還可以治療槍彈傷、炸彈傷，並宣布於報刊上刊出，歡迎民眾製作送人，救治抗戰受傷軍民，而且他確實也將「立馬消腫丹」等方藥組成公開發表於報刊上，達到知識傳遞的作用。[75]

另一位曾於抗戰初期貢獻自己秘方，還獲得政府表揚的中醫鄧炳煃說，曾有一位商人名叫李德仁，慘遭汽車壓斷左下腿骨，因西醫用止血帶綁住，導致筋肉血絡崩壞，傷口發臭、疼痛，還長出蛆蟲；用西藥硼酸水或碳酸水洗，竟然可以洗下一整碗蛆蟲。後來，這位商人出院等死，請兒子買安眠藥吃，以求速死。商人之子找上鄧，鄧為其診療，初見到該病患失血過多，故先用大劑補氣血、扶真陽之「近效補血湯」給病患服用，再用「益氣活血湯」調養，沒想到此後患者飲食倍進，傷口上的蛆蟲也都消失了。因此鄧氏認為，西醫外用昇汞、碳酸、硼酸等消毒藥清洗傷口，但蛆蟲卻屢屢復生，沒想到使用中醫補氣血法，竟讓病人元陽回復，蛆蟲竟自然消滅。後來病人身體狀況漸漸回穩後，再讓病人服用「內托生肌散」，外面傷口撒上「化腐生肌散」，患者即慢慢痊癒。最後他還是提醒，審症要依據傷寒、溫病學派的辨證法，因為不是所有的外傷都如此，需要對症施治，他還點出了內科理法之位置，而且和西醫療法對照比較，毫不遜色。在他醫案中的病人，大多是西醫束手，或是一見發炎化膿，就將面臨截肢的病患；鄧氏的信心來自於：號稱科學化的西醫認為不治，竟然被他治好了，故現在因應全面抗戰，傷骨損筋、折斷、發炎化膿等病症當不在少數，鄧氏自言其「發明」可以好好研究和推廣，造福病患。[76]

至於砲彈炸傷、毒氣等醫療，中醫不一定有把握，但戰時也出現一些討論，總體而言不算太多。例如四川中醫向銘心指出，敵機轟炸後碎片、木石擊中身體筋肉骨骼，與單純的筋骨損傷不同，還伴有驚恐症狀、破傷風的可能和硝黃鐵鉛之毒質。向氏指出，若受傷後七竅出血、不省人事，須急用「通關散」吹鼻開竅，再行人工呼吸，此法即為融合中西。其他如注意出血過多後的症狀、感染發燒之抽搐、接骨等法，他都有所描述。他表示自己曾治癒一百多位傷患，希望公開藥方提供研究，以救治受傷軍民。[77]聶克勤則認為空襲炸傷算是「新病」，並提出一些方法供讀者參考，但正不正確，還希望同道評論。聶氏用清熱解毒來形容他的療法，他說：「若係炸片灼傷、烟薰鐵觸，色黑而硝黃氣臭者，急宜仿湯火傷治法，用余與謝、吳、鄧合意擬成之清熱解毒膏塗敷，去瘀清熱，解毒生肌，若係鉛彈入內則以水銀傾入傷孔，化鉛自出，或酒醋調藥，化解鉛毒。」[78]此法用水銀來化鉛，前面也有談到。可惜的是，並沒有更多資料顯示中醫實際上用了這樣的方法，而能對取彈有重大突破；但清熱解毒的思路，當時的確有人附議，例如謝全安就指出中藥清熱解毒膏可以治療「湯火燙傷、炸彈灼傷」。[79]鄧炳煃則呼籲，若抗戰將士受到砲彈炸裂擊傷，除了止血止痛外，也應依照古法，分辨陰陽、寒熱、表裡、虛實，運用適當的內服藥，就可以康復；意即審查外科不能全看外科的方書，因為治療外、傷科的技術，很多都是從內科演變而來的。[80]戰爭幫助中醫思考自身的理論和知識，也促使他們提出應對戰爭傷害之新方法，政府也抱持肯定，例如希望重慶市國醫學術研究會（國學會）能夠「加緊研究國防醫藥，以科學整理國醫藥。」[81]比較可惜的是，現今我們能看到的多是相關見解，沒有查詢到真正中醫治療炸傷的檔案。

戰爭結束後，中醫並未中斷與西醫外、傷科之對比和取經的行動，金寶蓀就指出中醫今後應該朝採用西醫技術的方向努力，包括中醫外科的「不清潔」，應該採西法之消毒與藥品，他說：

蓋瘡面之消毒洗滌實為重要，而考之古籍則獨付闕如，若須應用，則祇有求之西藥，惟醫者以治病為目的，切不可自抱成見，而劃分鴻溝也。他人之長，應與採用，故若最普通，如酒精、碘酒、紅嗅汞、雙氧水、雷沙而、硼酸水等，不妨酌量採取。更如消毒棉紗布繃帶等，尤為必需品。而器械之選擇，亦可酌量，又如古傳之響銅刀、銀刀等，亦有應用之價值，惟於用時最好放於沸水中煮十、廿分鐘，或以酒精揩拭後置酒精燈上燒三、四分鐘，務使應用之器械，不再有傳染他種病毒之可能。[82]

這些消毒的概念從戰前一直延續到戰後，可以視為近代中醫外傷科轉型的一大特色。另一位名中醫張贊臣則指出，醫者不要故步自封，要能借助他山之力來改進中醫外科之缺點，太過堅持中西醫之區分，是中醫「進化緩慢」的一大原因。他認為，若能用藥物治好的疾病，盡量不以外科來處理，但若藥物技窮，則仍需運用西醫手術，這是不得已的舉措。他認為中醫的外科至少有幾個長處值得說明：第一就是中醫的外科類醫書中已累積大量的經驗，對於身體外部各方面病症之機轉，都有準確的診斷。他舉例一位南京的婦人罹患「對口疽」，西醫認為不易治療，但中醫外科專家則認為可以用藥治療二十一天康復，後來果然如中醫所言康復。其次為中醫另一個外科療法，針灸術，可以作為輔助療法。張氏說明，中醫外科施治手法多元，不光依靠手術；可供運用的藥物甚多，不輸給血清、抗毒素和磺胺類製劑，這些都是中醫外科的優勢。[83]福州的中醫報刊《醫鐸》在戰後也刊出言論指出：中醫傷科與正骨本有重大療效，應該公開研究，打破「秘密陋習」外，也指出在治療上應該善加比較中西醫之間的差異。[84]一九三四年，余無言出版了《實用混合外科學總論》一書，已在中醫科學化和中西匯通的主旨下，進行中西外科學的整合。再經過戰爭到一九四〇年代的洗禮，他將該書加以修改增補後，再於一九五四年再版，基本將上述的討論都納入內文，著重中西匯通，並以西方學理解釋中醫學，[85]已可見這段時期討論匯集之成果。

最後，必須指出，戰爭促使中醫思考外科的知識，也使得中醫學習到西醫的一些長處，但是這並不代表中醫外科要完全轉型成為西醫的外科。如同戰後一般對中醫外科亟待改進的事項所言：

> 外科需重清潔，更應消毒嚴密，故患部之潰與未潰，首宜保持消毒、清潔，而動手術時之器械，更須有精密之消毒，勿使有傳染他種病毒之機會。今返顧中醫之處理外科，用鏽跡斑斑之甲刀以劃開創面，更以破紙敗棉直接接觸創面以揩膿液，宜乎？其日趨式微，以致一般病者，有外科西醫為長之見，故身為中醫者，應急趨直上，捨短取長，以正一般之視聽也。[86]

中醫外科需要改進的，似乎不是學習西醫的手術，而是清潔、消毒的技術與習慣，但在治療方面，當時中醫則有自身的堅持。例如中醫沈伯超（一九〇〇－一九五八），戰時避居西安，於一九四二年集資創辦西安秦嶺中醫補習學校，並擔任校長。他提到有一位病人從馬上墜下，隨後頭暈、便溏、食慾不佳，並罹患扁桃腺炎，到西醫院診察，施行手術切除扁桃腺後，餘症皆無法治療，而是使用中醫的療法才治癒。同樣的，四川中醫李閎君精通內科，他認為外傷科疾病，多數用內科方法可以治癒；根據他臨床上的觀察，許多西醫外科不能治癒之病，用內科方法都能治好，[87]可見中醫常關注自身內科理論，而非以西醫手術來思考。此外，沈伯超常以西醫學理搭配中醫的生理學來解釋外傷症狀，他認為治病必須有一個身體整體的觀點，不能強分外科之表象，還是需要學習內科理論；[88]即使病患傷口癒合、膿血清除乾淨，體內的「毒」還是會產生變症，故不能只看表象、妄行西醫之刀割。[89]例如外傷後的感染還是必須靠內科來調理，此時中醫還是用傳統的外感熱病、痧症理論來加以解釋，聶克勤就說：「受傷必感寒，蓋因受傷血出氣虛，風寒侵襲，變症多端，或邪氣內結而成痧疫，或元氣外散而成暴脫。急宜用救命丹、救急丹、紅靈丹、開關散等，對開水灌下。解除寒邪痧疫，免成閉脫死症。」[90]可見其採用之方劑仍為內科的藥方。所以經過戰爭洗禮後的外傷科學，其實是一種以中醫本體為主，參酌西醫消毒、包紮、部分藥品之施用，並和西方生理學融通的新技術。

## 四、有關外傷科藥方的中西融通

以上所談，大多牽涉中醫外傷科在方法論和實作上的情況，在用藥方面已可看出，中醫大多還是仰賴自身的藥物。那麼，這些傳統藥物在這段期間的運用上，有無一些轉變？探究這些著作上所敘述的創新，很有意義，但也必須說明，例如王鼎鈞回憶抗戰時的西遷過程，一般傷口之消毒僅有大蒜和食鹽，而對付「抗戰病」疥瘡，使用的竟是水銀；後來有位老師還用蟾酥、馬齒莧、鐵鏽、明礬等藥物為學生治療疥瘡。[91]顯示這些外科偏方、經驗方大量存在於當時的社會中，一般人不知其詳。一位醫者所擁有的方藥，可能是他人無法知曉的，而且多數是知其然不知其所以然；[92]而且，在社會上研究外科者既無醫名、又無利益，在此背景下，當然導致整體學術無法進步。所以要改進外科，必須先導正一般認為外科比內科低等的社會刻板印象，而且對特殊學說與方藥的探求、搜集、公開配方，可能比內科方藥更需加以注意。[93]此皆當時常見之呼籲，前章已有相當之論述。

若以倒敘法來觀察，戰後以西醫為主體之中華醫學會，曾於一九四八年編輯《戰傷外科論集》，討論戰後外科之進步。曾撰寫《醫學史綱》（一九四〇）的作者李濤（一九〇一－一九五九），在編輯該書後的感言中，提及中西醫外科的對照：

> 我讀了這幾篇大著以後，忽然想到中國古代外科學的幾種概念，與最近的頗多吻合，我特提出如下，喚起同道注意：一、抗生劑中如青黴素，應用於戰期外科，收效頗大。它的主要功用是抑制體內細菌的繁殖，此點與中國外科中所說的「內消法」目的極相近似。二、外傷性休克，因輸血術的充分利用，已經救治了無數病人，這一點也是第二次大戰寶貴的經驗。瘍醫《準繩》載元太祖曾剖牛腹，納入流血甚多的大將布智兒於牛肚中，據說這是以血補血，可見古人已有輸血的意象了。三、最後注射蛋白質營養法也是大戰中使死亡率減低的原因。中國古時很喜歡用生肌的藥，他們用的藥能否生肌，是另

一問題。但是這種概念是對的，現在現代外科中自然沒有生肌藥，注射蛋白法與生肌已有關係，將來也許再進一步能製出生肌藥來。我以上所說，是指出新發明往往來自舊的觀念，絕不是牽強附會的來提倡舊醫學。古人說溫故知斯，也正是本刊發刊《戰傷外科論集》的意思。[94]

可見在戰後，作為一種研究和省思，西醫也發現不少中醫外、傷科過往技術之優點，而這些戰時的討論，在藥方部分，有哪些值得稱述呢？回到戰前，路登雲已指出，他曾見有一位洛陽農民，擁有世代家傳的接骨法，名震鄉里，人人都誇讚有神效，可惜此人從來不談方法，對外嚴守秘密。所以路氏指出，要能將這些民間效方盡量公布，才能進一步研究；[95]更何況，一般鄉村人罹患外科疾病，是完全無法辨識病名與治療的，新的藥物療法是透過很緩慢的過程才可能逐漸擴展至農村。[96]總之，外傷科藥方及其學說必須先行公開、整理並研究其理論，中藥之藥理才能被釐清，以造福更多病人，這些呼籲都因戰爭而開始進行。

戰爭開始後，聶克勤指出抗戰之傷害：「敵機肆虐，濫施轟炸，每投一彈，受傷軍民，當不在少數。除直接中彈，肢體解散，血肉橫飛，腦併血乾，胸洞腹破，登時氣絕，無法救治外，其有僅被破片擊傷，木石飛撞壓打，以致筋肉破爛，骨斷骨傷，血流如注，疼痛不堪，人事昏沉，或已無甚知覺者，證狀雖危，若能急救得法，未嘗不可起死回生。」所以呼籲國醫救護隊應該準備一些急救藥品來因應急救工作，施以藥物之後，再送至醫院，應該比較容易救治。[97]故備妥各式必須藥物，是中醫戰時之急務。為減少戰爭傷害之醫療需求，戰時出現不少介紹國醫急救創傷方藥的文章。這樣的狀況，補足了外傷科醫書刊刻不廣之缺失，是因應實際需求而產生的現象。[98]

在知識生產方面，傳統的外、傷科知識很多是靠口傳或師承，方書的作用只占一部分而已。但藥方的傳承還是必須靠文字記錄，在代代師承而又秘密傳授的情況下，好的藥方，特別是舊時外傷科方藥，無法被挖掘、應用與研究，但在戰時都有了些微的轉變。顏德馨（一九二〇—二〇一七）於一九四一年指出，他隨其父顏亦魯跟診，深信中醫外科是一種「富有神奧性的學術」。他回憶小時候附近的小鎮有一位很有名的中醫外科，每日車馬盈門，他的處方只有三張成方，把病人分為發散、已潰、收口三個階段。很有意思的是，用如此簡單的分法與治療，病患幾乎都能被治癒。所以顏氏自述，把中醫外科各種已知、未知的方子拿來研究，一定會有很好的發現。顏氏認為，因應戰爭，國民政府曾令國人迅速貢獻有效的外科效方，他認為這是一個中醫外科進取的好時機，可以跳出過去沒落的深淵。因此顏氏也公開貢獻他所知道的效方於報刊上。例如他介紹可以止血的「鐵扇散」，說明該藥可以冷卻、收縮血管；並於文章內提出治療一患者頭顱外傷破裂的經驗，一般西醫不敢治療，須送大醫院處理，但他卻運用該藥方成功地幫該病患止血，讓許多西醫感到驚訝。因此，他希望刊載於報刊上，拋磚引玉。[99]當時許多中醫也分別貢獻自己所擁有的秘方給中央國醫館，[100]或是逕自刊載藥方於報刊之上；[101]個別中醫也介紹、公開自己的續筋接骨、折斷、消腫等各式藥方。[102]張術仁則已注意到，一談到醫院，就是西醫的天下，中醫雖有實效，卻無法完全發揮所長，故呼籲醫界貢獻出槍彈傷的各種方劑，促成公開，[103]他們都意識到要準備救治戰爭中受傷的軍民。[104]而戰時國防部已委託研究雲南白藥和三七之功效，當時軍中的中藥房已有這類藥品，但在實際運用上，檔案中並沒有多做陳述。[105]中醫沈仲圭則曾編輯《中醫經驗處方集》，當時是奉中央賑濟委員會之令編纂，因戰時只能用期刊分期刊載，至一九四六年始正式刊行，可見當時中央政府與中醫界都意識到需要整理合於今用、實用的外、傷科方書。[106]

一九三八年，重慶中醫鄧炳煃因響應焦易堂研發國防中藥之建議，故貢獻治療發炎、化膿、生蛆的方藥，獲得獎狀。該藥先交由國防中藥研究會加以研究，再交由中國製藥廠製造，然後轉給中醫醫院應用。[107]一九四四年，傷兵與難民代表閻俊明等三十八名病患，具名呈請國民政府主席蔣中正，獎勵國醫楊子烈在救治傷兵和難民上的功勞，而且楊氏還分送秘製救急丹藥給傷兵、難民，增強抗戰力量有功，故這些病患聯名請政府頒發獎狀獎章以資鼓勵。[108]由此可見，中醫在當時確實曾發揮實際治療的效果，只是這些藥方沒有在檔案內公開。揆諸當時報刊資料上被公布的藥方，還有從作者的友人處得來之傷科救命丹，外用與內服皆可；並言西醫接骨雖有妙法，但收費昂貴，一般人無法使用，所以將此藥物的用法刊出，而用「發明」一語來撰寫其說明書。[109]當時非常多的接骨藥方被公布，甚至可以不用器具，僅靠敷貼就能接骨，或用「秘術公開」的字眼來刊載方藥之組成。[110]但這種古方傳遞之新方式還是有問題，因為多數藥方被公布時沒有藥理解說，仍是一大缺失。[111]當然，這其中也有用很另類的方式來實驗者，例如名為姚夢石的作者，就曾將一隻雞的腿骨折斷，然後使用他公布在刊物上的藥方進行接骨，雞隻竟能康復如初。[112]

筆者觀察並重視當時中醫如何分析這些藥方，還有旁及製藥技術等層次的問題。比較讓醫史學者眼睛一亮的，主要就是他們運用西醫、西法的轉型、創新與變革部分。戰爭開始後，中醫已逐漸汲取西醫消炎、消毒、滅菌、止血等理論，並用以解釋中醫的藥理學。曾任陪都中醫院合辦中醫高級研究班講師的中醫李汝鵬，曾舉例說明，中醫外科用方蟾酥丸是「滅菌、制腐鎮痛劑」，內服藥如敗毒湯則是「消炎解毒劑」。[113]一位作者楊欽仁也貢獻自己的驗方給中央國醫館，「又以跌打損傷骨折，腫痛難忍，蓋神經、筋絡、血管、淋巴同受傷損，凝滯阻塞故也。用血竭、薑黃、乳香、沒藥、松香、白芷、當歸，散瘀鎮痛；五加皮、骨碎補、合歡皮、川續斷，乃堅韌之植物，皆能續筋接骨；桂枝、黃糖能通暢血行；自然銅金屬以堅骨強筋；杉木炭有消毒止痛，能使患處穩固也。」[114]戰爭加速各種傷科、骨科驗方的刊布，[115]而且能引用西醫的理論來說明。在止血止痛方面，聶克勤則指出：「人體血液，為營養全身之寶物，外流過多，營養無資，身體必成虛脫而死。如見有血流出多的，在手腳急宜以預備棉線繩帶，緊紮其傷口上端，近心臟處一部，使血液不多流出，血流較少，即當以余與吳全安、謝全安、呂仲國、唐陽春、鄧炳烇、安自強研究，共同擬定之止血定痛丹，撒布包紮，決能血止痛減，再送醫院，或按他法施治。」[116]此止血法就運用了西醫的緊縛止血技巧和中醫的藥物；期刊上也刊載國醫藥中的各種止血藥物，並一一分析其機轉，包括刺激血管收縮、增強血液凝固力、使局部筋肉縮緊等，皆以西藥的原理來解釋中藥的藥理機轉。[117]

在方藥上，中醫也愈來愈重視與西藥的對照，特別是在戰爭爆發後，外用藥的分析更多。例如焦拯民就以「新解」來談「消風散」、「桃花散」等傳統外科用藥，這是一種「整理」舊藥方的模式，該藥是中醫治療癢性皮膚病的專藥，焦氏先分析每味中藥的化學成分與療效之關係，例如「廣丹」為硝酸鈉和氧化鉛；「銅綠」則為碳酸銅，具有消炎、殺菌、防腐、制腐的功效，文中還介紹中藥與西藥之共用、混用，例如混入磺胺類西藥，以增強治療皮膚潰瘍、化膿之效果。[118]中醫運用某些西藥來進行外科治療的例子，還有葉回春刊載的一則醫案，描述一位王姓患者罹患大腿瘡瘍，紅腫疼痛，就診時已經化膿，且疼痛難耐。中醫以當時信誼藥廠出品之「奴佛克腎上腺液」注射後，清除瘡瘍，並說「施開刀」，應指用中醫的手術清除瘡內化膿；再以中醫拔毒膏貼敷，囑咐患者每日服用「外可靜片」（筆者按：一名萬可靜），[119]最後患者經過八日而收口。「外可靜片」是一西醫的止痛藥劑，當時中醫朱仁康（一九〇八－二〇〇〇）也推薦此藥，可見中醫的外科治療也會試用一些西藥。[120]但延續上一節所論，中醫外科的轉型，還是必須依著自身體系來創新，所以融會西醫外科理法、藥方，並不是讓中醫完全入於西醫。就以用藥而言，能夠不用外科手術而以內科藥物治癒的，中醫多主張以藥物治療為優先，例如呂世琦指出，西醫須以外科手術處理腸癰（盲腸炎），但中醫用內科即可治癒；作者談論時已分析可以治療腸癰的薏苡附子敗醬散和大黃牡丹湯的藥效，論其消炎、收斂之功能，並分析其化學藥理，此即作者呂氏所言用科學道理來解釋療效，迎上時代潮流。故總體而言，中醫仍以內服藥來治療西醫可能必須動手術才能處理之疾病。[121]

最後一個例子就是中醫外傷科用藥的劑型轉變。當時有不少人提出中藥代用西藥的問題，鄧炳煃在重慶《國醫月刊》上刊載〈西藥製法及其代用品之研究〉，說明西藥藥品名稱與製成方法，在文章的表格之下說明較好之代用品，例如西藥「士的年」（筆者按：Strychinine Nitric，中譯名番木鱉鹼），[122]就可以用原提煉西藥的馬錢子酒來代替；馬錢子本身就是一味中藥，此處指的是用酒浸的方式來提煉中藥，再沉澱製出白色或無色結晶之西藥，是一種代用的概念，下一章還會加以論述。[123]這時有不少關於製藥化學和中藥製劑間的討論，此種現象在戰前也比較少見。

楊可伯亦指出，戰爭之非常時期必須注重國防化學、國防醫學與國防藥學，這裡面包括了戰地醫療、救護、防毒、衛生、看護、解毒等方向。他認為，中國醫藥已累積很好的基礎，可以仿造德國模式，專用生藥，投於浸劑煎劑中，頗似中醫之「湯劑」；而且中藥方劑多屬多種化合物，能發揮西方藥物單一化合物所不及的療效。應將每一種藥物有效的成分加以化驗，這樣反過來，可以省去很多化學製藥的繁縟，得以逕自運用、研發製造成方便運用的成藥。[124]改良中藥劑型，使之便於攜帶和使用，才能應付戰爭之需。[125]又如沈仲圭編輯的〈前振務委員會中央國醫館設立中醫救護醫院選製成藥一覽表〉內，就有用硼砂製成的消毒劑「甘硼水」，而且有大量的消炎、收口生肌的「軟膏」成藥，方便應用，這是第一次中醫製作如此多種類的軟膏供應戰爭使用。[126]另外，為因應戰爭，也改進了中藥材須費時熬煮的舊方法，而改以日本漢藥單位藥的作風，製造具有明確、獨特效用的粉末。[127]因本文著重中醫外傷科轉型可能之方向，若干成藥製造的成果與成品，就留待下一章討論。

## 五、小結

若將近代中國醫療史的研究視野放大來看，中醫現代化的過程似乎顯得緩慢且仍方興未艾，但凡走過必留下痕跡，一個具有歷史的中醫傳統轉型，實非一朝一夕可以克竟全功，必定匯集涓涓細流，才能成就大江大海；積累各種轉型契機，才能有大方向的改變。本章所論，主要依據戰爭爆發後的報刊、檔案，僅以外、傷科一隅來檢視中醫的轉型，大體牽涉戰爭開始前、開始後與延續之改變，補充了前幾章的不足之處。也因為著重戰爭之影響，所以本章所涉及治療之疾病，也多與戰爭密切相關。

審視當時的資料，可發現中醫對其在外、傷科、接骨等方面的技術，仍抱有一定的信心，但筆者認為，仍需對這段歷史進行一些檢討。當時醫者普遍認為，對於中國醫學，特別是外、傷科知識，還需要公開研究、實地操作，才能得到社會上普遍對療效之認可。而就本文所論，幾乎已囊括這些知識在當時的呈現，其中很多僅止於公開發表，但對於實際的效用和真正的實驗，卻僅有零星紀錄，未有專門之場域可供訓練，以致許多史事仍停留在文字討論或個人經驗之印證中，因此「對於正骨科，未實地經驗」是當時最大的問題。[128]很多效方公布後，還未能達到全面整理的階段，僅是為了戰爭而施行，並沒有一個長遠的研發計畫，若僅是公布而未整理，則知識還是無法成形、流傳與應用。但不可否認的是，醫史研究者不能期待這樣的轉變在一夕之間發生，至少當時拜戰爭所賜，這種討論與知識交流已經開始，而且也有不少令人驚訝的外傷科醫案和成效被刊載出來，許多改良成藥，也已在藥廠中被研製出來，或多或少已被運用在戰場或大後方，或許仍有不少故事等待史家去挖掘。

在轉型方面，中醫從戰前一直到戰後，經歷最明顯的轉型就是消毒、清潔傷口的觀念和綳帶包紮、止血等技術的吸收，這些知識在一九五〇年開始已成為準則，滲入中醫的知識系統中，使中醫外、傷科逐漸擺脫不衛生、落後的刻板印象。在採用、混用西藥和改良中藥劑型等方面，也開展出部分成果，而這些突破實多因戰爭過程才變得可能。但是這些轉變，筆者認為仍多半是「外緣」因素，一個觀察就是，此時中醫仍然很少有關於改良接骨術、手術知識的呼籲，而僅著眼於過程中的消毒和清潔衛生觀念；也就是說，中醫外、傷科知識論的核心「本體」並未有太大的改變。中醫之外、傷科治療不能忽略內科技術，或許即因當時中醫藥方真有可取之處，再加上大量的鋸割傷兵肢體的故事，加深了人們對西醫外科的恐懼。因此，中醫能用知識體系內之藥物內服和外敷加以治療的疾病，則盡量不去思考施行手術的可能，如此即顯現了當時中醫轉型的「底線與局限」。實際談傳統知識的轉型，不可能靠著一次戰爭、短短的八年時光而產生驚天動地的改變；就好比中醫不可能發展出如西醫般的切割手術，因為手術終究未納入中醫首要的治療策略中。但總體而言，中醫因為戰爭的關係，多少還是可以看出在醫學教育體系內的知識轉型，例如在教育部公告一九三九年必須施行之「中醫專校課目表」內就規定，在藥物學方面要注重鑑別與提煉，產科必須學習西醫手術，更重要的是中醫傳統正骨、傷科皆併入西醫式的外科，而非

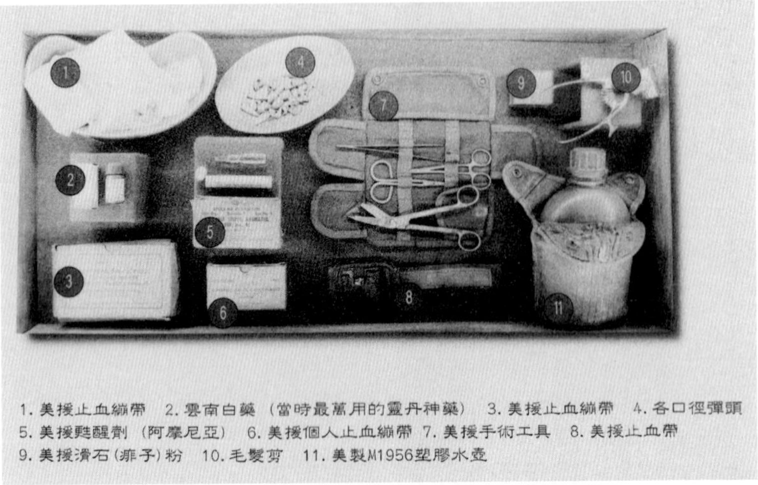


圖 6-4　桃園市平鎮區「異域故事館」內典藏之抗戰時期美援與國軍之醫療用品

傳統中醫類似皮膚科的外科學，已載明要「兼採西醫手術」。[129]雖然具體教材仍未出爐，但可以看出中醫整體教育之方向已產生一些改變。

若檢討在戰爭中的實際操作方面，中醫在槍傷取彈、炸傷、灼傷、急救、麻醉藥之應用雖有部分討論，但可以看出在實際應用上仍是弱項。總結上述論述與資料分布，讀者可輕易看出在戰爭時期的相關討論與推展是比較多的，但戰爭結束後的一九四五至一九四九年之間，至少在中醫學界的相關討論顯然又是減少的，此部分或礙於資料，仍有待進一步考察，但中醫外科的發展顯然沒有主要且公認的倡導者與持續性改進的力量，很多言論和改變可以說是被戰爭逼出來的。抗戰爆發後，國民政府軍政部雖然有擴大醫療資源之舉，並將中醫藥納入戰爭救護的資源內，但總體而言對採用中醫藥的政策上仍是消極的，軍政部雖補助中醫救護醫院經費，對中醫救護的團隊基本上也是同意的，但缺乏統一且有系統的發展；甚至在戰爭後期，因為美援的醫藥大量進入，中醫藥的資源成了點綴品，這對中醫藥的創新與科學發展上，形成一定的阻礙。[130]更進一步問，這段歷程對中醫在一九五〇年代之後的改革，有沒有任何影響？目前尚不得而知，但關於中西麻醉藥的討論已被關注，[131]而一九四〇年代前後之發展顯然是一條極為重要的線索。如果影響之答案是正向的，很值得醫史學者再從中找尋新的意義。歷史的啟示可能在每一個時代上演著無聲的文字故事，默默地影響下一個世代；而反過來說，即便中醫後來沒能在這些項目上繼續改良進步，也只能說走在中醫前端的改革者忽略了戰爭與中醫關係的啟發，是一件相當可惜的事；但歷史的意義終究不曾消滅，只待人們來挖掘論述，鑑往開新，方為醫療史的真實價值。

# 第七章

# 「國藥」或「代用西藥」？

## 抗戰時期國產藥物的製造與研究

## 一、前言

近年來，西方學術界對於近代中西醫發展的歷史研究，屢有佳作，[1]當前學界對整個近代中醫發展史的看法，其實和二十幾年前的認知大為不同。筆者在探索抗戰時期的中醫藥史時，意外地發現民國時期的中醫史不僅只是中醫內部的學術史或中西醫論爭的歷史而已，中醫在很大的程度上涉入了抗戰，[2]在社會責任、救護工作上扮演重要的角色。過去研究極少重視這些主題，甚至連最較新的大型研究成果《百年中醫史》中，也忽略了中醫與戰爭之間任何可能的關係，[3]顯見前幾章內容，已能彰顯本書的開創性。然而，仍有不足之處，基於抗戰背景，當戰端一朝開啟，中國地廣人稠，很明顯的一個問題就是醫藥的供給能量將面臨不足，特別在藥品部分。戰爭造成醫藥需求大增，而開啟中藥代用藥物製造之契機，可惜過往研究未能加以注意，實為中國醫藥歷史研究之缺憾。

早在戰前，中藥的科學化研究已經開始，例如趙體乾編著《中藥新說略釋》（一九三六），他認為改良國藥就是運用理化方法提取生藥中的有效成分，但總體而言，戰前傳統中醫在這部分的成果並不顯著。[4]倒是戰前的中央研究院生理學研究所、北平研究院和中央衛生實驗處有一些初步的中藥研究，但對於抗戰時期藥品供需急迫時的研究與製藥，還有可探討之處，[5]特別是軍醫方面的國藥研究，目前已有基本論述，可以再加以拓展。[6]延續這一脈絡的關懷，本章希望藉由當時的報刊文章，來探索中醫的藥物——「國藥」在當時可能的角色，[7]它如何在戰時被需要、怎麼被研究，又是哪些單位和人員在操作？具體成果得失為何？希望藉由本章來回答這些問題，補充過去中醫史研究的空白之處，也作為本書探討抗戰史多元面向的一種擴充，以豐富整體抗戰史的研究。[8]

## 二、戰爭期間一般製藥業的狀況

抗戰爆發後，正如近代著名藥理學家張昌紹（一九〇六—一九六七）指出的：「藥物自給問題，一變而為戰時生活中心問題之一。」[9]國家醫藥衛生事業面臨重大的挑戰，故戰爭之初，呼籲趕緊設立藥廠製藥和徵集藥品的消息、命令不斷。[10]俯瞰全中國的藥業，一位作者李穎川指出：中國素不重藥劑專業和製藥工業，政府登記全國藥劑師的人數，竟然只有八百人，從事製藥的人更少；而且醫師和社會人士都喜歡用舶來藥品，德日派醫師只會用德日藥、英美派醫師只會用英美藥，於是中國成為一個外國藥品行銷的市場。戰前的製藥工業，大多分布在上海、杭州一代，工廠除新亞、信誼稍具聲望外，大多規模甚小。稍大者如新亞藥廠，則完全是中國資本，創辦於一九二六年，出產星牌藥品；董事為許廣澄、陳介、伍連德（一八七九－一九六〇）、顏福慶（一八八二－一九七〇）等人。[11]不過，當時號稱所謂中國的藥廠，「所製藥品，類皆將外國原料重新包裝，製成片劑、注射劑或成藥而已。」新亞藥廠算是很先進的，至少有附設藥物化學研究所，當時由天然藥物化學家曾廣方博士（一九〇二－一九七九）主持。[12]而製藥技術除化學外，還有以動物、植物、礦物為原料者，但中國藥學家卻甚少研究，只重視外國產物，對於本國所產醫藥上有關之部分，甚少展開研究。[13]此即當時中國藥業之一般情況，雖稱國產，但非完全自行製造。至於在中藥材部分，中日開戰後，據一九三八年的報導顯示，上海的藥材業多遷往租界，但藥材來源阻絕、運費高昂，市價漲百分之三十至一倍，但銷路清淡，銷量不及往常之一半。[14]奇特的現象是，到了一九四〇年，市場轉趨穩定，上海藥材業反而增加了三十五家；當時川省藥材運輸困難，價格昂貴，但從藥材業數量增加來看，中藥與中成藥的銷售依然興盛，顯見戰爭日久，人們對藥物之需求不減反增，[15]但成藥已成投機商品且品質不穩定，市面上很多假藥，管理也相當困難。[16]

地方政府發現藥品供應不足，也積極籌組各種官督商辦的藥廠，解決藥物不足之困境。例如一九四一年湖南省衛生處籌建製藥廠，「由省庫撥款十萬元，製造各種醫用藥物，以謀自給，案經省府常會通過，並委衛生處技正任秉鈞，中正醫院院長李啟，暨前衛生署劉彥勳等為籌備主任，積極籌備，已覓定譚家巷產院舊址為廠址，據該廠籌備主任劉彥勳稱：『本廠籌備即可就緒，器械已在香港購妥一部，因交通困難，一時尚難運到；關於製造方面，擬先行製造藥棉，紗布，注射血清及丸藥等簡易藥物著手，逐漸推進工作，惟技術人才缺乏，殊感困難』。」[17]政府與民間合作的例子還有西藥商在重慶聚集資本，大規模設立西藥廠，一方面向政府接洽立案，一方面向香港購買各種化學製藥儀器、開工製造。報刊稱這種國人自製藥品的風氣、不求他人而自給自足，已是一種「革命」。[18]另外，西南各省軍政醫專家數十人，鑑於藥品關係到抗戰將士的戰力，於桂林創設西南藥品化學工業製造廠股份有限公司，製造各種藥品和衛生材料，並擴大創業資本五十萬元，呼籲各界人士參加。[19]廣西桂林各西藥房負責人還籌組聯合製藥廠，先集資二十萬生產各種成藥，再逐步擴充至兩百萬元。[20]後來國民政府軍政部還擬定招商投資與製藥工業辦法，希望由軍方出面，促進藥品生產，擴大投資彈性，主要有：完全由商人投資、由軍政部和商人合資，或由軍政部出資交由商人興辦等三種模式，興辦產業有製藥工業、醫療器械和敷料等三大項。[21]

揆諸報刊所載，各公營民辦或政府補助辦理的藥廠還有不少，無法一一記述，本章初步根據報刊所載略述一二，資料大多集中在一九四〇年代後，可能是當時藥品需求已達窘迫，有生產數量上的壓力。例如劉瑞恒（一八九一－一九六一）親赴自貢和五通橋，觀察久大公司、黃海工業研究室等各項化學產品製作情形，他集資數百萬創立「協和製藥廠」，希望補救西藥來源不足之問題。[22]此外，「中國製藥廠」陪都營業處於一九四二年五月開幕，該廠成藥有八十餘種，計分：(1)各病預防常服藥品；(2)時疫痧症救急藥品；(3)寒暑感冒藥品；(4)腸胃病藥品；(5)虛弱貧血藥品；(6)瘧疾藥品；(7)止咳藥品；(8)止痛藥品。還有眼耳口鼻藥、皮膚瘡症、花柳病藥品、傷科正骨藥、婦幼科藥品、風濕藥品、化痰安神等十六類。[23]「中央製藥廠」則為擴充營業和便利各方用藥，一九四二年特設辦事處於重慶，兼營門市配方。[24]後期還有「國立第一製藥廠」設於合川，由麻醉藥品經理處處長梁其奎負責籌備；「國立第二製藥廠」則設於蘭州，由楊永年負責籌畫，楊後來還擔任西北衛生實驗院院長。[25]

在私人藥廠方面，例如重慶的銀行和實業界人士，發起組織中國藥產貿易股份有限公司，宣稱要採用科學方法，精製國產成藥，運銷國內外市場，資本總額為二十萬美元，籌備委員包括陳覺民、康心之、周季悔、徐廣遲、李鐘楚等人。[26]重慶的西藥商也集資成立大規模西藥製造廠，向香港購買各種製藥機器。一九三九年在重慶還有「中國藥產提煉公司」之成立，主要由南洋僑胞與銀行界籌辦。此外，還有光華化學製藥廠、中法藥房製藥廠，原址皆在上海，一部分遷移至漢口、一部分移至重慶。中法藥房在民初享有盛名，專銷艾羅補腦汁、[27]九一四藥膏、人丹、胃寧片等成藥，但戰時因製藥原料來源不穩定，價格昂貴，故產銷不太正常。[28]另有民康製藥公司、天原化工廠，西南製皂場等，本來都是化工廠，但也相繼投入製藥業。[29]外國藥廠的部分，還有拜耳醫藥廠，在抗戰時仍持續打廣告，例如介紹戰爭時最重要的兩種藥物，即治療創傷和瘟疫的藥物；在陸軍醫院內最重要的就是消毒、洗滌傷口的藥劑，例如「雷佛奴耳」（Rivanol，俗稱黃藥水）[30]，浸泡紗布後即可敷用於傷口上。《拜耳醫療新報》上還介紹幾種用於瘡口、創傷、化膿之藥物，但都借用傳統中醫外科「去腐生肌」來讓讀者理解。[31]至於在管制藥品方面，衛生署長金寶善指出，自太平洋戰爭爆發後，衛生署特別頒訂「戰時醫療藥品售銷登記管理辦法」，分行各省市政府轉飭辦理，嚴查囤積居奇、哄抬藥價之行為。而「戰時醫療藥品經理委員會」（一九四五年廢止）[32]和中央製藥廠，也在重慶設立平價藥物販賣部，以利患者購藥。在開源方面，金寶善指出，衛生署督促中央製藥廠等處特別留意使用國產原料，以求自給自足。[33]

總體而言，通過抗戰洗禮，至一九四三年衛生署已有報告，大後方必須之藥品一百零四種中，除十餘種需進口外，其餘均能自製。重慶一地的公、民營製藥廠，已有二十三家，加上西南、西北等地則已有五十餘家。經濟部已將製藥業列入國家重要工業之一，製藥業同業公會也歸經濟部管理，可見國家對製藥工業的重視程度。李穎川認為，到了一九四三年，已有單位推廣種植藥用植物，動物皮毛與小便，這些原料皆已在設法利用，過去需要靠外國進口的部分原料，現已能被國產藥品取代，且藥價更為低廉。藥學界已組織中國藥學會、中國藥物自給研究會和全國醫藥品器材生產協會等團體，藉研究學術以喚起大眾對製藥業的重視。[34]近代中國化學製藥專家趙汝調就以荷爾蒙和維他命製劑為例，最早是先用浸膏，逐漸發展成能夠提煉成結晶，最後則要朝向用化學方法合成，則功效更為準確。趙認為，製藥除了講求設備外，還要能精進，靠得不只是儀器，還需要不斷的研究。[35]這個歷程，大概在抗戰時期取得較多令人矚目的進展。

## 三、戰時「國藥」之生產與管理

瞭解當時藥廠大略狀況後，本節重心放在分析當時製成藥品之種類。延續前論，既然藥品供給量不足，故時人多想到要製造「國產藥物」應急。而「國產藥物」可能具有兩個既融和又衝突的概念：第一是指中藥製品，另一個意義是利用國產原料所製成的代用西藥，當時報刊內也稱為「國藥」。戰爭開始後，多數人對醫藥之匱乏感到憂心忡忡，提出各種因應時代潮流的醫藥觀念。在人才方面，多主短期訓練，而在製藥方面，除藥廠、資金等諸多問題外，最重要的就是思索運用國產（動、植物）原料，製成國產藥物的各種可能。例如言：「至醫者對材料之選擇，尤須採用國人之自造者，即製藥所需之原料，凡有足資代用之國產品，亦極應盡量採用」、「尤希我當代醫藥專家，共同努力，研討我所有國產藥物之原料以供戰時製藥之用。」[36]

就中藥而言，即最地道的「國藥」。一位作者孔夢周指出國醫藥之價值，無論在德國柏林大學或日本的皇漢醫學堂，皆重視中藥實驗與研究，反而是中國人棄之如敝屣。孔氏親身經歷，「不須剖割而安全治療痊癒」的故事，在戰時屢見不鮮，他說：「尚有其他有效藥物療傷接骨等功用，皆能起死回生，而不致人於殘廢者，如傷科學成方之膏丹之類，與夫最普通之骨碎補、川芎、商陸、冰麝等，與西醫動則割鋸，雖微傷小創，皆為器械標治法而致人於殘廢者，未可同日而語。」[37]而抗戰導致藥品供應匱乏、價格高昂，民眾沒有能力買藥治病；若一九二九年時成功廢除中醫，則國家不待外敵來消滅就滅亡了，故言中藥乃中華民族的「續命湯」。[38]潘勉之則提到戰時要以科學研究中藥，加強「國防醫藥」建設，首先是要建立具有世界性的新中醫學，必須以中醫為醫學發展的主體，參酌各國醫學的精華而融合成新醫學，頗似一九五〇年代後重視中醫的歷史發展。[39]集中智力以求國藥之科學研究和研製，他提出幾項做法：(1)使全國各大學充分運用物理化學之精確方法，分析和確定國藥中的成分與功能，以配合新中醫學的研究。(2)設立大規模之國藥制煉廠，以供當前急需，提升國民經濟。(3)精密調查各出產國藥之地區，對傳統之栽種法、採取法，予以培植和技術開發。(4)迅速對國藥內銷上之一切困難，加以克服，如給予交通運輸之便利，稅率及關卡手續之減免。[40]

另一種國藥概念則是以國產原料製成之西藥。抗戰開始後，東南工業區域相繼淪陷，沿海港口多被封閉，內地生產受影響，尤以藥品最為缺乏，價格昂貴且無處購置。故西安醫藥界與實業人士，皆以西北藥物原料豐富，應該用科學方法製成西藥成品，以供抗戰所需。當時招股六萬元，欲成立「西北華西化學制藥廠有限公司」，一九三九年籌到四萬元，預定時任陝西省政府衛生處處長的楊叔吉（一八八四－一九六六）為董事長，竇蔭山、楊曉初為庶務董事，李子舟為經理，王靄如為廠長。[41]該廠主要採取國產藥材，應用科學方法製造西藥成品；藥廠出品種類計有原料藥品、注射針藥、特效成藥、藥棉藥布等材料，該藥廠設有重慶經銷處和成都經銷處以販賣藥品。[42]

若從當時藥品管理法令的角度來看，內容似乎囊括中西醫藥，其界線並不像我們理解的中西醫論爭那樣截然二分。例如〈戰時醫療藥品暫行標準表〉內有普通藥品一百零四種，其中包括：橙皮、樟腦、香椒、黃連、五倍子、龍膽、甘草、遠志、大黃、滑石、薑等等，皆附英文藥名，以其作為製成西藥之原料，也可見當時許多西藥皆從天然植物中提煉；[43]如此中、西藥物界線之不明，其實在日本甚至是二十世紀初期的歐陸皆如此。此外，衛生署於一九四二年公布〈嚴禁藥商囤積居奇〉法令，嚴禁藥商囤積居奇，內文規範了所謂的「醫療藥品」，顯示政府當時在藥品管理上，中西藥原料之界線並不截然二分，例如有維生素、血清、奎寧、魚肝油、碘化鉀等等，很明顯是西藥，但複方龍膽大黃錠、滑石粉、麝香草腦、複方安息香酊、番木鼈酊與浸膏，就像是以中藥原料製成，但應該還是被定義為「西藥」；另外像是「化學藥品」類別，其學名則幾乎皆為西藥。[44]抗戰時期若由化工業者生產之國產藥品，應該多是指「西藥」，例如四海化學工業社所出產的國產藥品就是一例。[45]一位原在湖南干城衛生院服務的讀者徐劍青在〈抗戰第五年告醫藥界同志書〉一文中大聲呼籲，隨著抗戰進行，醫藥器材愈發地不足，他指出幾點，包括「發起廣泛之國藥改造運動，以代替舶來品。」[46]這裡的國藥，指的也是以國產藥料製成的西藥，而非純中藥。

在純粹的中藥方面，當時藥廠已吸收科學化的製藥法，製造成藥以因應戰時需求，而非我們想像的用飲片直接煮成湯液來服用。早在戰爭前，一九三七年四月一日，重慶國醫院開幕，院長為龔一維、龔志賢，醫務主任為李壽昌；該院即已展開中西醫合作，並設有熬藥部，提供民眾熬煮中藥之服務。[47]戰爭開始後，中央委員焦易堂等人發起在重慶設立國藥製造廠，鍋爐已裝置妥當，[48]中藥之運用與製造依舊興盛。復以戰爭中有不少對中藥奇效的報導，例如《醫藥之聲》記載：

> 報載此次大戰爆發後，西醫生多已赴前方執救護之役，醫生亦有投袂而起者。中醫跌打之技原自不弱，宜乎其當仁不讓也，聞之前線歸客談，軍委會近發有救傷聖藥，為諸健

兒所極端信賴。藥為雲南產，大如胡椒，有白色者，凡有血無痛則以水服，有痛無血以酒服；另有紅色者一種，雖痛極服壹丸則血痛均立止，軍中呼為仙丹，軍委會雖備有大批，猶不數分配，藥為何物所制不詳，以我國幅員之大，物產之奇，中醫用藥之神妙，如此類者，料尚不少，蓋有發揚之必要也。[49]

這段報導極有可能是指雲南白藥，[50]而軍方還備有不少，可見當時軍隊運用中藥是很普遍的。至一九四一年，中央國醫館、振務委員會、衛生署、中醫委員會等單位更合作創立「中國製藥廠」，希望能溝通中西醫藥，《西南實業通訊》刊載：

各種出品，材取國產，法用科學，效宏價廉。其出品種類如次。注射劑類：靜脈注射：如二重散、時疫靈、癢治林碘鹽、柳鹽糖鈣等十餘種。肌肉注射：如永梅星、安必來丁、時疫靈等十餘種。皮下注射：如士的年、樟腦液、嗎啡、規寧等八九種。片劑類：如頭痛片、止咳片、止痢片、解瘧片、傷風片、消食片等十餘種。丸劑類：如防疫丹、行軍丹、氣痛丸、寧坤丸、長壽丸、補腎大造丸、寶生丸等十餘種。液劑類：如救急水、家庭感冒水、眼藥水、紅藥水及各種酊劑等十餘種。膏劑類：如瘡瘍膏、硫碘膏、硼酸膏、灰汞膏、排膿生肌膏、濶毒立愈膏等二十餘種。附帶類，如：藥棉花、藥紗布、救急包、蒸溜（餾）水、牛痘苗等，一概俱全。」當時中國製藥廠出品的藥物，也有市售。第一經銷處為重慶一牌坊韓逢奇藥房；第二經銷處為重慶陝西街益洲參號，成都也有總經銷處，還附有該廠詳細說明書及價目表可供索取。[51]

可見該廠不但生產中藥成藥，也生產西藥，有原料則妥善運用，不分中西。報刊上的醫藥知識，有時會同時刊出中西藥兩種治法，例如火（燙）傷，除了用西醫的外用軟膏塗抹外，也可使用珍珠散、滋膏等，其組成之中藥成分，常一起刊出。[52]

戰時中藥的發展，不僅止於生產而已，還在於進一步研究。《西南醫學雜誌》上刊載一個以西醫為主的「中國藥物自給研究會」，於一九四二年開第一次年會。主席團包括金寶善、盧致德（一九〇一—一九七九）、連瑞琦（一八九八—一九八四）、羅霞天（一八九八—一九八〇）等人。眾人認為今後之會務，為推動各藥廠製造「中國特效藥」，並統一成立一製藥廠以解決藥荒問題。國民黨大老陳果夫出席時指出：最先研究的藥物應該放在瘧疾和痢疾兩種疾病上，「學科學的人應協助中藥之發展」，教育部更令所屬各校積極努力，從事中藥之研究。時任衛生署長的金寶善於致詞時向各藥廠致謝，並指出：中國各種用藥之多乃世界之冠，今後應該擬定標準將用藥降至一百種左右，其中四分之三要能自產較好，除舶來品之外，皆需設法生產代用品；衛生署副署長俞松筠（一八九八－一九五一）也稱，中國醫生不應只成為舶來藥品的調劑員，要能研發自產。會上，擔任過戰前中央衛生實驗處下設的化學藥物系中化學實驗室主任的孟目的（一八九七－一九八三），也指各藥廠應互相合作才能有成就。當時參加藥品展覽會的有中法藥廠、光華藥廠、信誼藥廠、民康藥廠、國藥藥專、中國藥產提煉公司、西安華西製藥廠等四川境內大小藥廠五十家以上。[53]

陳果夫推動「常山」的研究，其實就在說這個故事，當時報導揭露，經過一年來的臨床實驗和病理研究，證實常山的效用與奎寧一樣，而且沒有奎寧之副作用，有助於軍中防治瘧疾。[54]這段故事，雷祥麟有過精彩的分析，亦即所謂的「發現（中藥）常山」，事實上是多層次的「再網路化」的過程；透過這個過程，西醫將常山自中醫的傳統網路中剝離開來，繼而轉化吸收至他們自身的社會－技術網路中。[55]真正的問題，還在於當時許多傳統中醫無法參與這樣的歷程。正如孔夢周指出，除了推動給予國藥專利的鼓勵外，雖政府已逐漸重視中藥的功效，但能人多挾其技術而匿居鄉井、私相授受，很難對中藥研究作出真實貢獻，只有靠政府廣徵特殊國醫藥研究人才，不論有技術而無學問或有學問無技術者，全部集於一堂，互相研究發明之；再設班訓練後進，以挖掘固有寶藏。[56]以下，我們要再繼續說這個故事，不僅是常山而已，還有更多的中藥於戰時被研發，它源於一個更大的可能，在此次戰爭的壓迫下才得以施行，而那已幾乎造成中藥的某些革命了。

## 四、軍醫與「國藥」之種植

若沒有戰爭用藥的急迫性，中藥之用途可能永遠被忽略，中藥科學化更永遠只是個口號。當時化學製藥技術尚未成熟，中西藥原料間的模糊，給了當時傳統中藥不少可能的發展空間，特別是對戰爭時期急需用藥之軍事醫療單位而言。一九三九年時，軍政部頒行〈獎勵國藥獸醫有效良方暫行規則〉，送軍事委員會和行政院核准備案。有鑑於中醫多不肯公開秘方，加上西藥難以取得，故以此法徵集與獸醫有關之中藥，還附有〈某病有效良方聲請試驗書〉供讀者參考；[57]若對於西醫難治之症，有配成特效藥品，經實驗有效者，還可發給獎金或申請專利，完全針對中藥而行。[58]

在抗戰爆發前，軍醫中不少人甚至不識醫藥，傷患的處理僅是更換繃帶，而且缺乏嚴格之消毒。內科疾病的處理都是服用暑藥、行軍十滴水、人丹、行軍散、避疫丸、衛生水、霍亂預防液等中藥。[59]南京國民政府成立後，政府銳意整治軍醫，與本章較有關的藥學科，起步較慢，較少研究者加以重視。軍醫學校的藥科於光緒三十四年（一九〇八）成立，至一九二八年北伐成功後，增設藥科科長於教務長之下，首任科長為鄭壽（一八六六－一九八二）。一九三三年，軍校奉命遷至南京，劉瑞恒改藥學科長為主任，先後由孟目的和陳璞（一八九七－一九五七）擔任；當時軍醫學校重醫輕藥，培養人才不多。[60]至一九三七年，張建（一九〇二－一九六六）接任教育長後，任用張鵬翀擔任本科主任，銳意革新，可惜戰爭爆發，輾轉遷徙，到了一九三八年遷至桂林、一九三九年再遷往貴州安順。此間於一九三七年十二月時，地方上如廣西軍醫也曾招募藥科速成班學生，錄取了四十二人，皆為因應戰時需求。[61]張建非常重視藥科，藥科教師陣容非常龐大，張認為中國太依賴外國藥物，必須培養屬於本國的製藥研發人才。[62]在戰爭爆發後至一九三九年，張建還派員前往香港、上海等處採購設備，維持較內遷大學更好的科研水準。至一九四〇年，軍醫學校持續建築房舍、實驗室，並分設基本化學、藥劑學、生藥學、製藥化學、檢驗化學、化學兵器等六系。至一九四一年，該校的藥品製造研究所正式奉准成立，由張鵬翀擔任所長，林公際（一八九六－一九八〇，原名蟠）任本科主任，後由張建直接掌科務，顯示其愛護藥學之熱忱，其開創之功實不可埋沒。[63]一九四四年，軍醫藥品製造研究所張鵬翀培養訓練製藥佐理員，還設立短期訓練班訓練藥學人才；[64]而孟目的、張鵬翀等人則為當時發展藥學之代表人物。

根據張鵬翀指出，抗戰前因為醫藥便利，所以一般人未注意製藥之重要，但戰爭爆發後，教育長張建有鑑於製藥事業之重要，遂呈准成立「軍醫藥品製造研究所」，使藥科教員與師生，都能有實地製藥之經驗。藥學家於達準曾在《醫事公論》上寫到，軍隊的醫療衛生事項，論述已多，但對於藥學衛生上的重要任務，卻很少有人談及。在於氏的想法中，藥學人材是非常具有專業性的，不只是單純配藥而已；還要能管理衛生材料、預防傳染病，編制藥典與調配營養品、管理後方醫院、軍用品、食品、鑵頭，甚至防毒工作都要能擔任，並言「未來之世界大戰，藥學應用，大於醫學，誠意中事也。」[65]他將藥學人材視為專業醫者，可見戰爭的壓力使得藥學人才的培育受到重視。一九四〇年夏季，張鵬翀赴上海購買器材，因經費只有五萬多元，故先成立第一部於安順，初期先製造酒精；後來陸續興建的第四部最為特別，「第四部原與藥科生藥學系合作，現因本所擬自種植生藥，另辟苗圃，故已改為錠、丸、酊、液漿等劑之製造。」第五部原製造玻璃儀器，在一九四二年後也在盈餘項下撥款預計籌設「國藥研究部」，將國產藥物加以科學研究，原以五萬元開辦，但至一九四二年已有三百多萬的結餘。組織方面，該所下設研究部與總務、製造二課，其中製造課的工作就在「盡量利用國產原料，製成醫療藥品或化學品。」前述苗圃則以栽種中西藥用植物為主。[66]

自緬甸淪陷後，醫藥來源更形困難，軍政部軍醫署為了藥物的自給自足，在一九四二年四月奉命於重慶北碚近郊沙坪壩辟地四百餘畝，開設藥苗種植場，遴選藥學專家於達準擔任廠長，除種植歐美藥用植物外，並運用地道國產藥材以替代西藥，進一步研究與開發。於達準認為，軍隊藥學人才要負責編制《陸軍藥典》，因為藥品種類繁多，例如解熱劑有數種，若皆採購，不易攜帶，不合戰時需求。藥典的功能就是要能夠選取一、二種重要的藥物載於其上，務求簡要並減少種類，以便於攜帶。又如「各種普通處方，由數藥配調者，似覺不便，或改為特別製劑，使處方中各藥，合制為錠劑、丸劑、散劑，以便攜帶，則事簡而效多。」[67]主要就是開發以複方成藥為製藥之準則，免去調配之麻煩。又，北碚藥苗種植場的廠區工作人員共分為高級研究員、技術員、助理技術員、管理員、練習生、員工等共約百餘人；又隸屬於化學、生物、農作等三組，注意調查、採集、試種、修治、儲藏、分科鑑定、化學分析、提煉、藥理實驗、臨床、製造、推銷等工作，已栽種三、四百種藥物。其中，大量種植的有毛地黃、除蟲菊、印度大麻、曼陀羅、巴豆、大黃、小茴香、金志、陳皮、肉桂、蓖麻、常山、白頭翁、延胡索、烏頭、使君子、苦木、白芷、吳茱萸、牛蒡子、胡荽；並生產各種生藥製劑和利聖靈錠，還在重慶市南川金佛山協助中央政治學校種植常山一千畝，年年增加，以作為奎寧之替代原料。[68]

藥用植物圃的種植在當時頗為興盛。早在一九四〇年，軍醫署成立衛生用具製造廠，專門生產義肢，服務殘障軍人；旁邊即附設藥物苗圃，種植不少藥苗，但產量不多。私人的製藥公司，例如民康製藥公司，也有棉花紗布廠和製藥廠、藥用植物苗圃等廠。[69]至於在安順的軍醫學校藥圃，乃直接供給軍醫藥品製造研究所材料之源頭。《藥學季刊》上記載：

本校由京輾轉遷來安順，因鑒於研究國產藥材的重要；且雲貴高原，為藥材著名產地，氣候土壤，都很適宜藥物的栽培和繁殖，故於是年夏季，即由生藥學系著手籌設藥圃，租定安順城北武勝山麓，本校興建武勝山實驗室周圍田地三百餘公畝，劃分本區、實驗材料區、及藥物試植區三區，一面計畫開墾種植，一而向國內外採購種子及藥苗。當時因為經濟人力兩告困難，如果完全雇用人工去開墾，如此一大片荒地，所費實在太大；正在籌謀之間，本校藥科廿一、廿二等期同學，因為希望早見藥圃的成功，都自告奮勇去幹墾荒拓植的工作。由於他們開闢之功，復經當局的慘澹經營，迭次擴充，得能樹立現在規模。今全場共植有藥物四百五十餘種，各種美麗花卉一百七十餘種，四周植樹成行，林蔭蔽空，百花競放，四時不輟，堪稱山城中的一個美麗風景區域。[70]

由此可見，當時中西藥用植物種植之盛況。刊載此訊息的《藥學季刊》，乃由軍醫學校藥品製造研究所在安順發行。當時軍醫學校藥品製藥研究所，除出產藥品外，在貴州安順也兼門市營業。[71]一位作者趙仲雲，寫了一篇〈湘粵桂黔四省藥化工廠巡禮記〉，考察當時藥廠的生產情況，例如湖南衡山市的「南嶽實驗藥圃」，規模不大，但已向國內各處有關機關搜集苗種，以便種植及進行各種研究工作。廣西省立製藥廠，同樣準備開闢藥圃，栽種藥用植物。其他幾所如湖南省煉鉛場、煉鋅場、嶺南大學農學院，則都有所描述。[72]

再舉當時軍醫藥品製造研究所第四部出品的藥物為例，同樣是中西藥合璧，例如酵母錠、蘆薈鐵錠、安替披林錠、阿司匹林錠、鹽酸麻黃素錠、複方甘草錠、蓖麻油、薄荷油、八角茴香油、複方大黃錠、大黃重曹錠、重曹薄荷錠、維生素乙、丙錠、複方樟腦酊、吐根酊、番木鱉酊、遠志酊、阿片酊、除蟲菊花酊、曼陀羅（或作「蔓陀蘿」）酊等等。[73]但這些藥品若嚴格定義起來，應該算是以國產中草藥為主來生產的西藥。一如政府鼓勵藥學專科學校興設製藥廠，以擴大生產及研究中藥代替品，內政部也預備撥款百萬元，訂購必需藥品，以應急需；[74]總體以「代用藥」研究為主，而非生產科學化的中藥成藥。而安順軍醫藥圃的「標本區」植物標本四百餘種，同時向國內外採購各地特產藥苗及種子，其分類方式則是西方植物的知識。[75]在提倡藥物「自給自足」聲中，該圃「試植區」中主要種植適於高原溫帶氣候的藥物，例如亞麻仁、蔓陀蘿、洋地黃、美鼠李、黃蜀葵、白芥子、黑芥子、小茴香、除蟲菊、牛蒡、紅花、大麻等十餘種藥物；除紫花蔓陀蘿葉，和白花蔓陀蘿葉中的生物鹼含量過少，尚待改良外，其他十餘種藥物無論在品質、產量上都甚佳，並加工製成除蟲菊散劑、酊劑、洋地黃散劑及其他製劑，顯見都是西藥製品。還有安順在地數種藥物，如蓖麻、薄荷等，並加工製成藥品，如薄荷油、藥用蓖麻油等，以供應市場所需。[76]雖然這些藥用植物最後都被製成西藥，即使於達準廠長，也認為中西藥料混在一起研製，是一種西藥的製作方式。例如他說：有些重要藥品若非普通藥房所有，則可由材料廠選料自製，以備急需。於達準在「暑藥與消毒材料」中舉例：「如人丹、行軍散、十滴水、漂白粉、漂白精錠、石炭酸等，如向各處藥房購備，萬一敵方間諜，勾通藥商，混入毒物，或不顧信用、缺少成分、偽物出售，此種隱害，誠非淺鮮，各國均由材料廠自製，既可多行製造，又可免敵人之偵悉。」[77]人丹，行軍散的組成皆為複方中藥；十滴水、石炭酸等則是西藥。亦即，於達準可能認為這些都是西藥代用品或就是西藥，而絕非傳統的中藥。

在一九四九年前後都致力於研究藥用植物的譚炳傑，在抗戰時對古老的中藥產生進一步的看法。他認為：「邇來前方抗戰將士，需要諸多醫藥，西藥固較完美，但流行疾病，接骨療傷，但中藥中亦有不少奇方怪藥，可以代替之者；而後方民眾之保健，同一重要，萬一西藥不能入口，則將如何以處？是以軍政部軍醫署第二期戰時行政計畫實施方案中，有籌設藥用植物苗圃之計畫也。」[78]在軍醫體系開展的「代用藥」之外，譚氏還思考更多可能，不單是藥用植物的種植，也將眼光轉移到中藥的研究上，代表另一種藥用植物的思維。

## 五、戰時中藥的研究

四川既是中藥的重要產地，許多中醫努力煉製中藥，將中藥視為重要的國家利權，認為不能外溢於他國之手，不單著眼於解決戰時藥品缺乏問題而已。[79]藥學專校孟目的校長指出：他欽佩中醫努力提煉丸散膏丹之努力，但現實是「軍醫」終究是西醫，他們只能照著成方配藥，不會使用所謂的代用品；西醫用藥、調劑之訓練皆與傳統中醫不同，這是造成中西醫於用藥上的根本差異，也反映兩者醫學理論之別；如何使西藥自給，仍是當前最重要的問題。[80]反之，譚炳傑不以「中藥代用」為滿足，他指出當時單獨依靠國藥來維持健康的人不在少數，「國藥之代用辦法應運而生」，還具有兩層更積極的意義：第一是相同成分者，可以直接代用或提煉應用；其次則是成分不同，但與西藥療效相近的國藥，也可替代。他自陳於一九三九年冬天，看到曾在重慶成立針灸科學研究所的生理學家曾義宇，於當地青年會演講〈抗戰中國藥代替西藥辦法〉的手稿，指出許多西藥其實是國藥所固有的，可直接代用，例如大黃、甘松、樟腦、斑蝥、荳蔻、丁香、生薑等。另有許多西藥為國藥所提煉而加以應用者，如當歸露、貝母精、麻黃精、半夏精、松節油、單寧酸、肉桂油、薄荷精、杏仁油、芥子油。許多西藥以國藥為基礎而配製，例如陳皮酊、荳蔻酊、龍膽酊、大黃酊等。還有西藥可以用成分不相同，但引發生理性質相似功用的國藥以代替，例如阿司匹林屬於解熱劑，可用國藥發汗解熱劑之麻黃、桂枝、荊芥、羌活等代用之；[81]（金）雞納之解熱劑可用國藥之解熱劑如柴胡、銀花、梔子、連翹等代替。其他像是西藥的催吐劑、健胃劑、消化劑、瀉下劑、強壯劑、強心劑、驅蟲劑、麻醉劑，也都有代用之中藥。最後就是與西藥化學成分和生理作用都不相似，但可運用其間接治療效果相同之國藥加以代替者，例如用附片、桂枝等國藥興奮心臟，可助利尿消腫；或用牽牛、大黃等藥瀉下，但間接可以消除瘡瘍之發炎和腫脹等症狀。[82]

本章並非認為「代用」不對，反而是因為「代用」這個概念的興起，使得很多中藥的科學研究變得可能。於達準曾言：「年來研究生藥，畢生精力，盡瘁於斯，據經驗與閱歷，深覺中藥功效，殊足珍貴。徵之新醫理論，亦多暗合之處，惜中醫用之，僅知其然而不知其所以然也，若以科學方法整理，中國醫藥學術之勃興，豈有涯涘！」[83]只是在這個時間點，中醫甚少加入研究，潘勉之就指出，在人才方面，「羅致散處各方之新中醫界之碩學名流，俾集於一處，以主持醫校，及化驗國藥，及集體探討，使獲得新的發明而增加其貢獻。因現代醫界人才，能貫通中西醫學之精華分子，自抗戰後多已內遷四散於四川、雲南、貴州、江西、湖南、廣西各地」，只是過著單純執業醫生的生活，非常可惜。戰前那些各個著名的中醫學校，如上海新中醫學院、國醫學院、中國醫學院等，都沒有遷至大後方，以致各院之主持人或新中醫界的知識分子，只能當個開業醫以求餬口，這對中醫教育的進程，是一極大的損失。[84]這段觀察，顯示當時一流中醫大多流散各地，致使人才不濟，很難再進一步產生深入的研究，這個歷程要到一九五〇年代後才有進一步發展，[85]此時的中藥研究，多在植物學和生藥化學中開展，值得注意。

國藥要能被有系統整理與研究，先要普及植物學知識。畢業於日本九州帝國大學醫科，歷任江蘇南通大學、廣州中山大學醫學院教授莊兆祥（一九〇二－一九八二），雖為西醫出身，但對於中草藥學、中國醫學史都很有研究，他指出：「夫植物學（尤其分類學）雖非本草學之全部，猶不失為研究國藥之一大利器。無此智識而欲整理國藥，與無飛機大炮而談戰爭何異？顧人皆對此不甚注意者，則以其徒記草木之名，乾燥無味耳，吾人日常之案頭花卉，饌中蔬菜以及庭前草木，能一一識其名稱，明其功用，亦植物學之初步智識也。」他建議第一步最好能有健全的藥草研究會與實用的植物圖譜。[86]而中央藥研所的研究人員，在一份研究報告中指出：滇產一種植物名白槍桿或根根藥，他們發現其皮具有治療瘧疾和消滅瘧原蟲之作用，簡稱新靈樹（Sinine tree）。作者除對其外觀、生長特性進行描述外，並對提煉方式進行解說，根皮可作為瘧疾之特效藥，根與莖也具有明顯的解熱作用；此外，安順軍醫藥圃除試植外，還著手試驗土壤肥料，研究藥物有效成分之含量與產量的關係，以謀改良品種，增加產量，[87]這些都是先掌握植物學性質，再探索療效。[88]譚炳傑還提過關於四川省藥材種植分布與開墾建議，認為可依據產地特性來提高中藥材產量，以作為藥用化學上的製造原料。[89]莊兆祥則認為要重視清查藥草產地與用法，過去外國學者來中國調查植物，多忽視其功效；他在報刊上分析，過去中國已有李時珍《本草綱目》、趙學敏《綱目拾遺》和吳其浚的《植物名實圖考》等書，各有偏重和缺失，但卻已對藥物療效有基礎的認識。現代交通發達，又有這些基礎，應該要好好展開藥用植物的調查。[90]

植物學之外，接著就是生藥化學的研究，這樣的例子在當時也不少。舉例來說，很多的藥圃都不單是種植而已。例如「南嶽實驗藥圃」內，先以植物學加以鑑定，再製成生藥；先確定真偽後，再提取其中有效化學成分，做定性與定量分析，定其化合物之實驗式、分子式及構造式，再製成藥劑，補救西藥來源之匱乏。[91]前述軍醫學校藥品製造研究所報告中就有〈關於五倍子製品之制法與其他〉，五倍子具有鞣酸蛋白可以作為西藥。該報告分析了五倍子的化學成分、浸制法，當時德日等國多用「醚浸法」，美國則是用酒精浸製法，浸出液體蒸乾後，就可以得到鞣酸，可供藥用。[92]這與傳統中醫認為中藥要用古法炮製，順從中藥理論的想法有很大的不同。[93]譚炳傑則有〈川產大黃之研究〉一文，刊載於中央農業試驗所的刊物上，對大黃製藥的各種可能與療效，先進行傳統中醫典籍療效之探討，並參酌美、日之研究，介紹其化學分析專題，還介紹各種已有的大黃製劑，包括大黃浸膏、複方大黃散、小兒散、大黃糖漿、複方大黃酊，可見當時中藥成藥種類之多，較有特色的是譚氏重視中醫典籍的療效，不完全以化學成分來看待生藥。[94]

不止研究化學成分，也開發新藥，齊魯大學的薛愚（一八九四－一九八八）等教授研究木鱉子、川芎、使君子等國藥，在使君子水浸膏中獲得一種非晶形物，用蚯蚓試之，效力最強，可能是一種外用殺蟲藥。[95]國立英士大學藥學系教授許植方（一八九七－一九八二）因著〈國產治痛風藥防己乙素構造之研究〉一文，還獲得當時教育部獎金，報刊報導這是第一次有關中藥學著作獲得教育部的獎項。[96]

還有於達準對於黨參之研究，他綜合植物學、生藥化學和中醫典籍三者進行論述，在期刊上發表。他指出藥品「黨參」，學名是 Radix Tangshen，有植物學之基本內容介紹，如別名、科名（桔梗科），在藥用部（根部）、產地、形態等描述。這些知識很重要，因為市上贗偽甚多，還需辨別真偽。成分方面，該藥含有 Saponin（筆者按：皂苷）類化合體，「尚無詳細化學研究報告」。性味則是味淡泊緩和、微甘。主治方面更有意思，彷彿是中西醫結合之話語，他寫到：「本品連續服用，能使血液濃厚，紅血球與血色素最增加，為補血藥，應用於各種貧血症、萎黃病、白血證、惡液質等之血液病，與鐵劑、砒劑等參用有良效。本品之用於各種慢性衰弱症，如結核、久瘧、脊髓勞、神經衰弱症，及病後產後等，藉以改良營養強壯體力，此外對慢性腸胃病之消化不良、嘔吐、下痢等亦奏效。」[97]該報告還解釋黨參可治病的醫學道理：「按貧血之原因，常起於血液性質之變化，即血液之減量並不著明，而赤血球之數及血色素之量則高度減少，多續發併發於各種慢性之疾患，如惡液質、營養不良及慢性衰弱主要症候，僅現貧血症而無其他之症狀者，謂之萎黃病，此種貧血之主要原因，為赤血球與血色素之形成不足，其療法必須包括血色素必要材料之供給與血色素形成之促進。」本品能使血色素形成促進，故為補血劑。在藥學證據上，根據動物試驗結果：黨參能使食肉動物紅血球之數目增加，白血球之中性者增多，而淋巴小體者減少，還能使血色素增加。總結黨參能以科學的方法製成浸膏，Extratum 酊劑 Tincture 等功效，比一般補藥更佳，且徵之舊說：「黨參主補中、益氣、生津、和脾胃、除煩渴、中氣微虛，用以調補等亦頗暗合。」[98]在這個例子中，雖然於達準的研究方法主體是西方的，但他同時也核對傳統中醫文獻與療效之論述，促成一種中西藥理學的對照。

同樣，一些研究在進行植物學探討時，都注意到傳統本草典籍的重要性。譚炳傑曾以研究與調查「川芎」的植物生長特性與療效來說明。這樣的研究通常分成幾個部分，首先考證其中、西植物學名稱與外觀形態，並描述其生長特性與氣候條件，細緻之處還在於描述藥用植物的種植方法和管理植物生長之方式。最重要者，即藥用植物的成分與研製，他根據的報告如下：中華醫學會和日本、美國等地分析的川芎成分報告，包括內含揮發油、蔗粉等；還包括黃勞逸[99]和趙橘黃（一八八三—一九六〇）的研究，並分析出川芎的化學成分。報告最重要的一部分，是「藥理與用途」，作者分析了歷代傳統本草文獻之記載，也統整現代研究，[100]例如小泉榮次郎的《和漢藥考》、杜亞泉的《植物學大辭典》、中尾萬三的《漢藥寫真輯成》、沈恩祉《藥物製造調查報告》、譚炳傑《四川省之藥材》和趙橘黃的《現代本草生藥學》等二手研究，分析川芎的刺激、興奮作用；黃勞逸則反將川芎列入鎮靜劑等，結語當然是肯定川芎之藥效，譚炳傑認為還可以持續研究其藥理學和化學構造，希望能推廣中藥學理於全世界。[101]譚氏還分析過四川省藥材種植的分布與開墾建議，認為可以依據產地特性來提高中藥材產量，以作為藥用化學上製造之原料。[102]這種重視生藥分析、二手研究、典籍記載的辦法，成為後來中藥研究很重要的模式。

莊兆祥指出，中醫本草典籍需要好好整理，在戰前有關國藥之論著甚多，但大部分都側重褒、貶兩極之詞，不去深究如何使國藥進步與實用。自抗戰以來，西藥短缺，「國藥既為數千年來國人所慣用，苟經加以試驗證明其無害人體而有治效者，正宜盡量採用，以維持國民健康而塞漏卮。」他認為西藥中的金雞納霜和柯加因，原本也不過是野蠻民族常用之原始藥品，幾經化學提煉後，才變成西藥中的珍品；又例如驅逐蛔蟲的山道年，也是從草藥中提煉，有如此豐富之前例，更何況中國本草內的豐富資源，「本草書籍所不載之民間常用藥草亦復不少」。總之，國醫之所以受忽視，是由於文獻知識缺乏整理，國藥書籍缺乏系統，載錄藥物又不為常人所習見，有志學習者，入門時只看到浩如煙海之古書，「古來書籍之難於治理者，如出一轍。」[103]他已注意到從典籍中搜尋有關本草的知識，以作為研究國產藥物的基礎，總之，要先經過「知識整理」這一關。

不單是想到「代用」，還要能積極研發各種中藥的成分與療效。《醫藥改進月刊》一篇文章指出：只要能確實知道中藥內部所含之主要和有效成分，就可以提煉出來替代西藥。但更進一步地，若每遇疾病必用西藥或中式西藥代用藥，就只是成就了一位「西藥推銷員」。[104]用很多儀器去分析出中藥的化學成分，不過是「土產洋化」。中藥的特點是隨地皆產、無需設廠製造、無需包裝，有病即有方、有方就有藥，不用花費巨量的時間、金錢來研究，可以替國家省錢。[105]這位作者提出的遥用中藥典籍內方劑處方的想法，在當時的藥物研究中仍較少，代表的多是傳統中醫的想法，而非西醫或西藥師的想法。反而是像對中藥研究較為開放，不以代用藥為滿足的譚炳傑所言，他與對中醫友善、重慶中國製藥廠的經理馮志東博士談話，馮擔任過前中央衛生實驗處下設化學藥物系中藥品試製室主任。馮氏掌理之重慶中國製藥廠以製作川產中藥為主，其辦法是：

> 一方面採取精製，此所謂科學化之製品，將植物藥與動物藥之精素提出，如麻黃精、大楓子油精、當歸油素、貝母、黃連、川芎、蟲草、半夏、羌活等藥之要素及動物體腺之要素。或將含量過少，而體量過於龐大之藥材或方劑，依照化學方法濃縮之，使其效力增大，藥性不改，而便於施用。[106]

由此可見該藥廠製藥不在生產代用藥，而是將原有中藥的成分濃縮與精煉出來。更特別的是在複方藥部分，「將無機藥與有機藥之原藥材，依照化學方法以提淨之」，依照當時《中華藥典》或徵集其他古今各方、家傳秘方，可資根據者，雖未經科學化之證實，但確實能對某些疾病產生療效者，以製成各種劑品。[107]前述軍醫藥圃的製藥，多為提取單味中藥的成分以代替西藥，此例則進一步以複方的概念，「未經科學化之證實」，但又確實在典籍內或民間使用有效者，製成成藥，已給予中藥治病最大的可能性，開創了另一種中藥複方製劑的可能。

總結以上成果，雖有不少開展，但戰爭時期還是有一定的限制。當時製藥廠普遍只重視成藥，其他正常藥物的研發少予重視。重慶的中央衛生實驗處藥理室，由張昌紹（一九〇六－一九六七）主持，他指出：抗戰以來對於國產藥物的研究，中央政府提倡不遺餘力，研究機關紛紛設立，然數年來成效甚微，細察其故，第一是人才和器械因政府西遷而流失，各方研究的重心，多放在國產治瘧和治痢的藥物，但各機關統屬不一、很少聯繫，以至於有些藥物研究已無效，而另一機構還在全力開發的怪像；他建議應統一由中央統籌藥品研究單位，而非各自為政，但是在當時確實很難達到。[108]並且，民間的研究仍在持續，但整個中藥圃的種植與研究，在國家支持的力道上，卻隨著政府政策的改變而暫告一段落。

自林可勝領導新成立的國防醫學院後，林氏主要的想法是廢棄專科和藥科。軍醫學校藥科初建於一九〇八年，是中國最早的藥學專科，已如前述。到一九四三年為止共計培養了五百多人，但林氏並沒有因為這是軍醫學校的傳統科目而加以重視，他忽視張建等人建構藥科的努力，讓不少人感到反感。[109]在林可勝看來，野戰區並不需要藥房和藥劑師，護士即可擔負藥劑師的工作，除大型醫院的藥房外，每個軍隊沒有必要再配製一名藥劑師；美國的藥物價廉物美，直接購買即可，不需要自己生產藥品。[110]他的想法是，藥物生產可以利用民間資源，鼓勵民營，因為他們有商業競爭，會全力研究新的方法和技術，易於改進產品而臻於現代化；若為國營研發製藥，反而容易管理失調、弊端百出。[111]但這對剛興起的，可能需要國家支援、規劃的國藥研究，絕對是扣分；所以即使日本戰敗之後，林氏也不願接收民間藥廠，讓給軍醫或政府單位作為研發基地。並且，美援也不支持設立本土藥廠，直接買美國藥物就好，何必自製或尋找代用藥？再加上林氏運用他在美國的號召力與聲望，促使美國醫藥援華會（American Bureau for Medical Advancement in China，簡稱「ABMAC」）提供大量醫藥給中國；[112]到抗戰後期，西藥品已不虞匱乏，各式新藥品如磺胺片、瘧滌平、撲瘧母星大批運至中國，[113]皆導致政府研究代用藥的動力降低，當然就影響到最基本的中藥研究。此外，在美國的軍醫系統內沒有專門的藥科，林可勝仿照美國系統打造的國防醫學院，自然也就沒有給予藥科相當的重視。一九四五年教育部醫藥研究所及軍醫署製藥研究所，已奉命裁撤，[114]一九四七年藥學本科更被降等為專科，全國藥科學生聯合會和軍醫學校藥科學生開始請願、罷課。在龐大的聲勢之下，最終到一九四九年，國防醫學院藥科和醫、護、牙科並立，師資才絕大部分恢復原班人馬。不過高層中，原軍醫學校校長張建的左右如張鵬翀也離職，原來藥學發展的基礎遂難以延續。[115]抗戰後這樣的理想更難實踐，大概也可以解釋為何中藥科學化的報導史料，在一九四五到一九四九年間忽然沉寂了，實因整個局勢和大規模中藥栽種、代用的條件已不復存在。再加上國共內戰的爆發，創新的中藥研究也暫時蟄伏不前，等待國家的重新整合。

## 六、小結

本章先透過抗戰時期製藥業情況的鳥瞰，再談到整個國產製藥、代用藥和國藥概念的複雜性，再論到相關中草藥的種植、研究等等。總體而言，可以說戰爭促成了國藥種植與研究的開展，但隨著戰爭結束，這樣的嘗試也因著各種主、客觀條件而暫時終止，等待下一階段之再起。戰爭的壓力，使得製藥人員和研究者注意到外國如美、日都不斷研究中藥，若可於大後方川、康荒區設法種植藥物，既增加墾殖，又可利於經濟、補醫藥之不足、增加研究材料，[116]傳統中藥一躍而上了科學製藥的舞臺。而究其性質，其研究不是立基於傳統中醫理論，而是開創一種植物學、化學研究中藥的可能；「國產藥物」和「國藥」兩個既有融和卻又衝突概念，在中西醫論爭相對激烈的一九三〇年代後展開，仍給了傳統中醫史研究一個很不一樣的視野。經過本文的疏理，可以發現所謂的「國藥」一詞，在抗戰時期已有新的內涵，而不僅是三〇年代國醫運動時「中藥」之代稱而已。首先，抗戰時期仍有不少中醫群體進行中成藥之研發，已見於本書各章節之論述。本章所論及之範疇，是隸屬政府的軍醫學校藥學科系、軍醫藥品製造研究所、安順軍醫藥圃等單位之研究，以及其他該時期民間藥廠、研究者的構思。綜合來看，「國藥」一詞還包括了利用本地藥材提煉西藥成分，製成西藥替代品，以滿足西醫需求的開發模式；以及無關中西醫，對中國產的動、植物進行療效方面之研究，以開發其藥用價值。至於有別於軍事系統的大學、研究機構，還有哪些人在研究國藥？值得持續探究。

文中這些研究中藥的非中醫學者，並非不重視傳統典籍，事實上本章也有不少例子說明時人已重視本草典籍的整理，只是當時傳統典籍浩如煙海，戰時用藥的急迫性又迎面而來，實在無法耗時深究。這一點於達準也注意到了，他在一篇文章後面寫到，該文落筆於「靈山伯勞新中醫藥研究室」；為了提倡中藥，特於西醫雜誌內轉載全文，他談到：「提倡國產藥品，正為挽救經濟之漏卮，不特能救民眾於貧病交逼之中，復能發掘國家固有之寶藏。」於達準認為，當時對於中醫藥的研究側重科學，科學方法最適合探討生理病症，但對於「氣化上之變化疾患」，尤其是傳統中醫「氣」的推理，則又非所謂科學方法所可測度。故當時藥理研究報告中對醫理之陳述，「無非俱為形質上立論，而於化學之變化中之氣化，不易兼提並論也。是欲藉科學以藥物對病理之化學變化以折衷，又為難矣！」[117]於氏之言，沒有貶抑中醫醫理之意，只是認為用科學方法來研究中藥和中醫醫理之整合，仍有困難；正如對當時生產與研究的軍醫單位而言，所謂研發替代西藥仍是「西藥」，而非屬於中醫系統的中藥，背後中醫的醫理並沒有在此時被重視，「國產藥物」仍是一種經過西化後的製藥概念。而猶為可惜之事，乃中醫方書內大量的複方藥劑之研究還未開展，雖有被注意到，但這段時期還是以單味中藥的研究比較興盛。

雖然如此，這段歷程對現代中醫之發展仍有極大的啟發。大量中藥開始被透過植物學的再檢視，加上化學實驗分析，進而被提煉、創造成各種新成藥；即便它僅是「代用」，卻也認可了其具有實際療效，這對中草藥本身的研究或對中醫治療者而言，無疑是項突破與創新。雖然，這個歷程亟需國家級單位或經費的協助，而軍醫系統內的藥科與藥學研究在一九四五年時被短暫停了下來，令人扼腕，但整個研究方法已持續開展。此時忽視中醫理論與民間用藥經驗的搜集，在後來的中醫史研究中，皆已被逐漸克服、逐一實踐；而藥圃本身就是根據地理特性種植的在地藥材，這個基礎使得中國大陸中醫在一九五〇、一九六〇年代的中藥科學研究得以持續並創新，而走出一條和「代用藥」不一樣的「國產藥物」思維，值得後續更深入的研究。

第八章

# 抗戰時的中共群眾衛生與政治動員

## 以陝甘寧和晉察冀抗日根據地的中醫藥政策為例

## 一、前言

抗戰爆發以來，全國各地陷入苦戰，軍民生活陷入痛苦，物資尤其缺乏。所謂國統區的情況，已是如此，若在共軍統轄下的邊區，原本經濟資源與開發就不如四川大後方，加上日軍的脅迫，國民政府物資支援不到位，情形更是雪上加霜。本書前面章節之討論，多未注意到共軍邊區的中醫藥狀況，故本章予以補充強化，讓全書的論述更為完善。書寫共產黨統治邊區的中醫藥運用與研發，一方面可作為對照，另一方面也完整筆者有關中西醫歷史和政治動員的研究。本章即以陝甘寧和晉察冀抗日根據地為討論中心，以邊區核心地區和游擊戰前線兩方的對照，大體可以完整剖析戰時共產黨對中醫藥所採取之政策與其發展軌跡。

在如此缺醫少藥的環境內，人民面對疾病與戰爭傷害的威脅相當巨大。據統計，在八年抗戰中的晉察冀軍區，因傳染疾病死亡比作戰死亡的人數還要高出五倍。[1]據一九四四年統計，當時邊區最流行的疾病是由於飲食的不衛生而帶來的傷寒、痢疾、吐黃水等病。後者是相當有特色的地方病，根據一九四四年六月三日《解放日報》記載，當時延安縣一帶爆發「吐黃水症」，據各醫療隊調查顯示，婦女較男子要多出兩倍，且二十歲至三十歲之青壯年男女為數最多。考其得病原因，主要由於飲食不慎，特別是吃生冷的酸菜和炒得不熟的死豬肉最易發生。一般統計，未經過治療的病人死亡率可高達百分之九十八，而經過醫療者死亡率則降至百分之二十。[2]可見邊區的死亡率高，不是因為疾病難治，而是根本沒有像樣的醫療。一般嬰兒多得四六風（筆者按：即破傷風的俗稱）而死，或被百日咳、感冒而轉成的肺炎和賣掃帚（痢疾）等疾患所擊倒。一九四四年四月延安市第二次衛生委員會上各區長的報告中，婦女大半死在跌身子、產後風、產後或產娃後淌血不止；大人是死在急性發熱的傳染病（傷寒、斑疹傷寒、回歸熱、感冒肺炎），還有慢性病如肺結核。百姓還有一個大問題，就是常常無後，嬰幼兒養不活，婦女不是不育，就是有婦科病。她們生產時要坐灰土，坐三天，不許躺下也不許睡覺，不吃雞蛋和其他營養品，光喝米湯；[3]這些古老迷信和不衛生的現象與習慣，依舊留存在民間。其他例如平時不洗澡、不洗臉、不常換衣服；有了病，也不找醫生看，而是求神拜佛，以致人口的生育率雖然並不低，但死亡率卻也相當高。[4]當時許多嬰兒的臍帶是用嘴咬斷或用指甲掐斷的，令人感到不可思議；或是用桃秫（高粱）杆皮或碎瓦片割斷的，小孩老是悶在窯裡不敢曬太陽，常有營養不良、痢疾、寄生蟲和肺炎等病。還有許多難民，在傳統社會裡，過著饑寒交迫的生活太久了，早已種下病根。很多是得了慢性病死的，例如肺結核、心臟病。[5]綜合可見，主要是防疫、婦嬰衛生等問題；邊區甚至還有不少地方依舊人畜同居，要吃蒼蠅爬過黏附的「黑飯」，種種衛生落後之慘況，[6]都顯示推展現代衛生與醫療對該地的重要性。[7]學者已注意到這些現象，並已有一些二手研究可以參考，王元周探討抗戰時期根據地的疫病和群眾醫療衛生工作的各個面向，已給本文一個大方向的指引，[8]溫金童也已針對陝甘寧邊區中西醫合作進行疏理。[9]本文在這些基礎上，加入了晉察冀邊區的資料，進一步想要探討當時邊區在「人員」——中醫與「物資」——中藥的動員上，呈現哪些特色？[10]由於論西方醫學與衛生的著作已多，所以本章盡量省略這個面向，而專注於探究邊區中醫藥的相關事務，盼能在有限的篇幅內聚焦；更藉由不同的切入視角，瞭解中共地方動員的特色，以符合本書從中醫藥史觀看抗戰史的大關懷。

## 二、中藥材的政治動員

中藥之所以會成為政治動員中的重要物資，其背景就是邊區的交通不便，運輸困難，導致抗戰物資缺乏，再加上日本、國民黨的封鎖，情況更是雪上加霜。抗戰一開始，邊區政府還會到外地購買藥品，但經常遭受扣留。在人員方面，國際人士如馬海德（George Hatem, 1910-1988），是第一個來到陝北蘇區的外籍醫生。一九三六年春，宋慶齡（一八九三—一九八一）依照中共中央的囑託，委派馬海德與斯諾（Edgar Parks Snow, 1905-1972）一同前往蘇區，馬氏並於一九三七年加入中國共產黨。他經常向宋慶齡彙報邊區的醫療衛生狀況，由宋努力設法為邊區爭取醫療衛生物資援助，馬氏則擔任邊區的衛生顧問。[11]不過，就以捐助的物品而言，根據參與邊區衛生部工作的馬寒冰（一九一六－一九五七）回憶，一九三八年之際還可順利收到正義人士捐助的物品，但當「反共」浪潮高漲時，捐助就很難到位。例如香港「保衛中國大同盟」，曾捐助和平醫院及其分院一年醫用品高達六噸以上，幾經交涉，蔣中正批准放行，但藥品抵達寶雞之時，又被地方政府扣留。正因為如此，關於藥品補給問題，邊區仍必須思考自力更生，國內外慈善團體之捐助，僅能作為輔助而已。[12]有時除所屬軍區配發之外，邊區政府也會設法至北平、保定等敵戰區購買一部分，但日軍對醫療器材的控管嚴格，相當危險；或是委託商人大戶去縣城買藥，因有錢人購置大量藥品，可能比較不會遭受懷疑。[13]胡寧回憶，晉察冀軍區的藥品，一開始都是從延安過來的部隊攜帶，一九四〇年趙磊然隨葉青山（一九〇四－一九八七）部長赴延安領來一批，還有少量是國際友人支援的。如白求恩（Henry Norman Bethune, 1890-1939）大夫帶來的美製批克小型X光機，是晉察冀邊區僅有的一架，但遠遠不能滿足部隊的需求，仍只能選擇自力更生。[14]一九四一年十一月十六日《解放日報》甚至批評：國民政府從抗戰軍興後，就未曾發給任何藥物（一丸一片），因此，藥物供給是當前最嚴重的問題。自力更生之道就在於如何採取中藥，加以科學的製造，使其符合當日藥物供給困難下的實際需求，中藥之化學製藥就在這樣的環境中被建立起來。[15]

在日本的封鎖方面，最嚴重的狀況發生在一九四一－一九四二年間，日軍在晉察冀邊區展開掃蕩、圍困。[16]白求恩衛生學校的一部分教員和學生被迫轉移至延安，於一九四三年三、四月間，學校縮編並遷移到阜平縣大臺村；並籌建神仙山（河北省保定市阜平縣）小根據地，以便有危急情況時可以迅速轉移。在這種情況下，人員與藥品常常被分散，為躲避日軍搜山，必須學習臨機應變。當時統計各種內科病大概以痢疾、瘧疾、傷寒、斑疹傷寒、回歸熱、流感或各種結核病為大宗，[17]在如此困難的環境下，西藥和一些器材都感到缺乏，故必須強調中西醫藥結合，甚至在無法補給的情況下，只能就地取材，運用中藥或軍區製藥廠生產之（中）成藥，來降低對西藥的需求。[18]當然，我們不能忽略，在華北、西北地區本來就有不少道地中藥材，例如刑竹林等人回憶：「神仙山裡有不少中草藥，如常山、柴胡、茯苓、大黃等，大家經常在戰鬥空隙自采自用。因來源較廣，除當時使用外，還積存了許多，下山後還用了很久。」[19]也就是說，就地取材利用中藥，還可以供應其他地區。從一九四三年五月二十七日邊區政府頒布的〈陝甘寧邊區戰時管理進出口貨物及過境物品暫行辦法〉內可以發現，該辦法規定「凡進口貨物分為允許、特許、禁止三種。」西藥屬於特許進口，而允許出口的貨物主要是邊區特產，如食鹽、皮毛、中藥及其製品，可見在地中藥材相當充足，可銷售至邊區之外。[20]

基於這樣的環境與外在壓力，邊區逐步形成了中藥開源，西藥節流的醫藥政策。舉例來說，葉青山回憶，晉察冀軍區軍區衛生部成立時，除司令部設有衛生所外，軍區機關及所屬單位都沒有醫院和其他醫療機構。在組建軍區機關時，八路軍總醫院第二所，整建為該軍區後方醫院，直屬衛生部指揮，以廖明亮（一九一三－一九八九）為院長。當時為解決醫藥、器材等問題，採開源節流法，一方面號召大家節約使用，紗布、繃帶、脫脂棉要反覆消毒洗淨後再使用。軍區首長則撥款派人到敵占區購買藥品，還通過五臺縣抗日動員委員會主任宋邵文和秘書長婁寧先介紹，於一九三七年十一月和一九三八年九月兩次到國民黨第二戰區指揮閻錫山（一八八三－一九六〇）故鄉河北村愛卿醫院購買藥品敷料。西藥缺乏之時，就上山採集中藥，成立製藥所，自製中成藥，並於醫院內開展一些針灸、拔火罐等療法。[21]一九四三年秋，反日軍掃蕩中的白求恩國際和平醫院內，治療瘧疾、痢疾常用常山瘧疾丸、痢疾丸；治療回歸熱除極少數用六〇六注射外，大多數用紅汞靜脈注射；關節炎除服阿斯匹靈等解熱鎮痛藥外，普遍採用簡單的理療，如砂袋熱敷、熱水浴、針刺等，以降低對西藥的依存；對營養不良的傷病員，除盡量改善伙食外，普遍服用大補丸，即為中藥製成。[22]

高度應變能力也在這樣的環境中被養成。衛生人員在面臨日軍清剿、掃蕩的過程中，訓練了各種臨機應變能力，並尋找各種可以取得、分配藥材之方法。據言：

當時用以抗炎、消毒的藥品，既沒有磺胺，更沒有抗菌素，就是雷夫奴爾（筆者按：即黃藥水〔Acrino〕，外用消毒劑）也很少見。主要是用些碘酒、食鹽水、漂白粉水擦洗傷口。發燒感冒咳嗽，主要是用阿斯匹靈、非納西丁（筆者按：Phenacetin，止痛退燒藥）、皮拉米洞（筆者按：Pyramidon，止痛退燒藥）、拖氏散等。敷料、裹傷包、三角巾、多頭帶、防毒口罩、夾板等都是自己製作。手術器械多是舊品，有時用剃頭刀消毒後代替手術刀；木工鋸、鋼鋸代替骨鋸，有的看護員用竹子製作鑷子，用牛皮紙刷上一層膠水代替膠布。那時我們還成立了一個中藥社，從安國縣城和農村私人開業的小藥鋪、診所內買些中藥和其他藥材來作補充。[23]

後來，為方便各衛生醫療單位的藥材補給，衛生處成立了四個藥材供應小組和數十幾個補給點，大部分都設在野外，藥材的儲存、保管還要注意防潮、防盜，分發的工作則都在夜間進行，每個衛生藥物工作人員都練出一套基本功，在夜間沒有燈光的情況下，不能出錯。

而這些開源節流的策略，最廣為人知的故事之一就是杜伯華（一九〇四－一九四一）的故事。杜氏青年時隨父親學中醫治病，一九三一年於吉林榆樹縣開辦一所「華昌藥房」，在當地小有名氣，並幫助吉林義勇軍抗日。一九三五年為躲避特務追捕離家前往北平，不久加入共產黨，他在一九四〇年被任命為晉察冀軍區的衛生部副部長。杜氏對自製藥品很有興趣，他主導製造的藥品，甚至遠銷至平津、晉冀魯豫、晉西北等地，一方面支援友區，也利用敵偽的鈔票購買化學藥品和醫療儀器。[24]根據游勝華（一九一三－一九九六）指出：杜氏運用邊區的土產原料，製造出廉價的藥品。他教育當時醫務工作者使用中藥之技術與理論，走向自立更生與中藥「西化」的之途徑，用來瓦解敵人的封鎖。[25]他對醫務事業的貢獻還有：擴大軍區材料廠，改善製藥方法，使藥材場步入科學與組織化，故享有「衛生部門彈藥庫」的美名。他還協助指導各分區材料廠之建立，統整購買與製造工作；在戰時仍堅持提升藥品質與量，嚴審處方與成分，力求藥效確實。在他努力的故事中，運用中藥本身就是一種政治動員，「發動群眾創造了許多良方－他把自己過去診病的豐富經驗，完全應用到實際工作中。」他大量採用中藥，醫治好病員，致力於研發中藥防瘧疾、痢疾的藥物，「使中藥在病員中發生極大的效力和應有的信仰。而且，這樣做更克服了嚴重的西藥來源不易的困難。」[26]一九四一年八月，杜伯華病逝，六月二十三日《抗敵三日刊》刊載杜氏的文章〈科學地大量運用中藥〉，論述了中醫藥的價值與革命的態度，發揚中醫藥成為一種正確的政治態度。[27]一時間，「學習伯華同志的作風」，成為一種政治宣傳，他被認為是一位「軍政兼優」的模範幹部，被大肆宣揚，甚至他獨特的作風，包括傾聽病人意見、診斷確實、解釋詳細、和藹可親，而且「對於中醫是有著高深的理論修養和診斷經驗的，但他絕不保守，絕不故步自封，他對西藥也下了一番研究的功夫，他接受了西藥的長處以補中醫之不足，並把中醫不合理的部分揚棄了。他說：『我們接受祖先遺產，是要批判地取其精粹合理的部分。』他是最能崇拜科學接受真理的。」[28]杜的事蹟形塑了邊區對於中醫藥發展的正確態度，包括結合科學觀，甚至中西醫結合等概念，都在此時被賦予強大的發展正當性。

有關運用中藥的具體訓令方面，主要就是開發代用中藥之策略。一九四〇年底，共產黨陝甘寧邊區第二次代表大會計畫有步驟的研究中藥、開辦中醫訓練班、發展製藥廠。[29]一九四一年二月二十日，聶榮臻（一八九九－一九九二）與游勝華在〈關於自製代用藥品問題的訓令〉內指出，西藥購買已成問題，必須自力更生。當時軍區做出的決策為：「凡有自製代用藥品者，則不再購買西藥。」更重要的是「各級幹部、醫務人員克服『非西藥不能治病』的錯誤觀點，提倡自製、使用代用藥品。」[30]同樣的，關於開展民眾醫療衛生工作有關的「藥品問題」指示內則有：「各級幹部思想上應提高用中藥醫治疾病的信心。」通過商店、合作社，發動與組織群眾開展採藥運動，把邊區土產藥材加以炮製，除供給內地使用外，並可組織出口，換回川、廣藥材，解決藥品困難問題，降低向外購買藥品的比例。[31]此外，在〈關於自製代用藥品問題的訓令〉一文中，還可以看出當時已有的代用藥，包括以邊區土產原料炮製之各種藥品，例如黃芩鹼、安替菲爾林、解暑散、退熱靈等解熱藥；附桂理中丸等強心藥；利尿速、消水靈等利尿藥；烏羅托品等防腐藥；通下丸、蓖麻油、硫苦、硫酸鈉等通下藥；骨灰末、單那爾賓、腸斯寧、腸樂兒、抵痢散等收斂藥；大黃酊、龍膽酊、陳皮酊等健胃藥；樂眠那爾等鎮靜藥；鎮咳寧、杏仁水、遠志酊、痰咳淨、肺靈機、托氏散等鎮咳祛痰藥：痛必停、痛必靈等鎮痛藥；保爾命、生命素、大補丸等強壯藥；經便通、蘆薈鐵丸等婦科藥；補瘧定，瘧特靈等止瘧藥。雖然，以技術設備所限，提煉尚不純良，外觀不如西藥之精緻，但所採用之原料亦多含有西藥成分之原料，或按中醫驗方所配成，「且屢經試用均極有效」。此外，像是已有自製代用藥者，不允許再購買西藥，包括阿斯匹林、撒裡披林、楊曹、撒酸、安息香酸、狄午雷汀、烏羅托品、人工鹽、加斯加拉、硫苦、硫酸鈉、蓖麻油、單那爾賓、次鹽酸、稀硫酸以及各種所謂「萬能的補藥」等均禁止購買，否則不予報銷；若無代用藥者，則應積極設法購買。整份報告說明，代用藥雖外觀不佳，甚至有人拒服，認為「不是西藥」，訓令內認為應糾正此偏見，醫務人員須從研究自製藥品的用法上，提高自身對於使用自製藥品的信心。[32]

在確立了這些製藥方針後，一九四一年九月時，邊區醫藥界人士數百人還成立「陝甘寧邊區醫藥學會」，推選林伯渠（一八八六—一九六〇）為會長，金茂嶽（一九〇六—一九八七）為副會長，傅連暲（一八九四—一九六八）、魯之俊（一九一一—一九九九）、馬海德、黃樹則（一九一四—二〇〇〇）、龍在雲（一九〇五—一九八二）、李志仲、李維禎（一九一〇—一九九八）、王斌（一九〇九－一九九二）等人則為幹事，雖以西藥學家為主體，但像是魯之俊則曾隨中醫任作田（一八八六－一九五〇）學習針灸，並出版相關專書。以這些人為基礎，他們一起討論要加強邊區地方性疾病之研究，進行邊區醫務人員之調查，加強衛生宣傳，並積極開展營養和中藥等相關研究。[33]至於晉察冀邊區的「自然科學界協會」則一九四二年六月成立，一九四三年舉辦第一次代表大會報告，其中有「自製藥品，逐漸走向自給自足」、「建議政府頒布法令，廣徵民間有效驗方」等字句；有關決議案部分，則提出了「團結本地醫生，推廣土藥製造法。」[34]相關學術團體之成立與研究方向，也都揭櫫了研究、開發中藥之政策。連國際人士馬海德也以他廣博的醫學知識和臨床實踐經驗，自力更生建藥廠，推廣中醫藥療法，探究當地土方、土藥的療效，彌補西醫、西藥之不足，[35]甚至對邊區護士教育也提及：「應該積極研究採用中藥」。[36]一九四一年六月，中央軍委指示衛生部門工作的原則指出，關於藥品之購買與分配，需要統一管理，注意節省與代用。其他如「中藥代西藥要求提高質量，不要只注意數量」、「不要購買無益的藥品（補品），例如維他賜保命[37]等」[38]則是購買、製造藥品之原則，而製藥的品質，必須被檢驗；各公私藥店所配製的藥品，必須呈交衛生處，經由衛生處檢驗核准，方得發賣。[39]並呼籲：「藥品困難，除設法自製外，在購買藥品時應大批購買特效的與普通的藥品，過去時常買補藥及稀貴藥品的習慣應糾正之。」[40]故總體而言，對於中藥的利用和改造，逐漸可以用邊區土產的原料，製成了種種中西藥品，「必須有計畫的研究、培植、採挖和製造邊區土藥及製造其他外來中西藥的代用品，在可能條件下組織群眾的醫藥合作。」[41]撇除生產不必要的養生藥、補養藥，僅著重實際的醫病需求，使一般較為普通的藥品都有了自給的可能，特別對於中藥的利用和改造，意義尤為重大。[42]例如在生產中成藥的同時，邊區政府也希望使中醫、中藥逐漸科學化，這是採用中藥的另一個目的。在這些政策下，邊區藥廠生產的藥品，可以藉由一些統計與介紹看出端倪。在廣州、武漢相繼失守後，共軍對外取得藥品更加困難，一方面還有與國民黨之間的摩擦，加上敵後游擊戰日益激烈，傷員大量增加，藥品的需求量也需要增加。幸好，邊區有出產上百種中藥材，例如麻黃、大黃、黨參、甘草等等，其中，甘草的年產量甚至達一千萬斤以上，故邊區才得以組織專家研製成藥，補西藥之不足。[43]

在這樣的背景下，是各種新藥廠的成立。一九三八年籌辦之八路軍製藥廠，由李維禎擔任廠長，開辦時曾派員赴西安購買器材原料，隔年即於關中赤水縣建立製藥廠（對內稱十八集團軍化學製藥廠）。在廠長之下，設西藥部、中藥部、材料部、教育部。草創時設備簡陋，僅有技師兩名、工人十名、學徒十六名；後來藥廠再遷至延安兩河口，規模逐漸擴大，又在定邊開設製藥分場。主製藥廠內先後購置壓片機六架，攪拌機、振盪機、壓榨機各一部，大型蒸餾鍋一個，彈棉機一部，化學測試儀器一套，還購買醫藥書籍和其他圖書三百餘冊，並添購大量的中藥原料。一九四一年，八路軍製藥廠迅速發展，僅秋季完成的生產量包括丸、片劑如：壯爾神、汗必靈、咳利痰盡等藥品二十餘種，六千餘磅；[44]尚有注射劑葡萄糖、鹽化鈣、福白龍、安那加等一點四萬支；其他藥品如酊劑杏仁水、小蘇打、碳酸鎂、沉降碳酸鈣、人造自來血一千六百磅，脫脂棉兩千餘磅。一九四二年因製藥原料受封鎖，開始以邊區植物製藥，成立研究室及藥科學校，招生兩班。其試驗從邊區中藥中成功提製出代用西藥，如樟腦溶液，葡萄糖、大小蘇打、膠布等，其他如肝製劑、碘化鈉、流肝腸線等仿製亦有成效。[45]而在人員與器械方面，該年已有各類人員（包括技師、管理人員、工人和學徒）一百二十人；設備包括丸篩六付、注射劑製造工具一套、彈花機一架、壓片機四架、酊劑漏桶兩個；全年可生產注射劑一萬盒（每盒十支或五支）、中藥兩萬磅，其他酊劑、散劑五十磅、脫脂棉兩千磅。[46]

一九四三年春，中共中央軍委衛生部將該廠移交給陝甘寧邊區聯防司令部，廠名改為「陝甘寧晉綏聯防軍衛生材料廠」。一九四四年製成的新藥則有：(1)葡萄糖，用洋芋澱粉製成，過往只能做粗製品充當內服用，當年已可供注射使用；(2)小蘇打，用馬牙鹼做原料製成；(3)肝臟製劑，注射補血液，經醫院檢驗效果甚佳；(4)腸線，由羊腸抽出的纖維素，作為外科縫合線；(5)碘化鈉，為解凝劑；另外製有治皮膚、疥瘡等新藥。到一九四四年五月，製造藥品已達兩百餘種，根據當時的統計，部隊中使用該廠的藥品平均占百分之八十六。八路軍總司令朱德曾給予高度評價，他說：「你們的藥廠已建立起來社會主義前途的基礎，是科學做基礎的，又採取了陝北落後的地點和條件，利用新舊兼用，中西並用的發展，是最實際和最有前途的。」[47]

其他各地都有相關的製藥廠成立，大抵皆有運用中藥來製成成藥，本質多是「中藥西製」。[48]例如一九四〇年二月另有邊區「衛生材料廠」之創辦，[49]主持人是藥學專家令狐野（一九〇九－二〇一五），該廠歸民政廳衛生處支持經費與領導，主要任務是利用中藥材製成丸散，[50]以及製造部分衛生器材。該廠還生產藥用紗布、防毒口罩，以及剪子、刀子等。[51]此外，新四軍也有自己的製藥廠，設備不足就秘密到上海購置，原料不足則發動軍民採集中藥，大概都在進行類似之工作。[52]晉察冀軍區首任衛生部長葉青山回憶，一九三九年七月，該軍區也成立製藥廠（一開始稱為材料廠），時任抗日軍政大學衛生處司藥長的胡寧（一九二〇－二〇一二）回憶：晉察冀軍區衛生部在山西省五台縣耿鎮河北村組建，各大單位及各分區均設有藥材機構或藥工人員。一九四一年至一九四三年間，軍區衛生部材料科改稱藥材科，科長郭曉霆（一九〇一－一九五七），科員有張曼君、胡寧、李健，司藥長蔡雲宵。一九四三年秋季，冀中「五一」反「掃蕩」以後，冀中軍區與晉察冀軍區合併，藥材科長為段勛令。[53]至一九四〇年秋，藥廠發展到一百三十餘人，能生產丸、散、膏、丹和一般常用西藥、酒精、敷料等，初步保障了傷員救護醫療工作的需要。[54]一九三九年三月，一位年輕的歸國華橋梁金生（一九〇六－一九四六），曾執業中醫、開藥店，對中醫藥有研究。他在邊區提議設立中藥生產合作社，受命成立延安光華製藥廠，並擔任廠長。梁氏致力於開發邊區藥材精製成各種藥品、運用科學方法研究改進中醫。[55]光華製藥廠運用邊區原料炮製而製成的藥品主要有：止咳丸、補腦丸、八路行軍散、保嬰丸、痢疾丸、平胃散、退熱散、調經丸等十幾種中西藥；[56]而其經營的藥廠，乃合作社形式，是當時藥廠、藥材和軍事、人民生活之中介，可以發揮更廣泛的功能。

又根據馬倫、孫希同的回憶，一九四三年環境逐步好轉，為了保證藥品的供應，在冀中軍區第七軍分區衛生處的領導下，由司藥長王潔齋負責，重新組織該區製藥組。初建地點在安平縣楊各莊，組長王化卿，工人約十五至二十人。開始由於人少、設備不全、原料取得困難，故僅能生產一些蒸餾水、救急水、部分中藥酊水劑、丸散製劑等十五至二十個品種，產量也不大。但是在當時來說，仍解決了一些迫切問題；到了一九四四年，環境進一步好轉和穩定，製藥隊伍逐步擴大，中藥製劑的工具也逐步齊備。購買了一臺單沖壓片機，人員也擴充到十四人左右，地點由楊各莊轉到深澤縣南營、東西固羅村。當時的製藥組設有三個班：(1)西藥製劑班：八—十人，主要產品和年產量是：單、複方阿斯匹林六萬片、蘇打明片四萬片、大黃蘇打片兩萬片、健胃片七萬片、炭片五萬片。(2)中藥製劑班：十二—十五人，主要產品和年產量是：仁丹四萬包、行軍丹（八卦丹）兩萬包、凍傷藥三百磅、小膏藥三萬帖、馬前子酊六十磅、遠志酊、樟腦酊。顛茄酊、杏仁水各一百磅；瀉下丸、止瀉丸各兩百磅、大黃丸一百磅、紅色大補丸五千丸、蘆薈丸兩萬丸、止痛丸一萬丸，還有附桂理中丸、塑明丸等。(3)衛生材料班：十餘人，年產脫脂棉五千磅、紗布三千磅，從這些資料，大體可明瞭當時邊區生產藥品與衛生材料之梗概。[57]

段勳令在回顧冀中軍區藥材工作時指出，該軍區製藥廠自製之藥材，在衛生材料中有脫脂棉、脫脂紗布、綳帶卷、救急包和防毒口罩；在外用藥大類中大量生產了精緻食鹽、昇華硫磺、煅石膏等。在防暑藥大類中大量生產了仁丹、避瘟散、十滴水和八卦丹等；在抗瘧藥大類中大量生產了撲瘧母靈片和鹽酸奎寧注射液等；在解熱藥大類中大量生產了解熱片等；在強壯補藥中生產了亞砒酸鐵丸等；在消化系統藥物大類中大量生產了硫酸鈉、健胃丸、健胃散、氧化鎂、單那爾賓等；在止咳藥中生產了各種止咳丸、片和托氏散等；在止痛藥中生產了阿片酊和止痛片等。此外，還自製了大量的各種托馬氏夾板和副木，都保證了部隊藥材之供應無虞。又如「撲瘧母靈片」，看起來像是西藥，其實是由中藥胡黃蓮、柴胡、廣木香浸膏加冰片製成的片劑，處方為中藥技師馬士斌所提供，當時軍中瘧疾流行，許多部隊幾乎整連患病而失去戰鬥力，這時「撲瘧母靈片」的製成，使瘧疾得到比較有效的治療。[58]

另一個知名製藥廠（筆者按：即伯華製藥廠），乃一九三九年七月晉察冀軍區於河北省唐縣成立，由郭曉霆擔任廠長。從前方調來十名戰士為製藥工人，開始只生產脫脂棉和脫脂紗布，日產量為四十磅，三個月共產三千餘磅。採購組四－五人，採集中草藥原料、收集民間驗方，製成治療瘧疾、痢疾、止咳、健胃等常發病的丸、散、膏、丹、酊、水劑。起初製藥設備很簡陋，主要利用民間大鍋大缸、盆盆罐罐，用人力、畜力或水力在石碾上把中藥碾成粉末，以小米為坯打成丸藥，用大鍋煎熬成浸膏等土辦法進行生產。當時工廠為粉碎日軍的掃蕩，經常要化整為零，白天打游擊，夜間進行生產；日軍來了就進行堅壁清野，敵人走了再把設備安置起來繼續生產。除晉察冀軍區建有製藥總廠外，各軍分區都設有製藥分廠（組）。一九四〇年春，製藥廠遷到〔完〕縣劉家營村，工人發展到四十多人，日廠脫脂紗布、棉花一百磅。同年秋，工廠又遷到完縣神北村（現為河北省保定市順平縣神北村），工人發展到一百三十多人（女工占半），設有漂洗、製藥、工具等三個組。這時除能生產丸、散、膏和衛生敷料外，也開始釀造白酒，再製成酒精。一九四一年夏，工廠又搬到阜平縣柏崖村，同年七月，為了紀念關心製藥事業成長的杜伯華副部長逝世，晉察冀軍區決定製藥廠定名為「伯華製藥廠」。這時正是製藥廠興旺發展時期，藥學人材也比較集中。當時藥廠下設中藥、西藥、材料三個組（分廠），廠長范實齋、副廠長劉登英，[59]製造多種藥品。[60]中藥廠組長南清江（第二任石丹），指導員梁壽山。為了提高產量和質量，製藥廠利用神仙山峽溪水的水力，裝置成大型水碾水磨，來粉碎中藥草。用十多口大鍋砌成一長排煎熬中藥的鍋灶台，把上游來的清澈溪水引到濾沙池過濾，再用竹子代替自來水管，直接把水引到鍋臺上和其他需要用水的地方，成為土造自來水煎藥。西藥分廠的組長是趙磊然（第二任是江萍），指導員羅格。製藥設備也是利用民間的大鍋、大缸、大盆，進行手工業生產。大體是將黃芩煎熬後用硫酸沉澱為黃芩鹹，作為解熱劑；把黃連煎熬成膏，治療痢疾；從炭灰鋪煤礦拾來鐵礦石，水浸泡濃縮結晶為硫酸亞鐵；用白信石昇華成亞砒酸，再加硫酸亞鐵成丸，為瘧疾後貧血患者補血劑；將酒精加濃酸縮水製成乙醚為全麻劑；用五倍子加植物蛋白製成單拿耳賓為腸防腐劑；此外還自製煅石膏、升華硫磺、卵磷脂等，以及用羊腸子製成腸線，解決內臟手術縫合問題，可看到不少「代用」的影子。[61]經過以上這些發展，整個根據地可用的醫療物資已較為充足，大幅改善了抗戰初期缺醫少藥的窘境。[62]

## 三、另一種結合：中醫合作社

中醫藥除了在邊區藥廠中扮演重要角色外，在醫藥或衛生合作社（當時也有稱「藥社」者）內，也開展另一種發展的形勢。它們是抗戰爆發後在共黨統治之邊區出現的新式醫療衛生組織，採取民間合股合辦經營或民辦公助的形式，為邊區群眾提供送醫上門、看病免費、藥價低廉的醫療服務。這些深受群眾歡迎的做法和形式，成為一九四九年後農村合作醫療的雛形。總體而言，當時邊區的社會福利與醫療機構分三大塊：中共中央系統、中央軍委系統和邊區系統，除各自側重本系統的醫療衛生工作外，都免費為所在地的民眾治病和推展防疫工作，並組織巡迴醫療隊下鄉。此外，邊區在公家的系統之外，還有民辦公助性質的保健藥社、衛生合作社等組織。在延安設有總社，在各縣、鄉設有分社，由上而下組成了一套醫療網。[63]最早於一九四〇年底，共產黨陝甘寧邊區第二次代表大會即決定：設立醫藥合作社，增設各地衛生所，以發展醫療工作。[64]同年，延安南區合作社成立，區社內辦了醫藥社，設有一名護士、兩名西醫、兩名中醫和一名獸醫，這支看來人數不多的醫療隊伍，在當時缺醫少藥，群眾迷信神鬼十分嚴重的南區卻很有代表性。[65]一九四一年春天，一位龍華醫生張明遠接受軍區政府捐助一千八百元，招集民眾成立一所民辦官助的診療所。經兩年努力，發展成合作醫療社，團結中西醫七十六名，研究醫術並為民治病，他能生產二十多種藥品，每年治療病人八千人，一九四五年邊區還召開群英大會，表揚其貢獻。[66]

公助私辦的醫藥社，廣泛存在於邊區合作社系統內，但最具代表性的衛生合作社，具備社會保險的初步組織，其實是到一九四四年後才於陝甘寧邊區新市鄉成立，進一步強化了鄉村衛生建設。林間在一九四四年六月五日的《解放日報》指出：自從西北局提出展開群眾醫療衛生運動後，延安商會會長王克溫和當地鄉長就倡議創辦衛生合作社，並得到群眾支持，形成了入股的熱潮，因此合作社很快就成立了。這是全邊區第一個衛生合作社，門上懸著一幅橫匾，寫著「大眾衛生合作社」，底下則是「中西醫聯合診療所」，兩邊並排寫著為群眾服務的事項。[67]合作社內有中醫崔大成、西醫邵達，另有看護一人、司藥兩人，後來邊區醫院還支援助產婦一人；開幕期間，並聘有中醫畢光斗（一八七九－一九七〇）等名醫為群眾治病。藥材方面，中藥有八百多種，丸散約五十種，西藥及器械則較少。衛生合作社已設立門市部，後面有診斷室，將來中西醫診斷室還可分開，以便利群眾。[68]合作社採取中西醫合作的形式，無論中醫和西醫，在診病時，都要詢問一下病者是否日前看過病，如是同類病症就請病患原來主治的醫生，沒有看過的就由群眾任意挑選；病者買藥也可隨意到他們認為可靠的藥鋪去，不一定要在衛生合作社內買。[69]

該社創辦的目的，在於解決民眾就醫之困難，同時凡向衛生合作社入股的，都是該社社員，社員除按股分紅外，並享有下列之權利和義務：(1)社員得享受特別診療疾病之權利；(2)社員買藥給以九折優待，赤貧的社員，可酌量給以賒帳或免費；(3)社員如患重病不能前往門診的，該社醫生當按聘請時間之先後予以出診；(4)社員如需住院者，由該社負責安排。以上是社員的權利，社員的義務則為對外宣傳解釋及吸收社員，擴大衛生合作社的事業，並經常提供意見以改進該社工作。合作社的經常業務除為群眾治病外，並宣傳衛生常識，代辦各種藥品，也代售衛生用品。[70]更重要的是，還可以在合作社內培養衛生幹部，補充地方醫療人員之不足，讓一般護士及司藥等，均可在醫生指導下進行簡單醫療及衛生工作。[71]一九四四年八月，延安的西區群眾衛生合作社也開幕，可看出衛生合作社除民眾自己的力量外，都有邊區政府挹注。邊區的中央總衛生處除保障供給西區衛生合作社西藥供給至年底外，既有之大眾衛生合作社、邊區總衛生處、婦女合作社、三局衛生科、戰衛團、交通藥店等，都有贊助其資金或藥品。[72]合作社的成立，其設立基礎就是要活化醫療市場，讓地方民眾可以自給自足，既要組織群眾互助，又要遏抑資本主義的「發財」思想，將地方中西醫納入管理，也讓群眾的商業經營納入管理，乃當時醫療行為公共化的具體措施。而長期為民間信任的中醫、中藥也被納入這個系統之中，[73]可以說中醫也在這樣的機制下被動員起來。

細究這些醫療衛生合作社的功能，除較為公平的提供醫藥服務外，還具有研發的性質。以中醫藥為例，合作社雖非研究單位，但也不像純藥店，它本身就被賦予開發邊區中藥、土藥之任務。例如張明遠、張瑞、張明甫的醫藥合作社，除設立藥店外，還有重點的選擇驗方，配製特效藥。[74]而邊區成立群眾性的醫藥研究會，負責指導下級組織研究衛生醫療工作，也可直接經營醫藥合作社或藥店，並被鼓勵開展張明遠式的醫藥合作運動。[75]延安西區群眾衛生合作社除培養接生婦女外，還要發動群眾挖中藥，並幫助政府在二、三年內完成廁所、水井等各項衛生建設。[76]一九四一年十二月，龍華四區（今河北省保定市易縣）分布在各村的三十二名醫生組成一個醫藥研究會和醫藥合作社，研究會的三十二名醫生分成七個小組，平均每組每週開會一次，進行醫藥知識的研究和交流。一九四二年，二、三月間，當地流行一種瘟疹，兩千七百八十人罹病，長嶺一地就有五百多位病人。這時醫藥研究會組織分批到各村診治，治好絕大多數的病患。而醫藥合作社雖不隸屬於研究會，但是它和醫藥研究會共同負責掃除市區疾病；同時，合作社的兩位醫生同時也是研究會的負責人。在研究會和合作社的共同努力下，炮製了十幾種治時疫丸散，以應急需，還把邊區土產的藥材加以收集、炮製，可代替南藥（廣州、四川、雲南、貴州等出產的藥），或是運送到敵區交換南藥，使得河北這區的醫藥不致於缺乏或過分昂貴。[77]由此可以看出，醫藥合作社在運用中醫藥和開展地方衛生工作之重要角色。

研發中藥就是為了治療疾病，解決一般人的日常困擾。[78]衛生合作社之所以能得到群眾愛護，除與群眾有切身利益關係外，就是由於民眾和醫生透過看診而建立起深厚的情誼。例如邊區醫院的內科主任邵達醫生，在擔任了衛生合作社的醫生後，對群眾疾病十分關心；根據報導，有一次他到西溝去看病，一孩童罹患心臟性水腫，家裡人相當著急，他給小孩注射了一針，還守候了他一整夜。合作社開幕那天，他借了一架顯微鏡來，撕了一隻蒼蠅腿放在鏡下，群眾都圍著一一看過，十分驚異，邵醫生說：「你們平時不是說蠅子不怕嗎？」眼見為憑，透過醫生的解釋，大家更相信科學與衛生觀。六十多歲的老中醫崔大成和同為中醫的邊府委員畢光斗，也都全力診治病患，成為當時被宣傳的榜樣。[79]而順著這個意義，其實醫者不再是「賺取利潤」的商業個體戶，他們開始受國家徵召，動員起來為人民服務，而其所作所為，常被當成一種政治動員的典範，這是近代中國醫藥業相當大的轉型。例如清涼山（今陝西省延安市東北）衛生所模範醫生阮雪華、白浪等人，認真為民眾服務和治病的故事，被大肆報導；他們熱心下鄉，而非只專注於自己營利的醫業，一九四四年一月至四月份，共診治群眾九百七十七人。[80]合作社的功用，還在於利用基層組織，透過集會、競賽等模式，號召到會的群眾積極推廣衛生工作，並提倡科學、反迷信、[81]反對巫神的欺騙和敲詐群眾錢財。[82]直至戰後的一九四八年十二月二十八日，邊區政府還呼籲應恢復與發展各地人民保健藥社，糾正單純營利觀點，貫徹為人民服務的方針，可視為衛生合作社模式之延續，[83]更啟發了新中國成立後的農村醫療事業。[84]

## 四、中醫與群眾運動

合作社模式是一個實例，中醫藥在其中發揮了它所應該扮演的角色，這些發展都與國統區有所差異。更有意思的是，中醫藥所扮演的角色，還在於邊區將其納入群眾運動之一環，使中醫藥有進一步發展之可能，當然也與邊區衛生工作亟待完善之需求有關。一九三九年，共產黨陝甘寧邊區第二次代表大會有鑑於邊區設施落後以及對衛生工作推動之不力，檢討「清潔衛生」並沒有成為廣泛的群眾運動，因此決定要積極在邊區人民中進行對身體、衣著、住宅、飲食、便溺之清潔衛生運動。[85]一九四一年五月，邊區政府委員會第六十三次會議，專門討論衛生工作，將其定位為「是政治的、同時是文化的建設工作，它需要長時間的鬥爭過程。」衛生工作應從機關、部隊、學校做起，建立模範的例子，作定期的衛生大檢查，用實際的影響，逐漸推廣到一般居民。[86]至一九四四年，清潔衛生運動更成為邊區文教工作之一環，中醫李鼎銘（一八八一—一九四七）於該年十二月六日，在陝甘寧邊區第二屆參議會第二次會議上的報告，群眾的物質生活改善後，文化需要也被提出，掃除封建遺毒、提高幹部作為人民大眾服務的意識，都需要政治動員和相關人士一同來參與，[87]顯示公共衛生之建構，需要進行一場全面的政治和群眾運動。

依據這樣的需求，邊區政府開始著手動員一切力量，指示從上層的黨、政、軍到基層的群眾幹部，皆須懂得群眾醫藥衛生工作之意義，破除漠不關心的態度。[88]一九四〇年七月十二日《新中華報》記載：「各級黨政機關與幹部，對衛生工作都不太注意，邊府衛生處曾擬於五月間召集各縣中醫開會組織中醫研究會，但拖延到六月才舉行，可見各縣黨政機關沒有進行深入的動員。」當時已希望動員中醫，但成效不彰，地方幹部尚不清楚「怎麼動員中醫」，故態度消極。當時邊區政府還開設衛生訓練班，並預定將邊區中醫組織起來，教授科學的衛生知識，以補救當時醫療人才的缺乏。[89]一九四一年六月，中央宣傳部指出：「深入的群眾鼓動工作」，除了打擊敵人的欺騙與迫害外，還可以動員、蓄積人力、物力、財力，不只為了戰爭動員，也為建設事業。[90]中央總衛生處在當月指導各縣縣政府及各縣中西醫推行衛生工作時指出：最好在進行衛生工作時，就代替群眾打掃，代他們挖毛廁等，甚至要派一些幹部去代老百姓打掃衛生，老百姓見了也就很難為情，間接救促成其自己動手的習慣；而且，指導地方衛生時，有時要地方中西醫反過來檢查、批判政治幹部，這叫「從下而上的檢查」，可以加速衛生工作之推展。[91]

至於在晉察冀軍區，中醫也被列於動員之列。一九四一年一月十五日晉察冀軍區號令開展群眾的衛生保健運動，嚴防敵探、漢奸投毒撒菌的陰謀詭計，要號召把全邊區的廁所、臭水池全部加以清除；把全邊區的豬圈、糞堆，全部加以整理掩埋，並號召廣泛採製中藥、推廣中醫，尊敬醫生，醫生應為廣大人民服務。[92]一九四一年十月，軍區政治部指出：「組織流動的臨時醫療隊，在駐地及附近給群眾治病，盡可能地動員當地的中西醫人材和中西藥品，參加醫療隊。」[93]中醫與中藥皆為動員之人與物，全面投入衛生工作。游勝華於一九四二年一月報告，在「健全各級衛生部門之組織」條目下記載：「吸收外面技術高明醫務界參加工作，利用現職醫物幹部的開會機會，寫信邀請他們，開展醫藥界的統一戰線工作」、「提高醫務幹部的工作熱情，創造大批的模範醫務幹部，發揚創造性與優良的工作作風」等條文，除了動員包括中醫在內的地方醫療人員外，也要抓緊衛生工作作為政治運動之一環，加強管理相關的考核，落實衛生工作之開展。[94]

到了一九四四年四月，延安市政府成立了延安市總衛生委員會，進一步把各衛生單位，組織到各區、鄉政府之下，使群眾衛生工作與行政工作結合。只要有醫務所，就要進行群眾醫療工作，各醫務所要開座談會討論，醫務幹部做群眾工作，是黨的既定方針。[95]一九四四年五月，西北局召集各機關開會，楊清指出，為群眾服務的衛生工作，就是具體的政治工作，它不只是衛生單位的事，而是「黨政軍民全體同志」的事，所以全體幹部與民眾，在衛生政治中都是被動員的一分子。包括中西醫生必須合作，不能有派系問題，要一起來研究邊區的藥材與製造藥品。[96]中西醫生在邊區，被定位為「群眾」，在抗戰開始之時，衛生工作只限於衛生幹部，沒有把中西醫生加以動員，這樣的思想在一九四四年後都被糾正。李富春（一九〇〇－一九七五）就指責了在某些醫務幹部中存在的落後思想，醫者若認為自己是一個自由職業者，就會阻礙自己接近群眾的心，[97]一九四五年，晉察冀邊區行政委員會對於開展民眾的醫療衛生有所指示：過去地方只從組織和機構上增加人力，「經驗證明不發動後組織群眾，衛生工作就搞不起來。」因此要根據民辦公助的方針，發動和組織群眾。關於衛生組織方面，「應在現有的群眾醫藥組織（如醫救會、醫藥研究會等）的基礎上，加以提高，以領導衛生醫藥事業的開展。」[98]所以前述的合作社形式和各種醫藥團體、藥社，都被建立起來，此即依靠群眾也訓練群眾之意義。[99]

中醫在這場邊區衛生運動中被動員，有其大背景的存在。在國民政府統治的地區，中醫總是被認為沒有能力負擔公共衛生的任務。[100]早在一九三四年二月十八日，《經濟建設》上就刊載：「為增進蘇區的衛生事業，改善群眾生活，我們現在需要大批醫生。請客地招募中西醫生，只要忠心革命，願為工農服務，按技術高下，特別優待。」[101]抗戰爆發後，西醫人數更顯不足，據統計，截至一九四四年十月為止，陝甘寧邊區有醫院十一所，在醫療院所內的西醫有二七〇人；但在群眾中的醫生，中醫竟有一千零七十四人，西醫卻只有六人，中藥鋪九百三十家，可見在醫院中都是西醫，但在民間廣大的中醫藥人員，卻還未加以組織。[102]聶榮臻在傳染病預防工作條目下指出：「配合地方政權普遍開展公共衛生活動，並由部隊示範，以事實來影響提倡推動，群眾瞭解，而且自動參加。地方開辦中藥合作社，吸收中醫參加，只要耐心的堅決的去做，是可以做到的。」[103]當時在社會上被認為是舊的、落伍的，已該被時代淘汰的人物，特別在一九四四年後，都被「重新啟用」，如中醫、舊藝人、舊秧歌、舊劇、舊知識分子等，要能「利用一切可能利用的力量提高了一部分工農幹部的文化水準，培養了一部分邊區的中等知識分子。」提升整個邊區文化的水準，進而推展衛生工作。[104]當年四月二十四日《解放日報》社論指出：「在醫藥界，則由於執行了毛澤東文教工作統一戰線的指示，中西醫務工作者團結起來了。邊區中西醫藥研究會的成立，和中西醫共同組織醫療隊下鄉，即其明證。許多醫務工作者為群眾服務的精神尤堪嘉許，不少著名的醫生，甚至五六十歲的中醫先生，皆自帶藥品，徒步奔走，為群眾治病，和幫助開展衛生工作，受到群眾的歡迎。」還報導延安甘泉的幹部劉志瑞接到地方發生疫病後，馬上找當地老人研究和收集中藥驗方的故事，不但成為衛生運動之表率，也著重其挖掘、開發中醫藥的特色。[105]當年五月二十七日，《解放日報》刊載了參與邊區文教會議的人員與資格，醫藥衛生人員內，包括了中醫與獸醫，可作為中醫地位上升之代表。[106]在實際運作上，一九四四年六月一日《解放日報》刊載，中央總衛生處答吳堡保健藥社的來信，還發給各縣縣政府及各縣中西醫作參考；信中指出，要進行一個地方的衛生工作，必須與當地政府聯繫與商議，地方最好能由保健社向縣長建議，成立一個以縣長為首的衛生委員會，由當地黨、政、軍、民、文化教育各界人士，以及地方中醫、西醫（如駐軍的）一同參加，但主要是由行政和醫生負責，地方中西醫提供專業意見，相輔相成而非互相制約。[107]

邊區疫病猖獗的狀況，也加速了中醫被納入衛生體系之可能。一九四四年，延安縣一帶爆發「吐黃水症」，為緊急撲滅民間急性傳染病而深入農村的各防疫醫療隊，經二十多日奔波終於控制疫情。它們提出預防辦法，例如教導群眾不喝生水、不吃死豬肉，酸菜內必須大量加鹽或炒過再吃，同時醫療隊並親自動手為群眾打掃衛生、修建水井。在防疫過程中，醫療隊也在進行衛生教育，[108]用西醫的病源說和預防法，導正民眾錯誤知識。過去，民眾多認為疫病是鬼神作祟或深山溝壑中的「陰氣大」所導致；這些迷信觀念必須被打破，而代之以衛生和細菌傳染之知識。地方醫療隊為證明此點，曾把有病菌的食物和生水放在顯微鏡下，讓民眾觀看，民眾後來就不敢喝生水。[109]用顯微鏡下的病菌來教育民眾，眼見為憑，是當時被認為極佳的群眾衛生教育法。[110]而中醫在參與防疫的過程中，一方面貢獻中醫之所長，另一方面也吸收了西方的衛生知識。[111]

在教育民眾和宣傳技巧上，衛生運動完全被納入一種政治宣傳中，而中西醫則一起被動員，形成一種特別的合作模式。因為衛生人員普遍不足，所以八路軍與新四軍，皆通過上課、辦展覽、出板報，開展文娛活動等多種形式，向指戰員宣導防病知識，進行衛生教育；有這樣的基礎後，再往下推展衛生運動。做好駐地人民群眾的衛生防病工作，開展軍民聯合防病，並試圖破除群眾的封建迷信，樹立講究衛生的新風尚。[112]一九四一年，邊區政府指出，要加強衛生的教育宣傳工作，衛生小報與衛生畫報，要更廣泛的傳布，將衛生知識通俗化、大眾化。[113]當時雖已開展衛生運動，但整體成效卻要到一九四四年後，才有更大的進展，因為接下來的動員層面更廣泛，宣傳技巧也更形強化。

一九四四年四月的《解放日報》，除報導阮雪華和白浪的故事外，戰衛團金玉成（一九一一—二〇一〇）、羅壯丹（一九一五—一九八七）兩位醫生，在治病之餘，還幫忙地方訂了一個衛生公約，包括：每年拆洗被子兩次、常洗襯衣、勤掃地、每兩家挖一個茅廁、滅蠅、養貓殺鼠、不喝涼水，並成立識字組，宣傳衛生；不吃蒼蠅叮過的東西、每家要定期的大掃除，盡可能的做到馬有馬棚、牛有牛圈、豬有豬圈、雞有雞窩，不要人畜同居。每人要做到每天或隔兩天洗臉；[114]地方還要舉辦競賽，獎勵奉行、努力於衛生工作者。傅連暲提到，這些經驗指出，民眾最怕幹部用「辦公事」的態度來做事，他抨擊醫生種種不良的行為，包括「按辦公時間門診、講手續，檢查病綳著面孔一滿不解釋，就叫脫衣服，檢查完了，一滿也不說明什麼病。請出診也不去」、「個別的醫生沒有詳細的檢查，甚至沒有看見病人就開藥。或是老百姓不願叫醫治，偏勉強留住醫治，都會使他們不滿。」他希望邊區醫生能放下「臭架子」，才能和民眾打成一片。[115]透過報刊，好的衛生動員與服務態度，成了不斷被報導的故事，它們善用的技巧，也被化做文字，灌輸至邊區幹部、民眾的心中；而在這其中，中西醫也被教育和動員。同年十一月，劉景范（一九一〇－一九九〇）廳長在報告中，強調黨政領導，幹部需親自動手，進行調查研究，團結醫務機關、醫生、學校、勞動英雄、秧歌隊、認字讀報組、黑板報等各種力量來教育群眾，並根據群眾的自願去進行，不要過度強迫；[116]應利用民間所有組織形式（如廟會、教堂等），進行各種社教活動。[117]其他相關宣傳技巧還有很多，例如一九四四年十二月，中醫李鼎銘指出，邊區還發揮區、鄉幹部、積極分子，包括中醫、民眾、教員，召開各種形式的座談會，幫助群眾訂立衛生公約；同時通過組織秧歌隊、劇團，以「衛生歌」、「勤婆姨」等群眾喜聞樂見的題材和形式，在趕集的時候演出，開展衛生常識宣傳。廣泛的群眾運動，有力地推動了邊區衛生面貌的改觀。[118]

秧歌短劇被認為是最能表現群眾生活和達到教育目的之形式，執行新文藝政策，乃邊區文教工作的重點。[119]其他宣傳方式，如使用積極分子向群眾宣傳；衛生工作的口號，應力求簡單等等，都是實用的宣傳技巧。[120]此外，建置六百多塊大眾黑板報，接受群眾辦報，讓民眾享受出版自由，有效拓展實用知識。還有工農通訊員設置，加強與群眾的聯繫，豐富了報紙的內容；因為他們又都是各種工作的實際執行者，要寫稿就得調查研究，自然就可以創造許多好辦法；甚至組織邊區的讀報組，要讓「農民不出門，能知天下事」，把閉塞的農民改造為先進農民。[121]

一九四四年六月初，邊區防疫委員會指出，要思考搜集、研究歷次防疫工作中的經驗和各種疫病的病源、症狀、預防治療法等，以準備來年的提早預防。例如出版各種衛生防疫的小冊廣為宣傳，同時間將下鄉的全部材料與經驗，發一指示信供各地參考執行。其次另一重要問題，則為必須立即培養大批醫務工作者、助理員、民兵等人員，建立各地防疫醫療組織，增加醫藥設備，廣泛的開展群眾衛生運動；特別是調劑群眾營養、整頓環境衛生，以及婦孺健康的保護等工作，[122]皆可看出當時衛生工作宣傳之重點。連帶的，為了施行衛生，連不起眼的方法都要拿來使用，而且為了普及，必須降低某些標準，一九四四年八月十三日的《解放日報》刊載：要降低醫藥衛生的條件，使群眾能力容易做到，例如產婦坐褥，用土或用灰，這種不潔的土和灰，有使細菌侵入子宮的危險；若把灰加以火炒消毒，就老百姓既有的材料加以改造，就解決了問題。炕上的蝨子，把溫度加高來消滅；頭上的蝨子，用醋和洋油來消滅，都是老百姓容易瞭解，和容易做到的，「邊區物質缺乏，代用品的發現和發明，無論如何微小，都值得讚揚。」[123]這樣的概念也將擴展到中醫中藥。

中醫逐漸被納入衛生體系的過程中，從防疫到衛生運動中的對抗巫神、打倒迷信的呼籲中，可以看到清楚的歷程。一九四四年春節，延安部分屬縣瘟疫流行，可能是傷寒、回歸熱疫情，僅市區附近就死亡約兩百四十多人。群眾陷入恐慌，因迷信習慣，以為是神鬼作祟，或求神問卦、或設壇招魂，巫婆神棍又趁機猖獗起來，招搖撞騙，誤人性命。[124]基於此，毛澤東在四月時再次強調要大力加強中西醫合作，開展群眾性的衛生運動。除了動員中西醫生下鄉外，還分別召開了衛生防疫會議，舉行了衛生展覽會。[125]為了不斷地推進邊區的醫藥衛生事業，陸續成立了各種醫藥學術團體，例如陝甘寧國醫研究會、中華護士學會延安分會、陝甘寧邊區醫藥學會、中西醫藥研究會等；組織了三邊、關中、富縣、延川等地的醫藥研究會和座談會，互相交流經驗以提高技術，並公開了許多傳統秘方、驗方，打破了門戶之見，實現中西醫合作，[126]此為整個中醫發展大背景之一。其次，當時「統一戰線」的實質，就是「聯合一切可以聯合的中間力量，向封建文化的殘餘進軍，是為要在文化上解放群眾的舊腦子，從帶有若干封建殘餘的腦子變為完全民主的腦子。」[127]當時認為要反對「打倒一切」的口號，為了改造社會，先要團結各階層進步人士。所以

「團結中醫是為改進中醫」，團結農村中的中醫和接生婆，教育他們走中西醫結合道路，貢獻中醫秘方，改變舊式接生方法，開展破除迷信和醫藥衛生運動，降低人口死亡率。[128]

一九四一年十一月二十三日《解放日報》的社論，清楚的指出此一方針：「大膽地採取了人民傳統中一切確實可用的部分，並因注入新的內容而使之獲得新的生命，同時也同樣大膽地採取和創造了為人民傳統所沒有而又為人民所需用的各種新形式。經過選擇的中藥、新村學和新秧歌屬於前者；而西醫西藥、話劇電影、讀報識字組和黑板報，則屬於後者。這樣，邊區人民在文化發展上就得到一個極為廣闊自由的園地，既不受東方的也不受西方的教條主義所限制，而只受人民的利益所限制——如果也叫做限制的話。」[129]也就是說，為了最高的民眾利益，過去被社會看不起的中醫藥，也都要被重新重視。民政廳長劉景范指出：「中、西、獸醫與藥鋪進行親密合作，學習三邊中西醫藥研究會的經驗，中醫科學化、西醫中國化，培養醫生發展藥社，使在三、五年內達到每區有一個藥社、一個醫生。」[130]已可看出當時發展的大趨勢。一九四四年十一月一日，李富春進一步在中醫、西醫、獸醫座談會上指出，幫助中醫整理其經驗，使之科學化，能以現代科學知識為基礎；以及如何豐富西醫經驗，使之中國化（能吸收中國醫療成果），概而言之，「中醫要科學化，西醫要中國化」，故中西醫需要合作團結、改造中醫，方向不僅適用於邊區現狀，也是未來持續要開展的文化革命。[131]

在一九四四年以後開展的反巫神和撲滅民眾無知的群眾運動上，衛生工作也扮演非常重要的角色。一九四五年，延安的《解放日報》刊載〈開展反對巫神的鬥爭〉，其中指出：無論公開會秘密，新社會裡都不能容許巫神這種職業；要反巫神，就要改造他們，首先就是要提倡科學的宣傳活動，普及衛生運動和加強醫藥工作。具體作法如：「各界人士，必須針對各地具體情況，利用一切機會和方法（如小學校、幹訓班、自衛軍、讀報識字組、黑板報、歌謠、戲劇、秧歌、書報、畫圖、廟會、展覽會等）進行對人民的衛生教育」、「必須動員一切部隊機關中的西醫，除為部隊機關服務外，兼為群眾服務，盡量給老百姓看病或住院，並經常組織巡迴醫療隊下鄉。必須動員和幫助一切中醫和一切藥鋪認真為群眾服務。西醫應主動的與中醫親密合作，用科學方法研究中藥，幫助中醫科學化，共同反對疾病死亡和改造巫神。」可見中醫在消滅巫神運動中，也取得納入公眾衛生體系中的機會。[132]若希望邊區民眾有病不請巫神，當然就是轉向認可中、西醫的療法，中醫被納入政府認定可信賴的醫療技術中。[133]而且當時民眾對西醫還是懼怕的，他們懷疑公家西藥沒好藥，質疑西醫的針很恐怖，更存在類似「從腿上打進去肚子裡出來」等各式身體恐慌。政府呼籲西醫可參考「利用中醫看病辦法，號脈，看舌頭，用藥引，忌口等最為群眾信任和歡迎。」[134]當時為了推展鄉村衛生工作，對地方中醫的態度，就是要調查登記，並予以甄別試驗，並發動中醫擔任區域內的醫療工作。[135]

一九四〇年六月倡議成立的延安第一個中醫研究組織「延安國醫研究會」，曾被選為陝甘寧邊區參議會議員的中醫畢光斗提出，巫神所開的藥方，任何藥店都不應付給藥品，只有中西醫的藥方可以採信，中醫被認為是提倡科學、反迷信的一分子。[136]畢還特別研究治療疫病藥方，簡便而有效，經會議上大家研究，作為下鄉醫療方法，邊府並撥款炮製大宗藥品，救治病員。[137]即便當時官方認為西醫較為進步，但中醫卻為更多人信仰，本質上兩者都只利於病人療病，這是中西醫生與巫神在根本上的重大區別。[138]此外，中西醫並重的政策，其實是希望大批培養邊區醫藥衛生工作幹部，以便在三、五年內，實現毛澤東的指示，做到每個鄉都有醫務所和醫生，用前述「民辦公助」的方法，從基層建立起民眾運動的力量；因此，納入民間的中醫就顯得相當迫切，還包括各種地方群眾集股開設的中藥鋪等等，都是這場群眾衛生運動中不可或缺的力量。[139]中醫的故事，甚至不斷被提出來宣傳，例如中醫崔岳瑞（一八九六－一九六五），因為深入群眾、調查瞭解，以事實耐心說服群眾，破除巫神迷信，成為邊區衛生運動中的模範，被譽為「崔岳瑞運動」，[140]他也被封為「反迷信英雄」，[141]在整個邊區被形塑成群眾運動中的醫生楷模。[142]

中醫身分與境遇之改變，並迅速被納入衛生系統，此乃民國以來中醫史所罕見之發展轉機。毛澤東在一九三九年聽取傅連暲匯報時就已指出，要把地方的中醫、土醫生組織利用，填補不足的醫療人員，毛說：「要和中醫老先生多來往來往，交交朋友。」隨後，不少西醫院中都出現中醫門診部或中醫科，這些都是相當大的轉變。[143]這其中還有李鼎銘的故事可能是最為人所熟知的。李是一位中醫，在工作之餘，經常為毛澤東、徐特立（一八七七－一九六八）、林伯渠（一八八六－一九六〇）等人治病，並建立了深厚的友誼。毛患有風濕性關節炎，胳膊疼痛，吃了西藥仍不見效。李替毛澤東看病切脈，開了幾副中藥就治好毛。當時中西醫不合、衝突，毛澤東身邊的西醫不同意毛用中藥，但毛早在井岡山時期就已提出中西醫合作治病的想法，這次恰好中藥治好了毛的病。後來毛的胃病和風濕性關節炎同時發作，李繼續用中藥加按摩給毛治療，效果都不錯。每次看病時免不了要談些中藥的性能，治病之理，甚至還討論中醫學發展之道路。有一次毛對李鼎銘說：現在延安西醫看不起中醫，你看邊區的醫學應如何發展？李鼎銘認為，中西醫各有長處，只有團結才能求得進步。毛澤東說，你這個想法好，以後中西醫一定要結合起來，毛甚至介紹李替周恩來（一八九八－一九七六）、朱德（一八八六－一九七六）、王稼祥（一九〇六－一九七四）等中央領導看病。在這樣毛相信且支持中醫的氛圍下，加上邊區確實需要中醫藥支持，所以陝甘寧邊區成立了中醫研究會、中西醫協會、中醫保健藥社。李鼎銘曾兼任中醫訓練班主任，為推進中醫中藥事業的發展做出不少貢獻。[144]李在陝甘寧邊區普選中，曾被選為米脂縣參議會議長、陝甘寧邊區參議員，並擔任陝甘寧邊區政府副主席。[145]他以中醫身分位居邊區政府要職，對邊區政府支持中醫藥的政策，功不可沒。

## 五、打破藩籬：邊區的中西醫結合

實際上，談中醫藥的問題，也不能忽略邊區中西醫互動的視角。在抗戰爆發前，中西醫的關係多為衝突與對立；戰爭爆發後，為了現實的需求，必須合作的態勢，已如前述。本節再補充中西醫互動的視角。

首先，中醫與西醫皆被納入了非常多的政治決策與科學團體之內。一九四〇年六月十日，邊區政府民政廳與衛生處召開國醫代表大會，到會各縣國醫代表及邊府各衛生機關代表數十人，討論如何改進中醫藥以促進衛生工作，並將成立中醫研究會，以求中醫中藥的改良和科學化，並加強中西醫聯繫，共求進步，已為先聲。[146]第一屆邊區國醫代表大會會後，乃正式成立「邊區國醫研究會」，出席代表有四十餘人，邊區政府衛生處處長歐陽競（一九一四－一九九二）報告：「由於過去幾千年長期的封建統治，使國醫同其他科學一樣，不能長足進展，但正由於有這樣悠久的歷史，曾積累了豐富的經驗，這點我們不能完全把它抹煞，相反的要承繼祖先的遺產，揚棄它、改進它。這就需要我們有組織的進行研究，使它向著進步的科學化的方向前進。」邊府民政廳副廳長李景林（一九〇九－一九八〇）則指出：「抗戰時期，醫藥困難，我們成立國醫研究會是必要的。希望本此精神，同全國醫界取得聯繫，把國醫也變成一個完整的科學。現在中西醫在醫病的方法上好像不一致，但基本上都是瞄準著一個共同敵人－細菌。我想這種現象，在不久的將來，一定是會克服的。」會議上提案決定，包括開辦國醫訓練班、出版國醫小叢書及刊物、呈請政府登記全邊區國醫及國藥商店、大量開採及炮製土產藥材等等方向；同時，國醫研究會應與各衛生行政機關取得密切聯繫，要將中醫藥納入政府管理與發展科學政策之一環。[147]一九四二年七月，平山線的醫生組織成立抗日救國會，到會中西醫共共有四十二人，中西醫因戰爭而站在同一戰線上。[148]一九四二年六月成立的晉察冀邊區的「自然科學界協會」，以軍區醫藥指導委員會為核心，各種醫藥衛生行政的實施則通過軍區衛生部和政府來進行。換句話說，所謂「科學研究」是受政府與軍隊指導的，而該會就是強調要發展中醫藥，以求自給自足之政策，顯見是邊區政府要將中醫藥納入科學事業。[149]另外，中央軍委會還下達指示，醫務老幹部往往不懂醫，醫療衛生要信任專家，故各級機關的領導人不應干涉專門專家之工作，自作聰明。[150]在這樣的氛圍下，地方醫生，多數是中醫，更能依照自己的組織和意願自主、自由地來發展或運用中醫藥。

當然，並不是說採用中醫藥的政策就足以改變傳統的中醫，中醫藥能發揮最大的功用，但仍必須加以改造。例如早期醫務工作者，冀中軍區第十軍分區（原為冀中人民自衛軍獨立第一團）最早的軍醫處處長就是一位中醫。根據回憶，他只是一位五十多歲蓄著鬍子兼通中醫的老人，但他從未替傷員治病，他任用的都是原來舊軍隊的軍醫或同鄉、親友，有許多人是不通醫術的。特別是在戰爭的頭兩年，要納入懂醫術的專家，再逐漸訓練新人，完善設備和藥品，都需要時間；[151]即便是地方中醫，若未經動員、訓練和改造，也很難為政府、群眾服務。所以，一九四二年一月聶榮臻司令指出：「醫務工作是一種革命工作，它是進步的科學，它向舊的非科學作鬥爭，特別是在中國這個經濟文化落後的國家中，我們必須用進步的科學去消滅人民衛生和醫務落後的野蠻的東西。」[152]中醫還是需要被科學地改造。改造的力量，最初的策略與一九五〇年代後的思維很不一樣。由於當時大部分水準較高、具有理論基礎的中醫多留在上海或遷移至內地重慶，在邊區的中醫水準較為參差不齊，所以改造中醫的方法，就是打破中西藩籬，透過中西醫互相學習研討，使中醫藥邁入科學化，來拉高邊區中醫的素質。

為了提高生產，改善民眾衛生及培養職業教育的師資，邊區政府其實一開始就希望設立中醫學校，[153]但緩不濟急，當衛生成為一種動員與運動時，中西醫合作的聲音自然就被提出來，甚至過去既存的中西醫門戶之見，也被提出來批判，報刊指出中醫有不少寶貴經驗，西醫應該要向他們學習，並幫助中醫邁向科學化；中醫當然也要學習科學的醫療。[154]《解放日報》於一九四四年九月三十日刊載一位中醫裴慈雲的建議：

(1)組織定期或不定期的中西醫公開學術研究會議：各縣凡有中西醫的地方，都要利用會議的辦法，來經常研究探討，或討論一個具體的病例，或研究學理，探究如何合作進行

> 衛生運動。各地的保健藥社、西醫研究會及各機關、部隊的衛生機關，都應奉行。(2)實行中西醫會診：在可能的情況下，可以實行中西醫會診，例如在衛生合作社就可以這樣做。事後還可以共同檢討，看是否有錯誤的地方，或誰的診斷正確？如果要共同治療，應該特別慎重，要注意藥物配合與禁忌的層面。(3)各門診部可添設中醫，藥店可兼設西醫、西藥，藉以相互研究與取長補短。(4)各地國醫研究會或醫務機關可聘請有名的中西醫生，來作專門報告。(5)組織中醫到西醫院去參觀。[155]

這當中其實有相當多的建議，都是一九三〇年代南京國民政府所無法達到的，在中西醫論爭的年代裡，是一些想都想不到的進展。到同年十一月，《解放日報》更報導，邊區文教會醫藥衛生組開座談與討論會，特別著重中西醫合作問題。從十月三十日毛澤東在大會上演說，強化對中西醫合作的促進，一直到十月三十一日與十一月一日，召開了兩天的中、西、獸醫座談會，到會者除文教大會之全體醫療代表外，尚有延安各醫務機關負責同志，及全體中、西醫生等共近百人。國際友人阿洛夫、馬海德、傅萊（Richard Frey，原名理查德·施泰因，Richard Stein, 1920-2004）、米勒（Hans Müller, 1915-1994）四位醫生亦被邀請參會。[156]

在這場座談會上，中央衛生處李志中（一九一一－一九八二）檢討過去相關部門雖響應了中西醫合作的號召，但其中還是多少含有形式主義的毛病。他提出願意邀請中醫代表至中央醫院參觀，以便互相研究。和平醫院院長魯之俊亦表示歡迎中醫共同交換經驗。中醫畢光斗、張存法、裴慈雲等人也提出中醫願向西醫學習的態度；裴慈雲還表示，如果開辦中醫訓練班，他第一個報名參加。[157]另外還有一矚目之焦點，即國際友人傅萊報告晉察冀邊區醫藥衛生運動及中西醫合作情況，晉察冀邊區各級政府設置了專門領導醫藥衛生工作的機關和幹部，利用展覽會及各種集會進行衛生宣傳，開展衛生運動週，建立了防疫情報，各機關、學校組織醫療組下鄉為群眾治病，各縣成立中西醫研究會，邊區先後舉辦理兩期的中醫訓練班。[158]傅萊運用許多具體事實說明了中西醫合作之必要性，並指出中西醫合作應是長期的，不僅僅是暫時的辦法；對中醫既不應完全否定，也不是完全肯定，而應加以批判的吸收。他提議在延安成立研究會或訓練班，並逐漸統一中西醫藥名詞，以便中西醫藥互相溝通。[159]

關於邊區衛生運動與中西醫合作之方針，在座談會上李富春也指出類似的觀點：(1)雙方應打破門戶之見，西醫在合作中應負主要責任，要幫助、研究與提高中醫並從而充實提高自己，還要幫助培養邊區西醫人材，用科學方法解決邊區的醫療問題。(2)必須掌握教育群眾使之自願的原則，不能強迫民眾。(3)要抓住重點，不要一下子提出太多規範，反對平均主義和形式主義，不要只圖數目字，不要只圖表面好看。在具體工作方面，雖然細節很多，但仍值得在此列出，以方便讀者與國統區大後方的狀況進行對比，李氏在會議上指出：(1)成立延安中西醫藥研究會，吸收中、西、獸醫參加，經此會推動產生全邊區醫藥聯合會，該會進行醫理、藥理之研究工作，並成為邊區群眾醫療技術之領導機關。透過各種座談會，溝通意見，是當時認為中西醫結合的好辦法。[160]中央總衛生處所編之《解放日報》衛生副刊可改為該會之會刊。(2)解決醫生問題，以縣為單位訓練中醫（先在延安試辦），提倡醫生帶徒弟，各地名醫生生活困難，由政府幫助解決。(3)解決藥材問題，改良中藥鋪之營業性質，公營中藥鋪應以服務為主，以影響全邊區私人中藥鋪。中藥鋪並應研究製藥的辦法，大量提倡挖藥和栽藥。關於西藥之製造，由邊府說明擴大留司（筆者按：可能是指河南省洛陽市）之製藥廠，同時提倡中西醫研究發展外來中西藥的代用品。會議上，待李氏宣讀完黨的施政方向後，當場推劉景范、蘇井觀（一九〇六－一九六四）、傅連暲、畢光斗、李治（一八九九－一九八九）、陳淩風（一九一三－二〇一五）、裴慈雲等七人進行籌備組織延安「中西醫藥研究會」。[161]如此，中醫可以參觀西醫的手術，中醫遇到重症，也可以轉介到西醫院，[162]中西醫彼此可以自我批評，放下成見，具體合作。[163]其他共識如「一切部隊機關的西醫必須兼為群眾服務；幫助、研究、改造中醫中藥。對一切中醫勸其公開秘方與經驗，勸他們努力學習科學，改進自己的業務。擴大醫大的邊區名額外，還須開辦中醫訓練班。」[164]綜合而言，在這場會議之後，地方上紛紛開始舉辦中西醫座談會，例如在一九四五年一月，甘肅省慶陽市召開了中西醫座談會，會上決定成立中西醫合作研究會，由中藥鋪經濟堂的倪醫生負責，還舉行小型的市民衛生展覽會，展品內容著重婦女及家庭衛生。[165]

一九四五年四月五日，「晉察冀邊區各界抗日救國聯合會」持續發表的群眾運動方針與指示一文中，提及未來活動要點：團結大批的鄉村土醫、中醫，加強群眾疾病診療的工作；而這個工作應該吸取龍華模範醫生張明遠的經驗，把改造思想和他們的經濟利益結合起來，成立中西醫合作研究會、藥鋪，因此要大量的介紹土偏方、進行扎針術。此外就是發動群眾大量採藥，有條件的設立藥市，並在一個區域內爭取成立一間中藥鋪或是一個醫藥合作社，力行「民辦公助為民服務」。中西醫合作是非常必要的，西醫「思想下鄉」耐心地幫助和改造中醫，團結一切鄉村土著醫生，自動為群眾治病。[166]一九四五年六月，晉察冀邊區行政委員會也指出：西醫既然更為科學，當然要主動去團結中醫，負擔更多責任。各級政府負責幹部，對醫生（特別對中醫）應重視和優予禮遇，值得稱述的事蹟如：「曲陽龍華縣縣長，親自接待醫生，請他們吃飯和講話，慰勉有加，並關心他們的生活，減免他們的抗勤，這在鼓勵醫生工作情緒，提高其責任心，改造其思想上起了不小的作用，這種很好的經驗及關心民眾的精神，值得各地採用和學習。培養新醫生，辦學校和訓練班是一種辦法，發動醫生帶徒弟，召開醫生座談會，也是可以經常採用的輕而易舉的辦法。」[167]可以看出，「主動」去團結中醫分子，是當時衛生政策的重心。

在中西醫技術交流方面，中醫裴慈雲在《解放日報》上表示，中醫有幾千年的歷史，直到現在，還具有廣大群眾基礎，說明在中醫中藥有許多值得研究的東西，只是欠缺科學系統的研究，不論是中醫或西醫都應該來研究。而中醫系統內不合理的地方和缺點，也應向西醫學習。重要的是，有一種言論是擔憂學習西醫就會「變成西醫」，失去中醫本體；裴氏反倒認為，中醫懂得科學理論，不但不會使中醫變質，而且更可以發揮中醫幾千年的豐富經驗，將中醫提高。他認為，中醫要學習西醫的診斷、生理、病理知識、消毒法，並能利用簡易西藥。具體的學習如：「學解剖可先學心臟與肺臟，明瞭心肺的構造與生理和病理的知識，就可以利用聽診器來聽診，和診脈相結合，對於診斷是有幫助的。再如知道了疾病和體溫的關係時，也不妨用體溫計來試試體溫；倘使懂得打診，那麼當你發現了心臟的『陰氣外溢』時，你就打一打看，是否心臟大了？如果在診脈上認為肝臟有病，那麼，也可以打一打肝臟，看有沒有變化？」學習的時候，由淺入深，有了成效，就會引起學習的興趣與信心。[168]

伴隨邊區的政策與氛圍，幹部若不認真運用中藥，將會招致批評，而中醫的某些特效藥，也被提出來公開討論。一九四一年六月二十三日，杜伯華〈科學地大量運用中藥〉指出：要想戰勝敵人封鎖之困難，就要自力更生，接受中國歷史遺產，把數千年經驗得來的中藥大量採用，以代替西藥治療疾病，來保護我根據地內抗日軍民的健康，把「中藥不合於科學」、「中藥不能治病」的不正確觀點糾正過來。他抨擊有的幹部對中藥使用缺乏經驗和信心，認為植物科生藥在治療應用上沒有作用；還有些單位醫務人員，把衛生部發下的中藥「束置高閣」，或棄之垃圾堆中，非但不提高中藥信仰，反而完全埋沒了中藥功用。這充分證明，這些醫務人員對中藥的認識還不夠，忽視了中藥在治療上的重大作用，沒有虛心的去研究、學習運用中藥，來克服當下之困難，所以杜氏認為要強烈批判這種偏差的思維。[169]而且通過實踐證明，中西醫結合治病，療效顯著提高，例如魏善釗是一位肺結核患者，服用西藥療效不佳，結果服中藥十一劑即痊癒，顯示中西醫結合，治癒率、成功率皆大大提高。[170]時任延安自然科學院院長的徐特立（一八七七—一九六八），就闡述自己的經歷：

許多中藥為中醫的經驗試用有效，尚未被西醫所採用的還很多。四十年前我的老婆患乳結核一年，大於雞蛋，服草藥一種，名七葉一枝花，中醫也很少人知道這藥，竟治好了。近日我在中藥字典上，看見有七葉草治結核病，可見這藥還是有人知道，不過知者很少。中醫對於解剖和生理的無知，因而對於病理必然發生理論上的錯誤。但中醫幾千年來的經驗，還有不少的貢獻。我認為西醫有讀中醫的醫案的必要。張仲景的處方，有研究的必要。經過中醫的經驗，去發現新的藥物。中西醫合作，以解決目前的困難問題，並創造新的藥物。[171]

杜伯華同樣指出，發展中藥不是主張「開倒車」，把非科學的法子硬搬出來，而是要根據科學的眼光與方法來研究，逐步地提高它的科學水準，才能適應長期抗戰環境和邊區發展之客觀需求。[172]

與此相關者，即對中醫所謂秘方的開發。早在一九四一年九月十七日《解放日報》刊載，已成立一年的國醫研究會第二屆代表大會開會時討論國醫科學化，其中就有破除國醫過去之保守觀念和不良習慣之檢討，把各種「秘方」藏起來，就被定義是一種自私自利的行為。在討論中，各代表常將自己的「祖傳秘方」公開討論，如治夜盲眼、腹痛、心痛，花柳等病的特效方十多種；打破了幾千年來保守「祖傳秘方」的惡習，毅然說出供大家討論研究。會中選出了李長春為會長，閻勁榮為副會長，畢光斗、宋學寄、梁金生、歐陽競（一九一四－一九九二）等人為常委。民政廳與衛生處不但設宴招待，還撥發伙食費，以示重視。[173]一九四四年九月，西北局辦公廳召開獸醫座談會，表示「對中醫及民間流傳治牛羊瘟和牲畜疾病的有效單方，應有組織的搜集，普遍推廣應用，打破保守秘方不給外人傳授的現象。」[174]還有當時中醫如高丹如，擔任中西醫要研究會的會長，貢獻出自己的經驗丹方三十多種，並同樣積極籌備在分區採集土產藥品。該會今後的計畫，也包括挖掘土產藥材，炮製成常用的丸散藥劑。[175]公開秘方有現實的需要，因為在民間蒐集一些中醫內、外科藥方，各軍區的藥廠才能研究製作，不至於巧婦難為無米之炊。[176]而當時對中藥之研究，包括有八路軍製藥廠編的《抗戰新藥集》、光華藥廠則出版《國藥通訊》和《通俗藥物學》、延安自然科學院樂天宇（一九〇〇－一九八四）等人在實際調查研究的基礎上編寫而成《陝甘寧邊區藥用植物志》；華東，特別是膠東地製藥小組，則從日軍手中繳獲《中華西藥本草》和《藥物製造化學》等書，一邊自學一邊自製，可以說在黑暗中摸索前進，[177]主要以實用為主，真正的研究才算是剛起步而已。

一九四四年八月，楊家嶺（中共中央駐地舊址，位於延安城西北）開展了衛生展覽會，徐特立就指出，展覽會上就有中西藥物，「許多自己製的藥品原料，取自邊區，有些還是未經西醫普遍採用的中藥。在物質困難條件下，許多醫藥問題擺在面前不能解決，因此一切小的發現或發明，不應過低估計其價值。」[178]可以看出無論在展覽與日常生活中，政府都希望破除民眾對中藥的想法，甚至是扭轉西醫對於中醫藥無效、落後的印象。中醫裴慈雲指出：中西醫對於赤痢病理的說法雖然不同，但中西藥都可以治好病，這原因主要是在於藥物上面，就是有些中藥有殺菌能力，但是中醫卻並不知道，因此就需要西醫來研究應用。再如扎針的方法，是一種利用神經反射作用的療法，西醫也不妨來研究一下。[179]當時的思維還是西醫來研究，與五〇年代後中醫研究之路數不同。[180]此外，中醫的特效處方也可以介紹給西醫試用，如果認為確屬有效，那就應該推廣

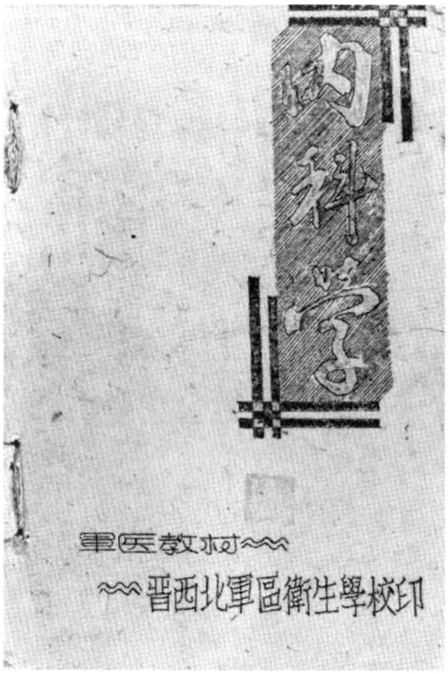


圖 8-2　1942 年中共解放區所編纂的軍醫教材

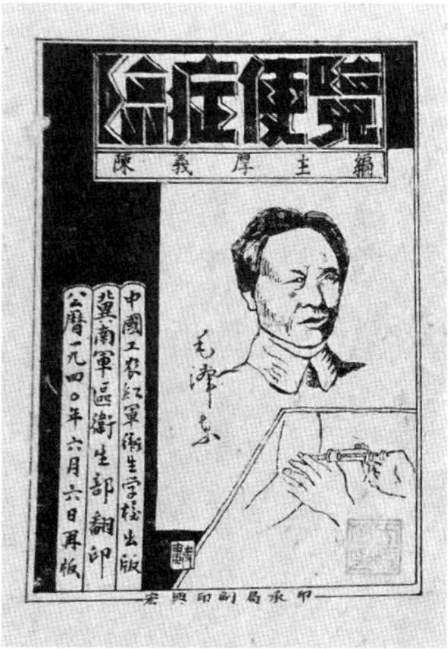


圖 8-1　1940 年中國工農紅軍軍醫學校所編纂的《臨症便覽》，封面為毛澤東畫像

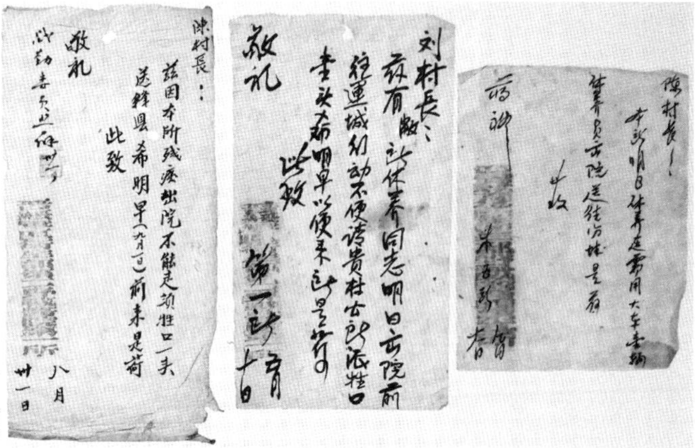

圖 8-3　1940 年代初中共晉綏軍區衛生部向農民賒借牲口和車輛載送傷兵所開立的字據

採用，如竹瀝治療百日咳，頗有成效，裴氏就曾介紹給中央醫院小兒科王醫生試用，結果有一個初患百日咳的小兒，吃了兩瓶就好了。像這一類的合作方法，在有中醫有西醫的衛生合作社中，皆可以採用。[181]至於在針灸方面，也有一些開展。例如白求恩衛生學校的教員劉紹久，在訪問阜平新華藥房時，就教導衛生人員怎麼樣用針灸治療瘧疾、痢疾、腰腿痛等等。[182]任作田老先生自辦針灸治療所，並使針灸術傳入白求恩國際和平醫院，廣泛為邊區群眾治病，收到較好效果，皆為顯例。[183]

## 六、小結

如果將中醫藥史看作一種長時間觀察中國近代思想史、科技史的範例來看，從戰爭帶給邊區，乃至後來新中國成立後的中醫藥政策演變，皆可看出極強的連貫性。南京國民政府雖擋下了著名的「廢止中醫案」，但在整體發展上，並不重視中醫在衛生防疫上的貢獻。抗戰爆發後，南京國民政府遷至重慶，對於中醫之貢獻雖持正面態度，但終究因為西藥物質較為充足，所以僅放任中醫成立醫院，而研究與合作更是各唱各的調。但在共產黨統治之邊區則有很大的不同。面對迷信成風、缺醫少藥、疾病猖獗的艱困環境，中醫藥的地位被整體提升上來，地方的中醫和散布在廣大邊區的中藥材，成了最佳就地取材的資源，邊區政府迫切的要推展衛生與群眾運動，就要團結一切力量，將中醫藥提升至與西醫同等的地位，這是現在意義下的第一次中西醫結合概念的誕生，更是歷史上第一次由政府肯定中西醫結合的好處與必要性。從晚清以來就談的「中西醫匯通」，學者常將之與「中西醫結合」的歷史放在一起談，[184]但其實「匯通」僅止於理論上的採納與論爭，而本文所論的這個地方、這個時代誕生的「結合」，卻是先放開理論差異，直接採取有效之策略，共同治病與防疫，而且還有互相融滲和學習之處，是全新的名詞，並開啟一九五〇年代中期西醫學中醫的先聲。

過往研究者比較沒有指出的是，不只是說中醫加入衛生體系是件大事，在這當中，中醫也在正規教育之外獲得了操作、學習實際西方衛生技術之可能。共產黨的政策並非一開始就學南京國民政府時期將中醫談成國粹、國學，而反倒是將中醫提到跟西醫一樣的地位，共同為人民服務、推展衛生運動、撲滅疫病，還鬥爭巫神，可以說邊區政府將過往鄉間毫不起眼的土郎中、賣藥人、走方醫，都一起收攏到邊區政府動員與控管之下，給予其和民眾健康共生共榮之感覺，這在過去南京國民政府時期都是做不到的。並且，中醫理論內其實有不少懸陰陽五行和玄學的一部分，在抗戰爆發前是被視為「玄學」和「迷信」的，[185]但是共產黨在動員時，把人民和中醫這兩個元素結合，刻意淡化或忽略了中醫理論內可能會和巫神、迷信相連的各種可能，亦即動員需要整合一切力量，忽視其缺點，先取其有助於戰爭的部分，這種統一戰線內的理念，其實是共產黨日後在地方動員成功的重要因素。[186]而在製藥方面，抗戰爆發後，四川大後方的醫療系統，依舊是中西各自為政，而且西醫或軍醫，也極少採用中醫開發的成藥，此為兩地最大之不同。邊區在製藥方面，為因應缺醫少藥的背景，又要符合戰爭急用的特性，所以生產以成藥居多，一種是過去常見的避瘟、避暑、抗瘧疾等中成藥，但也有不少成藥不再是傳統的中藥處方，而是變化方，加入了西醫的製藥元素，用西藥有效之成分，取中藥為代用，再製成新的藥物，這些藥物就不見於傳統中醫的本草書籍內。這些製藥的思維，有沒有影響到後來的中西成藥業，其實很值得探究，但可知的是已給中藥科學化之發展一些新的啟示。而整個邊區的中醫藥政策如何在戰後延續與發展，也值得持續探討，例如一九四六年四月一日邊區第三屆參議會一次大會通過持續由中西醫藥研究會訓練中醫，各縣保健藥社依舊採取老師帶徒弟的辦法，培養中醫，[187]持續增加中醫名額。[188]但是，中醫還是沒有能納入正規教育的系統內，而邊區政府也可能因抗戰問題，僅先求實用，而不太談醫書、經典等學術發展之問題，邊區中醫的研究，比較有特色的，似乎多在針灸和貢獻秘方這兩者，仍有不足之處，雖有志發展中醫，但多只用中醫的外緣形式。所以看歷史不能只看其小，要看其長遠發展，甚至持續探究跨區域（國統後方、淪陷、邊區）、跨時代（戰前、戰後、新中國）的發展，才能完成具備大歷史眼光的研究，由小見大，抗戰時期邊區史的研究才能萌發出新意。

第九章

# 結論

戰爭的本質是殘酷的，抗戰乃近代中華民族苦難之縮影，軍民死傷無算、流離失所、路有餓莩，蓋無足深論。[1]其間接影響，更導致戰後民生經濟凋敝、牽動政情動盪，而國內內戰繼之又起，可謂大戰中還有小戰、一戰後還有一戰，終促使大陸政權轉易，[2]造就今日兩岸之現狀，這是我們都知道的政治史。二十一世紀以來的抗戰史研究，不論是對客觀事實的認識、新觀點的提出，或是對新資料的發掘和利用，都取得了長足的進步。[3]而反觀醫療史研究，則提供我們另一幅不同視野的現代戰爭影響力。醫療衛生是戰爭史中較被忽略的一塊研究領域，已於緒論闡述；「傳統」中醫如何在「現代」戰爭中立足？這段傳統與現代之關係，似乎不應該在中國近代史的論述中缺席，偏偏「中醫與戰爭」之關係，探討者實為鳳毛麟角，為過去歷史研究者所忽略。本書可以說補足了這樣的缺憾，為中國醫學史的研究，開出一條新路，也開啟了抗戰史研究的另一扇窗。

從書中各章節來審思，可以發現中醫的外、傷科到了近代幾乎已成強弩之末，整個中醫界孤獨站立在從論爭到被廢除的風口浪尖上，早已自顧不暇。在以內科為主的醫師們發出怒吼後，中醫藥從被廢除的命運中短暫逃脫；可惜，沒有任何研究注意到，那些被忽略與噤聲的外科和傷科知識，是怎麼在這段時間內被提出而進行討論的？整個民國時期，中國醫者最重視的無非就是西方醫學知識的採用、融通，以及對中醫自身學術、藥方的公開與科學化研究。中醫界逐漸理解，不開放心態則無法謀求進步，而戰爭逼近的壓力，則促使這一切開始加速。面對敵人的鐵蹄、殘酷的炮火帶來現實且立即的危險，導致了中西醫雙方暫時放下歧見來共赴國難。

由中醫外、傷科專科史來看近代中國醫療史、由中國醫療史再來看中日戰爭史，探究這段由小見大的過往，本書回答了近代中醫如何面對：(1)自身專科知識之落後、(2)外部廢止中醫的文化氛圍，以及(3)戰爭迫近導致醫藥資源不足等三種不同層面的挑戰。在這段歷史中的人們，如何提出檢討與解決的辦法？它們涵蓋哪些知識轉型與應對辦法，乃本書的核心論點。

自九一八事變以來，中醫界就仿造西醫模式，積極組織救護隊；若干團體還進行各種短期軍事訓練與教育，教導中醫消毒、清潔、包紮與急救等技術，這些訓練工作的新趨勢，一直延續到戰爭爆發後，而成為中醫學的一部分，這可以從現代中醫課程中含有大量西醫的生理、衛生知識之滲入，看出端倪。此乃中醫內、外科都不可避免之趨勢，消毒和麻醉等概念，更持續在一九七〇年《中醫外科臨床手冊》內呈現。[4]經歷過消毒、防疫知識之洗禮，皆和這個時間點所發生的轉型有關，當觀念更新後，中醫也更容易被現代衛生知識形塑過後的社會所接受；可以從史料中尋找社會輿論對中醫之批判，在抗戰後已極少出現如余巖或傅斯年那樣批判中醫不懂衛生、不懂消毒技術之言論，[5]中醫可能足以涉入急救事務的史事，也漸漸被挖掘出來。[6]儘管抗戰前的國醫救護隊只能算是起了一個頭而已，但「國醫救護」的契機，已給了中醫在融入現代醫學體系中擁有更多的可能與籌碼。

本書還納入蔣中正的相關言論與思想考察，看似與中國醫學無關，實則軍事醫學之發展，與國家及軍隊領導人有莫大之關聯，透過戰時國家最高軍政領導人蔣的指示與建議規劃，讀者更可以發現問題之所在。自北伐時期開始，蔣中正即開始思考改善軍隊醫療及衛生整潔，並逐步規劃維繫軍隊中醫療與衛生的軍醫制度發展，以作為保持軍隊戰鬥力之要素。但除了軍醫不足與不良外，現實上直到抗戰結束，因為醫藥稀缺而造成醫療用品價格昂貴，軍隊購置不足，往往雖有軍醫之診療，但無實際治療之藥物，以至於軍隊內之衛生組織形同虛設，顯示了現代衛生醫療無法在中國戰場完全發揮效能之困境，這些都是中醫可以介入這場戰爭，提供貢獻的原因。而這也提醒當代中醫界必須思考，中醫在每個時代之發展，能抓住的「契機」到底是什麼？

近代以來，中醫界已認定自身強項是內科，一般人也總是以西醫長於外科、中醫長於內科等印象來衡量中西醫學的特質。不過，西方醫學專業「分科」概念，很難在此時的中醫界內被切分、定義清楚。就好像本書論外、傷科，但其實也有現今骨科的知識在內，但古代有「正骨」或「接骨」，並無「骨科」這樣的專業分科名詞，[7]所以古代很多知識本來就是融通在一起的，許多知識分散於各科當中。正如《中國醫學源流論》內無「骨科」一詞，但注意到了他們都屬於傷科，而這類專書傳世相當稀少，「蓋傷科多賴經驗與手術，有非筆墨所能形容，而精此者又多不通文義，故紀錄更難也。」[8]辛好，民國時期已拜大量報刊刊載知識和實際應用之報導，知識擴展已非古代所能及。更有甚者，即便這幾年政府要推動中醫「專業分科」制度，[9]所面臨的爭議仍然不小，其根源之解答，或許就在書內所論。中醫外、傷科在診斷和用藥時，並非完全不管內科的專業知識，甚至許多發表中醫外科言論的醫者，本身就是很好的內科醫者，例如張山雷、張贊臣等人都是。而戰爭時期許多文章仍呼籲，處理外科傷患仍須注意內科辨證，這強化了中醫外、傷科與內科不能硬拆成「一分為二」來看待之定見。試觀史家呂思勉（一八八四－一九五七）針對民國以前中醫發展的特性所言：

蓋晚近瘍科之術，實能融貫眾科以自輔，迥非前此暖暖姝姝，但守專家之傳者所敢望已。治外必本諸內，是中醫要訣。其對於外症之辨別陰陽、消腫、潰膿、托里生肌、開刀、打針諸法，均極有研究。其能兼通內科，熟諳藏府病理者，用藥尤精當。今人多謂內症宜中法，外症宜西法，殊不知西醫長處，在解剖、縫割及清潔，於槍彈機械傷最宜，若關於六淫七情之外症，則懵然莫辨其由來，但守見症治症之旨，故收效不及中法之速。[10]

就呂的觀察而言，很有意思，他並不認為所謂外科的「內科化」是一種退步，而反倒是中醫在近代的一種創新，開刀、打針也有中醫可以施行。而西醫長處之縫割取彈，或為中醫所不及，但「清潔」一事，近代中醫之發展則多有著墨，所以未可完全以停滯或落後論來看待近代中醫之發展。「時間與文化之連續」是歷史研究的特質之一，治史須從過去看到問題癥結，不能只以「現不現代」或「科不科學」來看，一旦陷入西方既定概念與理論之探討，往往失真，因為已非當時的情境與脈絡，所以論述多有偏失。現代史學著作，往往都有這個問題。

抗戰時期醫學的發展與運用，當然也不可能與戰前的經驗截然二分，就算抗戰促使了中國醫學的某些改變，但還必須基於戰前的既存經驗和技術積累來分析。沒有事實可以完全切割過去來發展，此為歷史研究可貴之處。延續中醫內、外科理論密切相關之特性，很明顯地產生了一個壞的和一個好的影響。在壞的影響方面，中醫外、傷科的近代轉型，並未如筆者所預想或期待的，往身體內部去探索，而是繼續「內科化」趨勢；中醫並未產生獨立的大型手術技術或如步月登雲般的得償「中醫師開刀」之所願，它們終究沒有成真，可見中醫的歷史發展獨特性還是非常強烈。這提醒了我們，用西醫的發展模式和衛生現代性的樣態來思考中醫的未來，往往會有所偏差。當然，從好的一面來看，則不可忽略，看歷史要放長時段來檢視，一九五〇年代後，中醫外科再往皮膚科邁進，在燒燙傷的研究上大放異彩，[11]骨科也有很多新的發展，這些學科的基礎知識，多少都受到西醫的影響，[12]這些重大改變，皆源自於戰爭時期的發想與跨越；更何況，中醫藥在戰時也並非只是在外、傷科領域內服務受傷軍民，內科雜病仍是中醫的強項，在戰時依舊發揮重大功用，對於後方軍民之服務，大概也多是以此類病患為主，對人民健康確有真實之貢獻。

從長遠的時間軸來觀察，中醫外、傷科在近代的衰弱與技術發展之遲滯，才是自身要面對的問題。在書中，近代中醫或透過緬懷外、傷科之歷史，來反思此領域衰弱之原因，在這當中，我們還可以發現一些轉型的特質，亦即在本書內所呈現的技術轉型，皆因戰爭所迫而追求創新，多少仍屬被動的知識創新。中醫界如何回應外在需求，進而去更新傳統技術？依據本書所論，外、傷科的創新，很少基於解釋古籍而產生，這與傳統醫學的「正典化」，透過反覆解釋古籍而謀求創新的方式，有所差異；[13]中醫外、傷科的知識定位和技術導向要怎麼開始、要學什麼，反倒要在古籍外思索更多現實的意義。外、傷科都需要很強的日常實作操練，並非熟讀經典即可觸類旁通，在缺乏教材和實作步驟、場域等條件下，新的技術很難開展或被發明，筆者已竭盡所能爬梳資料，大概可以看到在戰時的一些特殊案例，已屬難能可貴。

這段時期最可期待者，還有藥品的創新，這股發展趨勢可能延續到戰後，持續成為中醫改良藥方與劑型的推力。除了中醫外、傷科的知識外，更重要的一點改變與突破就是所謂藥品創新、代用與研發等幾個概念。首先，在這個時代中，私藏秘方而不公開，慢慢被視為一種落伍、自私的行為，而拜近代報刊與醫書刊行之易，各種藥方在大眾傳播媒體上被公開；原本是家傳秘方，在知識傳衍上有其困難，戰爭爆發後則透過大量於報刊上曝光，使得知識的創新保有可能性。更有意義的是，很多醫者還會用西方醫學或現代化的術語來加以解釋藥物之功效，促進其科學性，也更能和西醫進行對話，這些都促成了中醫外、傷科藥方的傳播與改進。而戰爭伴隨而來的經濟封鎖，則讓一九三〇年代初期開始延續的中醫科學化有了眉目，不管在國統區或邊區政府，都開始生產大量的代用藥品或「中藥西製」而成的成藥，這是一個中藥劑型創新與科學化的時代，該趨勢始終是這個時代中藥史的核心，並且延續到後來的日本、香港與臺灣等東亞各地。[14]其他發展的可能，終因戰爭的結束，彷彿就像知識的斷裂，而失去創新之土壤，當骨傷科回歸民間後，很大一部分又將歸於日常保健之特色，甚至民俗療法之流，專業性的建構和知識創新之規律性和方法論，尚有待開展，庶幾不使中醫「外科」的知識框架被窄化和限制。另一些轉型期要到一九五〇年代後期才見到新的成效，已非本書所能觸及。

戰爭促成了國藥種植與研究的開展，但隨著戰爭結束，這樣的嘗試也因著各種主、客觀條件而暫時終止了。縱使這段歷史已被大多數中醫藥史研究者所淡忘，但本書仍必須指出，戰爭的壓力，使得製藥人員和研究者注意到外國，如美、日等國都不斷進行中藥研究，若可於大後方川、康荒區設法種植藥物，既增加墾殖，又能增加研究材料，甚至有利於經濟，補醫藥資源之不足。

這些都使得傳統中藥一躍而上科學製藥的舞臺，開始在廢醫論之後的時代重新找回「被研究的價值」。而究其性質，其中藥研究並非立基於傳統中醫理論，而是開創一種植物學、化學研究中藥的可能；「代用國產藥物」和「國藥」這兩個既融和卻又衝突（一西一中）概念，在中西醫論爭相對激烈的一九三〇年代後展開對話，給了傳統中醫史研究一個很不一樣的視野。

本書並非在說一個「現代醫療」或「公共衛生」如何在戰爭中拯救人命的故事，而是要證明在醫藥資源或醫療量能（人力、藥品）不足時，中醫藥確實可以發揮一定的功效，雖然那個時代是以「代用」為名來證實中醫藥的實際運用價值，但是筆者認為，「中醫藥有其獨特主體性」的證明題並不是一步到位就產生解答的，要理解現代中醫的樣貌，不能忽略這個時代發生的故事。也是因為有了殘酷的戰爭，才證實中醫藥治病救人不僅「可行」並且「可用」；換句話說，處在現代化「失語」途徑中，所謂傳統文化與傳統科學的再證實、被證實與再利用，是需要一個歷史契機的。誇張一點的說，讓中醫挺過西醫藥挑戰的，並非中醫「往科學靠攏」就可以一筆帶過。處在戰爭壓迫中、朝不保夕，不是陷在科學理論的爭辯中可以解決的，而是因為中醫的實用性與被創新出來的便利性；「科學化」概念有用之處，是將中藥藥效嫁接於化學實驗和臨床之上，用新的方式來解釋既有的藥效，而不糾纏於古典理論被重新詮釋後可能產生的違和感，恰到好處的「非驢非馬」，突破了古典中醫的理論框架，以科學驗證中藥之療效，反倒讓中醫留存下來，[15]

恰似生物界的突變與基因嫁接、變異，正乃「進化」之要件。有趣的是，若民初中醫曾被人批評「非驢非馬」，那個二十世紀初期後的西醫和十九世紀前的西醫比起來，豈不是「面目全非」？在西方文化科學霸權下，是不允許誕生「非驢非馬」技術的，這樣的歷史和物種在中國近代史中誕生，才是中國文化「折衷」性格中可能產生的獨特產物，正如筆者第一本書所研究的中醫唐宗海（一八五一－一八九七）所言：「錄其要義兼中西之說解之，不存疆域異同之見，但求折衷歸於一。」[16]此處的「歸於一」，並非諭示後人非得選邊站，非得站在中國或西方的觀點來看，即便面向西方，也不代表傳統思想資源或技術就必須要完全拋棄；[17]而應該具備中國文化之中醫主體性思索，將來會誕生一種全新的醫學型態。更為積極的意義是，近代以來，東西方文明與思想之衝撞，已有不少學者進行研究，然多落於「紙上」談兵，不過筆戰而已，實莫衷一是。真正實現在現實技術上的調和與匯通，硬碰硬、實打實的成果，只有從傳統醫學的轉型案例中，方能清楚得見。更令人興奮的一個觀察是，從中國醫療史的長時段發展來看，中日戰爭時期正是傳統醫療與技術大規模為現代國家所運用的時代，這個努力的過程仍在持續，道阻且長、行則將至，未來可期，故這個時代的變革特別值得被書寫，這也是全書的重要貢獻。

在這樣的意義上，現代中醫不應該怕「混種」，治療理論與思想的與時俱進，乃至破壞重建、應時新生，皆非壞事；如何在理論框架內求索，甚至跳出既有理論框架束縛而勇於創新，或許是一條坦蕩的道路。但筆者並沒有忽略路上的崎嶇不平，因為古典中醫理論的存續，仍是許多中醫心中掛懷之事，趨心與守舊，本為二十世紀初期思想史之大事，也是一代中國人努力思考求取平衡、折衷的解決之道，其間的利弊得失與未來發展策略，還需要中醫界好好思考。誰說歷史學無用？史家呂思勉在探討到民國醫學發展時指出：「醫為實用之學，應使固有之特長保持勿失，以前之缺陷設法彌補，不在議論之動人、新奇之眩人耳目也。」[18]鑽研醫療史有成的呂氏可謂洞若觀火，值得來者思考參照。

我的學生問我，傳統中醫是如何知道哪些中藥可以治什麼疾病的？它們如何發現事實、如何確認藥效？這是一個好問題，一些不那麼精準且明確的回答是，神農嚐百草的經驗，是一種常見的說法，基本的道理還是先用植物的性味、型態來進行分類，而分類的知識可能是粗淺的陰陽五行對應；在分類完畢之後，要如何確立藥性呢？當然還是要實驗，只是超乎我們想像的可能是，若古代政權曾經公開解剖人體，確立身體知識；[19]那麼，為何中醫不可能大規模的嚐百草，或大量蒐集民間醫藥知識和經驗編成藥典方書呢？[20]或許正如我的一位老師所說，研究古代史要有一點想像力。民國中醫所採用的知識基礎，都是古人留下來的寶藏，蘊含大量前人的經驗，配合戰時所需，可以製作成各種因應現實需要的藥品。而更重要的啟示是，未來研究中藥者，已不可能再像古人那樣嚐百草已明藥性了。戰時各種研究植物學、生藥學和化學成分的呼籲與實驗方法，已滲透到整個中藥學研究，它指明了未來中藥學研究的走向和大勢，是這個時代藥品改良與研究思想上最大的貢獻，各種驗方的徵集、藥品之開發與應用，都需要持續給予關注。

最後，綜合而論，戰時的國產藥或簡稱國藥的產品，其實利用了西藥與中藥的模糊空間，既讓中藥以國產藥為名持續發揮作用，也讓力主以西醫科學化研究及運用中藥者不失其科學立場。這頗似臺灣「清冠一號（NRICM101）」的發展，[21]為因應二〇二〇年二月嚴重特殊傳染性肺炎（COVID-19）疫情，時任中醫藥司司長黃怡超教授和國家中醫藥研究所所長蘇奕彰，二人皆曾經歷臺灣SARS的爆發，故於二月即開始邀集中醫專家、中醫師公會全聯會、國家中醫藥研究所、中醫學系四校五系系主任、醫院中醫科的科主任或部主任，及前疾病管制局局長蘇益仁等人召開專家會議以商議精進抗疫之策略。其實清冠一號早在那年夏天就已誕生，當時國家中醫藥研究所將清冠一號技術授權予國內八家中藥廠，結合國內GMP中藥廠之製造技術，將水煎劑開發為濃縮固體顆粒劑型。但在西醫藥為主體的公共衛生體系內，一開始這個中藥是被「冷凍」的，直到隔年夏天疫情壓不住而大爆發，政府才納入中藥「清冠一號」來一同抗疫，結果竟獲得顯著成效，這可能是藥品研發之初始料未及的。[22]該藥運用抗病毒的概念與藥物科學實驗來詮釋療效，其實走的就類似西醫專病專藥的控管模式，而淡化某些中醫傳統辨證論治的重要性，也淡化了該藥本體是一中國醫學文化產物的身分。筆者並非專業醫者，無資格評論是非對錯，但它在歷史的發展機緣中是成功的，一如抗戰時期的國產藥物。

戰爭的壓迫，堪比上述疫情之挑戰，它使得原本甚囂塵上的「反中醫」聲浪暫告停歇；而「中藥科學化」本不為部分守舊中醫所樂見，認為是「廢醫存藥」，乃消滅中醫之舉，但經歷戰爭的洗禮後，中藥製劑的科學化、精煉與創新，反促成中醫可以和科學西醫對話之管道。在此氣氛中，中醫藥執業者也能強調科學研究，倡言科學方法適合探討生理病症。對於中西醫兩端尚未能調和或互相解釋者，則可用現今科學對此「尚待努力」之說法，讓這類矛盾不純然只歸咎於中醫藥的不科學或迷信。另在「國產藥」一詞曖昧不明的定義下，生產與研究代用西藥的軍醫單位，儘管其藥材出自於傳統中藥材或方子，但其所堅稱之「替代藥」仍可被視為「西藥」，而非中醫定義下的中藥，避免了「使用中藥需通中醫」的技術門檻，頗類似使用現今「清冠一號」不用經過傳統的辨證論治，卻可透過西醫的檢測陽性而直接運用中藥，其實是創造了另一種彈性。

本書也補充了有關華北共黨軍區的例子，目前相關研究也持續推陳出新，更多的是有關衛生制度教育和人員訓練的層面，[23]而中藥的採集與提煉，雖然也不脫代用藥的概念，但其精煉的技術和藥方之混合、組成構思，也可能延續至一九五〇年後，影響了中藥藥性與療效之研究，多從單味藥的化學成分來加以實驗，而中成藥的生產，也日益推陳出新。故這些發展經驗，必須一起置放在抗戰時期中醫藥發展的脈絡下檢視，比較能看出醫療史上的意義。雖然不是本書主軸，但筆者推斷，現代中藥的研發與精煉技術，其實匯集了國共不同政治立場人員之技術經驗而達成，在一九五〇至一九七〇年代的中藥研究開展，值得持續關注。

因此，抗戰前後這段歷程對現代中醫之發展具有極大的啟發，大量中藥開始被透過植物學的再檢視，化學的實驗分析，進而被提煉、創造成各種新式成藥，即便它僅是「代用」，卻也證實了一定的「有效」，對中草藥本身的研究或對中醫治療者而言，無疑是項突破與創新。只有民間走方的資源，很難在此時看出成效與改變，但個別方藥之實驗與分析，早已開展，從戰前到新中國成立後，這個趨勢都沒有改變，中藥科學化的進程，方興未艾。雖然，這個歷程亟需國家級單位或經費的協助，而軍醫系統內的藥科與藥學研究在一九四五年時被短暫停了下來，令人扼腕，但整個研究方法已持續開展。此時忽視中醫理論與民間用藥經驗的蒐集，在後來的中醫史研究中，皆已被逐漸克服、逐一實踐，所謂中西醫的對話與匯通，也展現了另一些多元的模式；[24]而抗戰時期的「藥圃」本身就是根據地理特性種植的在地藥材，這個基礎使得中國大陸中醫在五〇、六〇年代的中藥科學研究得以持續並創新，而走出一條和「代用藥」不一樣的「國產藥物」思維。[25]而對於缺醫少藥的共黨統治邊區社會來說，即便有國際援華醫療隊的支持，但共黨似乎更仰賴傳統民間用藥與代用西藥，藉以展開救治傷患、研製簡易醫療器械和藥品之工作，甚至也運用中醫這個群體來進行政治動員，將中醫放在政治正確的一方，這也奠定了中醫日後在一九五〇年代初期新中國內的穩定發展地位，邁向下一階段的發展史。

抗戰過去了，只有靠歷史學家書寫，喚醒大家的記憶，原來有這麼樣的一個戰火連綿、顛沛流離的時代，中醫學產生了巨大的轉變，在山窮水盡疑無路的「廢醫」挑戰和受戰爭環境的限制中，激發出一個充滿活力和創造的時代，值得被書寫在中醫藥的歷史內，它是中國文化人所不能遺忘的一段科技史。

# 註釋

## 第一章

1 皮國立，《「氣」與「細菌」的近代中國醫療史——外感熱病的知識轉型與日常生活》（臺北：國立中國醫藥研究所，二〇一二）。

2 例如 Sean Hsiang-lin Lei, *Neither Donkey nor Horse: Medicine in the Struggle over China's Modernity* (Chicago: University of Chicago Press, 2014), and Bridie Andrews, *The Making of Modern Chinese Medicine, 1850-1960* (Vancouver: UBC Press, 2014). Howard Chiang (ed.), *Historical epistemology and the making of modern Chinese medicine* (Manchester: Manchester University Press, 2015). Zhou Xun, *The People's Health: Health Intervention and Delivery in Mao's China, 1949-1983* (Montreal: McGill-Queen University Press, 2020). Liz P. Y. Chee, *Mao's bestiary: medicinal animals and modern China* (Durham: Duke University Press, 2021).

3 皮國立，〈中日戰爭前後蔣介石對化學戰的準備與應對〉，《國史館館刊》四十三期（二〇一五），頁五三—九二。

4 皮國立，〈舊解讀與新詮釋——戰時報刊中的日軍細菌戰（一九三七—一九四五）〉，《抗日戰爭史研究新趨向論文集》（上海：上海社會科學院歷史所，二〇二〇），頁三二一—三四一。

5 Robert Peckham 分析近世傳染病對形塑整個亞洲國家的影響（state making），有論述到戰爭之面向。參考 Robert Peckham, *Epidemics in modern Asia* (Cambridge, United Kingdom: Cambridge University Press, 2016), pp. 1-43. 當然，缺失就是沒有細緻的中國醫療史視野，大論述框架往往只能點到為止，而著重分析西方或外緣的殖民性因素。

6 皮國立，〈近代中國的生化戰知識轉譯與傳播（一九一八—一九三七）〉，《學術月刊》（上海）四十七卷二期（二〇一五），頁一四五—一六二。

7 目前撰寫中醫史的途徑，大多還是從文獻著作中出發，較少疏理各種中醫與其他社會面向之關聯性，也比較少運用大量報刊資料，進行整個時代的細密分析。例如朱建平、張伯禮、王國強，《百年中醫史》（上海：上海科學技術出版社，二〇一六）。

8 例如 Ruth Rogaski, Hygienic modernity: meanings of health and disease in treaty-port China (Berkeley, London: University of California Press, 2004). 杜麗紅，《制度與日常生活：近代北京的公共衛生》（北京：中國社會科學出版社，二〇一五）。日本新出版的衛生史新著，也展現了這個趨勢：永島剛、市川智生、飯島渉編，《衛生と近代：ペスト流行にみる東アジアの統治・医療・社会》（東京：法政大學出版局，二〇一七）。

9 肖林榕主編，《中西醫結合發展史研究》（北京：北京科學技術出版社，二〇一一）。

10 論中醫職業之困境，參考龍偉，《民國醫事糾紛研究（一九二七－一九四九）》（北京：人民出版社，二〇一一），頁二一七－二六五。以及馬金生，《發現醫病糾紛：民國醫訟凸顯的社會文化史研究》（北京：社會科學文獻出版社，二〇一六），特別是第十章。

11 前文回顧不及之處，可參考劉士永，〈臺灣地區醫療衛生史研究的回顧與展望〉，耿立群編，《深耕茁壯——臺灣漢學四十回顧與展望：慶祝漢學研究中心成立四十周年》（臺北：國家圖書館，二〇二一），頁三九五－四二六。杜正勝，〈另類醫療史研究二十年：史家與醫家對話的臺灣經驗〉，《古今論衡》二十五期（二〇一三年十月），頁三－三八。皮國立，〈新史學之再維新——中國醫療史研究的回顧與展望（二〇一一－二〇一七）〉，《當代歷史學新趨勢：理論、方法與實踐》（臺北：聯經出版事業股份有限公司，二〇一九），頁四三九－四六二。

12 范行準疏理得較為詳細，可參考氏著，《中國預防醫學思想史》（北京：人民衛生出版社，一九五五）。

13 從忽視中醫到中醫可以擔負防疫責任的例子，可參考賴文、李永宸著，《嶺南瘟疫史》（廣州：廣東人民出版社，二〇〇四），頁三二六－五四八。公衛體系在非西方世界的全面制度化，自十九世紀以來的過程，參考 David Arnold, *Colonizing the Body: State Medicine and Epidemic Disease in Nineteenth-Century India* (Berkeley: University of California Press, 1993). 書內有針對天花、霍亂，與瘟疫等疫情的處理模式。到了中國，現代衛生與防疫的例子，則可參考 Sean Hsiang-Lin Lei, "Microscope and Sovereignty: Constituting Notifiable Infectious Disease and Containing the Manchurian Plague". In Angela Ki Che Leung and Charlotte Furth (Eds), *Health and Hygiene in Modern Chinese East Asia: Policies and Publics in the Long Twentieth Century* (Durham: Duke University Press, 2011), pp.73-

108. 而收錄的這本書，也是研究東亞近代衛生歷程的重要著作。還有比較新的著作，如探討寄生蟲防治和現代國家治理之關係：Miriam Gross, Farewell to the god of plague: Chairman Mao's campaign to deworm China (California: University of California Press, 2016).

14 R. Keith Schoppa, *In a sea of bitterness: refugees during the Sino-Japanese War* (Cambridge, Mass.: Harvard University Press, 2011).

15 華璋（John R. Watt）的書非常具有代表性，優點是該書對國共雙方的戰時醫療，都有觸及，而且運用不少檔案，具有一定的開創性。參考 Watt, John R.. *Saving lives in wartime China: how medical reformers built modern healthcare systems amid war and epidemics, 1928-1945* (Netherlands: Brill, 2013). 鐘文典，《抗戰防疫進行時：國聯防疫分團在廣西（一九三八－一九四〇）》（桂林：廣西師範大學出版社，二〇一四）。林吟，《在血與火中穿行——中國紅十字會救護總隊抗戰救護紀實》（貴陽：貴州人民出版社，二〇一五）。戴斌武則有兩本相關著作：《中國紅十字會救護總隊與抗戰救護研究》（合肥：合肥工業大學出版社，二〇一二），以及《抗戰時期中國紅十字會救護總隊研究》（天津：天津古籍出版社，二〇一二）。還有一本是影像合集，戴斌武，張憲文、楊天石主編，《美國國家檔案館館藏中國抗戰歷史影像全集（卷十七）：醫療救治》（北京：化學工業出版社，二〇一六）。

16 例如張玲，《戰爭、社會與醫療：抗戰時期四川公共衛生建設研究》（北京：中國社會科學出版社，二〇一五）。以及 Liping Bu, Darwin H. Stapleton, Ka-Che Yipeds., *Science, Public Health and the State in Modern Asia* (London and New York: Routledge, 2012). 該書論述戰時經驗與國家建構之間的相互作用，其中就特別聚焦於現代公共衛生機構的建置。

17 唐潤明，《重慶大轟炸檔案文獻・財產損失：文教衛生部分》（重慶：重慶出版社，二〇一二）。

18 Michael Shiyung Liu, "Epidemic control and wars in Republican China (1935-1955)", *Extrême-Orient, Extrême-Occident*, 37(2014), pp.111-140. 李尚仁，〈英法聯軍之役中的英國軍事醫療〉，《中央研究院歷史語言研究所集刊》八十二本三分（二〇一一），頁五三三－五七五。而關於抗戰時的軍醫制度與人物，可參考劉士永、郭世清，〈林可勝（一八九七－一九六九）闇聲誨影的中研院院士與國防醫學院院長〉，《臺灣史研究》十九卷四期（二〇一二），頁一四一－二〇五。以及楊善堯，《抗戰時期的中國軍醫》（臺北：國史館，二〇一五），該書以西醫為主，中醫的部分則未有著墨。

19 Wayne Soon, "Blood, Soy Milk, and Vitality: The Wartime Origins of Blood Banking in China, 1943–45," *Bulletin of the History of Medicine* 90.3 (2016), pp.424-454. 有關輸血與血庫之研究，近年來也已出版專書：Wayne Soon, *Global Medicine in China: A Diasporic History* (California: Stanford University Press, 2020). 以及劉士永，〈戰時中國的傳道醫療：抗戰時期美國醫藥援華局（ＡＢＭＡＣ）試探〉，收入黃文江、張雲開、陳智衡編，《變局下的西潮：基督教與中國的現代性》（香港：建道神學院，二〇一五），頁二八五－三〇四。

20 Nicole Elizabeth Barnes, *Intimate Communities: Wartime Healthcare and the Birth of Modern China,1937-1945* (California: University of California Press, 2018).

21 Bridie Andrews and Mary Brown Bullock, *Medical Transitions in Twentieth-Century China* (Bloomington: Indiana University Press, 2014), pp227-243.

22 Mark Harrison, *The medical war: British military medicine in the First World War* (Oxford: Oxford University Press, 2010).

23 可參考聖雄，〈世變與史學：臺灣學界抗戰史研究的興起與發展〉，《抗日戰爭研究》，一期（二〇二一），頁二五－四二。以及蘇聖雄，〈從軍方到學界：抗戰軍事史研究在臺灣〉，《抗日戰爭研究》一期（二〇〇〇），頁一四一－一五七。

24 若干研究成果回顧不及在此處揭示者，還會於各專章內呈現。

## 第二章

1 例如郭岱君主編，《重探抗戰史（一）：從抗日大戰略的形成到武漢會戰一九三一－一九三八》（臺北：聯經出版，二〇二二），頁三－五八。

2 皮國立，《中醫不科學？一九二〇－一九三〇年代的社會輿論》（上）與（下）冊（臺北：民國歷史文化學社，二〇二二）。

3 筆者寫過一篇論文來探討這樣的現象，參考皮國立，〈民國時期上海中醫的開業與營生技術〉，《科技、醫療與社會》三十期（二〇二〇），頁一一三－一六一。

4 陳志潛，〈醫師總動員從何說起！〉，《大公報》（天津）一九三三年三月二十八日，第十一版。

5 雷祥麟，〈負責任的醫生與有信仰的病人——中西醫論爭與醫病關係在民國時期的轉變〉，《新史學》十四卷一期（二〇〇三），頁四五－九六。

6 張贊臣，〈國醫的責任〉，《醫界春秋》十三（一九二七年七月），頁六。

7 中央國醫館秘書處，〈中央國醫館籌備大會行開會式速記錄〉，《國醫公報》（南京）一卷二期（一九三三年十一月），頁一〇。

8 皮國立，《國族、國醫與疾病——近代中國視野下「病人」的醫療與身體》（臺北：五南出版，二〇一六），頁一一五－一三三。本書中的「國醫」，指得就是中醫，也可參見該書相關論述。

9 必須說明，本章基於篇幅與全書主軸，仍先以中醫為主，部分加入西醫的情況來加以對照，才不會失焦。

10 周美華編，《蔣中正總統檔案：事略稿本》第十二冊（臺北：國史館，二〇〇四），一九三一年九月二十二日，頁八六－八九。當日蔣中正正在慷慨陳辭時，突然臺下有黨員質疑，蔣這些話是不是言過其實了？結果蔣寫下：「聞之心碎肺痛，大聲叱曰：『豈我國人心已死乎，若爾，則國亡無日矣。』公言至此，哀痛已極，不覺拋碎茶杯，嗚咽遂至無聲。」當時中國人之不團結，國家民族的凝聚力還是有不少弱點，讓蔣中正感到相當氣憤。

11 國難會議編，《國難會議紀錄》（南京：國難會議，一九三二），頁一－四。當時多主張救濟、醫療工作必須有一全國統一的負責單位，見頁二四三－二四九。

12 朱企洛，〈國字第五十九號提案：醫藥界對於國難急應採取之工作〉，《醫事彙刊》九期（一九三二），頁四一－四二。

13 周美華編，《蔣中正總統檔案：事略稿本》第十二冊，一九三六年九月二十四日，頁九七－九八。

14 郭受天，〈國難中全國醫藥界之應有努力〉，《南京市國醫公會雜誌》第二期（一九三二），頁一－四。

15 王雲鵬，〈國難中對於醫藥界同胞最低限度的要求〉，《唯生醫學》五－六期（一九三二），頁八－一三。

16 有關民國中醫對傳染病之認識，可參考皮國立，《「氣」與「細菌」的近代中國醫療史－外感熱病的知識轉型與日常生活》（臺北：國立中國醫藥研究所，二〇一二），特別是第三、四、五章。

17 蔣文芳，〈國難中之國醫藥界〉，《現代國醫》二卷一期（一九三二），頁四。但隨著戰事情況愈來愈嚴重，中醫也開始發出重視外、傷科發展之聲音，詳見本書各章節論述。

18 魏嘉弘，《國民政府與中醫國醫化》（中壢：中央大學歷史所碩士論文，一九九八）。文庠，《移植與超越：民國中醫醫政》（北京：中國中醫藥出版社，二〇〇七），頁七八－九〇。

19 成立後之影響，可參考皮國立，〈所謂「國醫」的內涵——略論中國醫學之近代轉型與再造〉，《中山大學學報》（社會科學版）四十九卷一期（二〇〇九），頁六四－七七。

20 蔣文芳，〈國難與國醫〉，《現代國醫》二卷二期（一九三二），頁二－四。

21 嚴蒼山，〈國難中之國醫公會〉，《現代國醫》二卷六期（一九三二），頁一－二。

22 計濟霖，〈國難聲中關於我國醫政之感言〉，《醫藥評論》八十二期（一九三二），頁四。

23 不著撰者，〈國難與國醫〉，《醫學週刊集》六卷三期（一九三二），頁七一。

24 不著撰者，〈漫談國難與國醫〉，《大公報》（天津）一九三二年二月十七日，第八版。

25 鍾志和、萬友竹，〈國難聲中醫藥界同志應有的覺悟〉，《廣濟醫刊》九卷一期（一九三二），頁一三。

26 楊郁生，〈國難期中醫藥評（續）〉，《醫藥評論》一〇二期（一九三三），頁七－九。

27 陳志潛，〈醫師總動員從何說起！〉，《大公報》（天津）一九三三年三月二十八日，第十一版。

28 除前述楊善堯的軍醫史著作外，還可參考司徒惠康總纂，葉永文、劉士永、郭世清撰修，《國防醫學院院史正編》（臺北：五南出版，二〇一四）。以及司徒惠康總纂，葉永文、劉士永、郭世清撰修，《國防醫學院院史：耆老口述》（臺北：五南出版，二〇一四）。還可參考葉永文，《中華民國軍醫教育發展史》（臺北：五南出版，二〇一三）。

29 固磐，〈國難中全國醫藥界之應有努力〉，《社會醫報》一六二期（一九三二），頁二七七八。

30 晨鐘，〈上海市醫師公會徵募國難醫藥捐宣言〉，《廣濟醫刊》十卷三期（一九三三），頁五－六。

31 不著撰者，〈上海市醫師公會發起徵募國難醫藥捐〉，《醫事彙刊》十五期（一九三三），頁五五－五七。

32 不著撰者，〈建議：全國醫師聯合會第四次大會廣西醫師公會提案：（五）擬請中央設立戰時製藥廠以應救護案〉，《廣西衛生旬刊》三卷十一期（一九三六），頁二。

33 堅匏，〈全國醫藥界準備救護工作之必要〉，《社會醫報》一八三期（一九三三），頁三六〇七。

34 李廷安，〈公共衛生與國難〉，《醫藥評論》一〇七期（一九三三），頁四九－五一。

35 不著撰者，〈擬呈請全國醫師聯合會訓令全國醫師於國際戰爭時應全體動員為國服務案〉，《廣西衛生旬刊》三卷十一期（一九三六），頁二。

36 徐心亙，〈國醫界應積極探討防毒與救護〉，《吳興醫藥》五期（一九三七），頁三－四。

37 關於中醫在戰爭前對防毒的醫療論述，可參考皮國立，〈近代中國的生化戰知識轉譯與傳播（一九一八－一九三七）〉，《學術月刊》四十七卷二期（二〇一五），頁一四五－一六二。

38 呂麗屏，〈國難期間國醫藥界應如何準備〉，《光華醫藥雜誌》三卷十二期（一九三六），頁四－五。

39 楊奎松，〈蔣中正與一九三六年綏遠抗戰〉，《抗日戰爭研究》四期（二〇〇一），頁四五－七五。

40 《滬報》一九三六年十一月二十三日。轉引自虞翔麟，〈組織中醫救護隊告全國國醫界〉，《光華醫藥雜誌》四卷四期（一九三七），頁三。

41 徐淩雲、高榮林主編，《董德懋內科經驗集》（北京：人民衛生出版社，二〇〇四），頁一。

42 董德懋，〈關於非常時期之國醫救護醫院〉，《明日醫藥》二卷五期（一九三七），頁四四一。

43 不著撰者，〈杭市國醫界發起捐資援助〉，《光華醫藥雜誌》四卷二期（一九三六），頁六。

44 西藥行業與中藥研究的大略情況，可參考鄧鐵濤、程之范主編，《中國醫學通史：近代卷》（北京：人民衛生出版社，一九九九），頁四五二－四五五。上海市醫藥公司等編著，《上海近代西藥行業史》（上海：上海社會科學院出版社，一九八八），特別是第三、四章。

45 Ephedrine 翻譯成麻黃鹼或麻黃素，可提升血壓、心跳和心肌收縮力，也是一種支氣管擴張藥。至於 Eumenol，在當時也是一種很出名的成藥，中文譯名為「當歸精」或「優美露」，號稱可以調經、種子，民國時期有非常多的藥廠投入生產，李貞德目前正進行一系列的研究。引文則出自鍾志和、萬友竹，〈國難聲中醫藥界同志應有的覺悟〉，《廣濟醫刊》九卷一期（一九三二），頁一四－一五。

46 翁之龍，〈中國的新醫學〉，《社會醫藥報》二卷五期（一九三五），頁五。

47 皮國立，〈民國疫病與社會應對——一九一八年大流感在京、津與滬、紹之區域對比研究〉，《新史學》二十七卷四期（二〇一六），頁五七－一〇七。

48 孔伯華名家研究室整理，《傳染病八種證治晰疑》（北京：化學工業出版社，二〇一〇），附錄「廊坊防疫錄」部分，即有中醫防疫隊的案例。

49 筆者按：國立上海醫學院為前中央大學醫學院，一九三二年，才獨立為國立上海醫學院。

50 不著撰者，〈上海醫學院救護隊到平工作〉，《同仁醫學》六卷五期（一九三三），頁七九。

51 鎮江醫師公會，〈第四次全國醫師代表大會議案：師字第廿六號議案：議題：擬請各地醫師公會組織救護隊以應事變服務地方案〉，《醫事彙刊》八卷一期（一九三六），頁六二－六三。

52 不著撰者，〈本校附設救護隊簡章〉，《廣東中醫藥學校校刊》六期（一九三二），頁二八－二九。

53 覺非少年，〈我國醫界亟應組織之戰地救護隊〉，《廣東光漢醫藥月刊》十四－十五期（一九三二），頁七－八。

54 黃焯南，李銑如，〈呈文：呈為呈請事竊職館開第三次職員及董事聯席會議議決遵照組織章程第八條設立治療所救護隊〉，《新會國醫月刊》一期（一九三二），頁二〇。

55 不著撰者，〈救護隊簡章〉，《新會國醫月刊》一期（一九三二），頁六八。

56 不著撰者，〈上海市中醫藥界救護團成立〉，《光華醫藥雜誌》四卷十期（一九三七），頁四〇－四一。

57 國史館藏「國民政府檔・蔣中正骨傷診治」，典藏號 001016142023 004a-005a。

58 虞翔麟，〈組織中醫救護隊告全國國醫界〉，《光華醫藥雜誌》四卷四期（一九三七），頁三。

59 不著撰者，〈中國醫學院添設救護班〉，《光華醫藥雜誌》三卷二期（一九三五），頁六四。

60 不著撰者，〈北平國醫學院救護訓練班畢業〉，《光華醫藥雜誌》四卷四期（一九三七），頁四七。

61 不著撰者，〈華北國醫學院畢業生赴綏組織臨時救護醫院〉，《光華醫藥雜誌》四卷四期（一九三七），頁二一－二三。

62 不著撰者，〈籌備後方救濟醫院〉，《中醫科學》一卷八期（一九三七），頁七九。

63 冉雪峰著，《冉雪峰醫著全集・醫經》（北京：京華出版社，二〇〇三），頁一。

64 冉雪峰著，《冉雪峰醫著全集・臨証》（北京：京華出版社，二〇〇三），頁八三－一〇〇。當時中醫外、傷科的知識內涵與轉型，請參閱書內其他篇章。

65 不著撰者，〈指令：令湖北省國醫分館據呈湖北國醫救護班呈送籌委會章程准予備案文〉，《國醫公報（南京）》四卷一期（一九三六），頁四－六。

66 不著撰者，〈湖南國醫專科學校戰時演習實地攝影〉，《吉祥醫藥》十期（一九三七年八月十六日），第三張。

67 不著撰者，〈上海市神州國醫學會舉辦之防毒救護展覽會〉，《中醫科學》一卷八期（一九三七），封面頁一。

68 不著撰者，〈湖南國醫專科學校消息匯志〉，《國醫砥柱》一卷七期（一九三七），頁五四。

69 不著撰者，〈湖南國醫專校新增軍訓救護課程業經開始授課〉，《光華醫藥雜誌》三卷五期（一九三六），頁四九。

70 九哥，〈毛主席的老師陳潤霖紀念館開館〉，引自 http://www.dongyangjing.com/disp1.cgi?zno=10006&&kno=006&&no=0069，擷取日期：二〇二三年二月二十八日。

71 不著撰者，〈廣州方便醫院救護班舉行畢業〉，《中醫世界》十一卷四期（一九三七），頁五八。

72 不著撰者，〈建築首都國醫院平湖中醫公會會議籌款〉，《光華醫藥雜誌》四卷四期（一九三七），頁二。

73 不著撰者，〈上海新中國醫學院學生救護演習〉，《中醫世界》十一卷三期（一九三六），頁一第一版照片。

74 不著撰者，〈擔架之行進（臥者為軍訓教官郭叔雄先生）〉，《中醫世界》十一卷三期（一九三六），頁一第二版照片。

75 不著撰者，〈杭國醫界籌組軍事救護團〉，《中醫科學》一卷六期（一九三六），頁三五九。

76 董志仁著、阮其煜校訂，《國醫軍陣傷科學概要》（上海：校經山房書局，一九三六）。

77 不著撰者，〈杭國醫界救護班成立十二月十四日正式開課〉，《中醫科學》一卷七期（一九三七），頁七九。

78 王建安等主編，《百年名院，百年品質－從廣濟醫院到浙醫二院》（杭州：中國美術學院出版社，二〇一〇），頁二七六－二七七。熊同檢，〈溝通中西醫藥學的傑出代表阮其煜及其《本草經新注》〉，《中國藥學雜誌》六期（一九八五），頁三六五－三六七。

79 朱建平、張伯禮、王國強，《百年中醫史》，頁二四〇。

80 不著撰者，〈中國醫藥社舉辦救護班〉，《中國醫藥研究月報》一卷三期（一九三七），頁二七－二八。

81 不著撰者，〈杭州國醫救護班舉行第一期學員畢業禮盛況〉，《中醫科學》一卷八期（一九三七），頁八－九。

82 不著撰者，〈杭州中國醫學社舉辦國醫救護班第二期學員畢業〉，《中醫科學》二卷一期（一九三七），頁九。

83 不著撰者，〈蘇州女國醫王志純縣黨部令辦救護班〉，《中醫科學》一卷八期（一九三七），頁七六。

84 不著撰者，〈太倉青年中醫加入救護訓練班〉，《光華醫藥雜誌》四卷二期（一九三六），頁六－七。

85 不著撰者，〈嵊縣國醫週刊擬出戰地救護常識專號〉，《中醫科學》一卷七期（一九三七），頁七三。

86 不著撰者，〈醫藥新聞：盧溝橋事件發生後湖南國醫界紛起聲援組織救護國北上工作〉，《吉祥醫藥》十期（一九三七年八月十六日），第三張。

87 董德懋，〈關於非常時期之國醫救護醫院〉，《明日醫藥》二卷五期（一九三七），頁四四一。

88 鄧鐵濤、程之范主編，《中國醫學通史：近代卷》，頁三五－四一。

89 朱建平主編，《近代中醫界重大創新之研究》（北京：中醫古籍出版社，二〇〇九），頁三七五－三七七。

90 不著撰者，〈江蘇省將開始訓練全省中醫戰地救護技術訓練地點鎮江省立醫政學院〉，《光華醫藥雜誌》三卷七期（一九三六），頁一。

91 上海市醫師公會，〈致各會員團體請仿辦國難醫藥捐募通告〉，《醫事彙刊》十五期（一九三三），頁五二。

92 丁福保，《國醫補習科講義》（上海：醫學書局，一九三五），頁一〇〇－一一八。

93 不著撰者，〈本校戰地救護術之動機與實現〉，《蘇州國醫雜誌》七期（一九三五），頁四四。

94 路登雲，〈國難期間中醫應有之準備及工作〉，《醫學雜誌》九十四期（一九三七），頁一一一－一一四。

95 路登雲，〈中醫界提倡讀書之必要：八、個人讀書生活之經過〉，《現代中醫》三卷一期（一九三六），頁四二－四四。

96 有關古代外科手術史與其技術脈絡，可參考李建民，《近世中醫外科「反常」手術之謎》（臺北：三民書局，二〇一八）。以及李建民，《華佗隱藏的手術——外科的中國醫學史》（臺北：東大圖書公司，二〇一一）。他有數篇論文討論古代之外科手術，僅舉一篇代表：李建民，〈中醫近世外科「反常」手術之謎——中醫為什麼沒有「手術」傳統〉，《大韓韓醫學原典學會誌》二十六卷四期（二〇一三），頁一五五－一七九。還有于賡哲，〈被懷疑的華佗——中國古代外科手術的歷史軌跡〉，《清華大學學報（哲學社會科學版）》二四・一（二〇〇九），頁八二－九六。

97 登雲，〈國難期間中醫應有之準備及工作〉，《中央醫學雜誌》一卷一期（一九三七），頁一〇。

98 虞翔麟，〈組織中醫救護隊告全國國醫界〉，《光華醫藥雜誌》四卷四期（一九三七），頁三。

99 董德懋，〈關於非常時期之國醫救護醫院〉，《明日醫藥》二卷五期（一九三七），頁四四二。

100 但這種期待，並非建構在今人對剖割手術之定義，當時也並沒有發展西醫手術的想法。參考王慎軒編，《中醫新論彙編》（上海：上海書店，一九九一），第十二編外科，頁一二－一五。

101 登雲，〈國難期間中醫應有之準備及工作〉，《中央醫學雜誌》一卷一期（一九三七），頁一二。

102 這類故事還有雲南白藥的歷史，參考朱建平主編，《近代中醫界重大創新之研究》，頁三五八－三六一。

103 登雲，〈國難期間中醫應有之準備及工作〉，《中央醫學雜誌》一卷一期（一九三七），頁一二。

104 覺非少年，〈我國醫界亟應組織之戰地救護隊〉，《廣東光漢醫藥月刊》十四－十五期（一九三二），頁八。

105 董德懋，〈關於非常時期之國醫救護醫院〉，《明日醫藥》二卷五期（一九三七），頁四四二。

106 登雲，〈國難期間中醫應有之準備及工作〉，《中央醫學雜誌》一卷一期（一九三七），頁一一。

107 李閎君，〈我之骨科治療談〉，《國醫月刊（重慶一九三七）》一卷二期（一九三九），頁三。

108 皮國立，〈上海中醫藥的發展（一九五〇－一九六五）——以《人民日報》為中心的考察〉，《漢學研究通訊》三十五卷四期（二〇一六），頁一－一二。

109 登雲，〈國難期間中醫應有之準備及工作〉，《中央醫學雜誌》一卷一期（一九三七），頁一二。

110 Sean Hsiang-lin Lei, *Neither Donkey nor Horse: Medicine in the Struggle over China's Modernity*, pp.146-148.

111 陳志潛，〈醫師總動員從何說起！〉，《大公報》（天津），一九三三年三月二十八日，第十一版。

112 周復生，〈救護隊員准予緩役〉，《國醫月刊（重慶一九三七）》一卷二期（一九三九），頁三。

113 徐愷，〈普及救護知識的訓練〉，《中醫科學》一卷八期（一九三七），頁一三。

114 朱建平、張伯禮、王國強，《百年中醫史》，頁二四三。

115 高素蘭編，《蔣中正總統檔案：事略稿本》第十冊，一九三一年三月十八日，頁二八三。

## 第三章

1 抗戰歷史文獻研究會，《蔣中正日記》（臺北：抗戰歷史文獻研究會，二〇一五），一九三九年四月五日，頁四九。

2 參考劉士永，〈公共衛生與健康——從學習、融合到自主〉，收入王汎森、趙永茂、劉翠溶、周濟、章英華、陳芳明、林惺嶽、漢寶德、呂芳上等編，《中華民國發展史．社會發展（下）》（臺北：聯經出版，二〇一一），頁五二九－五五七。細數南京國民政府十年的醫療衛生建設，可參考 Yip Ka-Che, *Health and National Reconstruction in Nationalist China: The Development of Modern Health Services, 1928-1937* (Ann Arbor: Association for Asian Studies, University of Michigan, 1995).

3 Angela Ki Che Leung and Charlotte Furth (Eds), *Health and Hygiene in Modern Chinese East Asia: Policies and Publics in the Long Twentieth Century.* (Durham: Duke University Press, 2011).

4 近代衛生史研究，多與現代化衛生制度的建立有關，若是專書，則會加入中西醫「內史」的理論，包括對細菌學的討論，近年來出現相當多，例如 Ruth Rogaski, *Hygienic modernity: meanings of health and disease in treaty-port China* (Berkeley：London：University of California Press, 2004). 又如皮國立，《近代中西醫的博弈：中醫抗菌史》（上海：中華書局，二〇一九）；以及姬凌輝，《晚清民初細菌學說與衛生防疫》（重慶：四川人民出版社，二〇二三）。分別注意到了中醫對西方細菌學的反應，以及西方細菌學進入中國後對防疫工作所產生的影響。此外，關注近代身體與疾病、國家權力介入衛生工作，進而改變身體觀的研究也很多，比較具代表性的是：David Arnold, *Colonizing the Body: State Medicine and Epidemic Disease in Nineteenth-Century India* (Berkeley: University of California Press, 1993).臺灣學者也編輯過：祝平一，《健康與社會：華人衛生新史》（臺北：聯經出版，二〇一三）。其他還有劉榮倫、顧玉潛的《中國衛生行政史略》（廣州：廣東科技出版社，二〇〇七）；張大慶的《中國近代疾病社會史》（濟南：山東教育出版社，二〇〇六）；鄧鐵濤的《中國防疫史》（南寧：廣西科學技術出版社，二〇〇六）；王書城的《中國衛生事業發展》（北京：中醫古籍，二〇〇六）等等，各地方衛生制度建構之歷史著作、文章，更是汗牛充棟，此處不一一列舉，大抵從制度建構、疾病防治等主題來進行探討。

5 「衛生」的觀念在近代中國之影響的各方歷史研究，可參考余新忠，《清代衛生防疫機制及其近代演變》（北京：北京師範大學出版社，二〇一六），頁一－三五。其他比較著名的，無法一一列舉，例如雷祥麟，〈衛生為何不是保衛生命：民國時期另類的衛生、自我和疾病〉，《臺灣社會研究季刊》五十四期（二〇〇四），頁一七－五九。李尚仁，〈健康的道德經濟——德貞論中國人的生活習慣和衛生〉，《中央研究院歷史語言研究所集刊》第七十六本第三份（二〇〇五），頁四六七－五〇九。胡成，〈「不衛生」的華人形象：中外間的不同講述——以上海公共衛生為中心的觀察（一八六〇－一九一一）〉，《中央研究院近代史研究所集刊》第五十六期（二〇〇七），頁一－四四。以及張仲民，《出版與文化政治：晚清的「衛生」書籍研究》（上海：上海書店出版社，二〇〇九）。在日常生活的「清潔」問題上，可參看余新忠，〈防疫．衛生行政．身體控制——晚清清潔觀念與行為的演變〉，收入黃興濤主編，《新史學．第三卷——文化史研究的再出發》（北京：中華書局，二〇〇九），頁五七－九九；以及劉士永，〈「清潔」、「衛生」與「健康」——日治時期臺灣社會公共衛生觀念之轉變〉《臺灣史研究》八卷一期（二〇〇一），頁四一－八八。

6 以歷史人物的思想為主來談衛生制度的歷史研究是有的，不過大部分被選取的都是具醫師背景或公共衛生專家，國家領導人或政治人物的視角，極其少見，例如范燕秋，〈新醫學在臺灣的實踐（一八九九－一九〇六）——從後藤新平《國家衛生原理》談起〉，李尚仁主編，《帝國與現代醫學》（臺北：聯經出版事業股份有限公司，二〇〇八），頁一九－五三。

7 可參考皮國立，〈抗戰前蔣介石的日常醫療經驗與衛生觀〉，收入呂芳上主編，《蔣介石的日常生活》（臺北：政大出版社，二〇一三），頁三八一－七五二。其早年訓練的經歷，此處不重覆論述。

8 《蔣介石日記》（手稿本），一九二五年八月十四日。

9 有關中華民國軍醫發展史的細節，可參考司徒惠康總纂，葉永文、劉士永、郭世清纂修，《國防醫學院院史正編》（臺北：五南出版，二〇一四）。楊善堯，《抗戰時期的中國軍醫》（臺北：國史館，二〇一五）；以及氏著，〈蔣中正與抗戰前後的軍醫制度〉，《國史館館刊》四十六期（二〇一五），頁一六九－二一〇。相關發展史，本文不重覆論，僅以蔣中正個人言論來看待這些發展，顯示其個人之因素，或可對既有研究成果進行補充。

10 《蔣介石日記》（手稿本），一九二五年二月十九日。

11 《蔣介石日記》（手稿本），一九二五年十一月二十三日。

12 吳淑鳳編，《蔣中正總統檔案：事略稿本》第六冊（臺北：國史館，二〇〇三），民國十八年七月四日，頁一四〇。

13 高素蘭編，《蔣中正總統檔案：事略稿本》第二十七冊（臺北：國史館，二〇〇七），民國二十三年九月十七日，頁五七一。

14 王正華編，《蔣中正總統檔案：事略稿本》第十七冊（臺北：國史館，二〇〇五），民國二十一年十二月十四日，頁五九〇－五九三。

15 蔣對此解釋過，他說：「軍事化三個字在現在中國人心目中沒有聽慣，若是用軍事化三個字標榜起來，一般民眾便不免引起驚疑的心理，因此諱而名之為新生活運動。」引自高素蘭編，《蔣中正總統檔案：事略稿本》第二十七冊，民國二十三年九月十七日，頁五七一－五七二。

16 周美華編，《蔣中正總統檔案：事略稿本》第二冊（臺北：國史館，二〇〇三），民國十六年十一月三十日，頁一五六。

17 周美華編，《蔣中正總統檔案：事略稿本》第二冊，民國十七年二月七日，頁三七九。

18 〈黨政人員自修研究與工作要項〉，收入秦孝儀主編，《先總統蔣公思想言論總集》卷十六（臺北：中國國民黨中央委員會黨史委員會，一九八四），頁一五九。

19 周美華編，《蔣中正總統檔案：事略稿本》第十二冊（臺北：國史館，二〇〇四），民國二十年十一月十七日，頁三三七－三三八。

20 吳淑鳳編，《蔣中正總統檔案：事略稿本》第六冊，民國十八年七月八日，頁一七七－一七八。

21 〈訓練的目的與訓練實施綱要〉，收入秦孝儀主編，《先總統蔣公思想言論總集》卷十六，頁二一七。

22 《蔣中正日記》，一九四二年十月二十日，頁一四六。

23 《蔣中正日記》，一九四九年八月二日。

24 另外一解釋是：「古人教育最要緊的根本就是注重飲食、起居、灑掃、應對八個字」，它們就是「政治的基礎」。引自高素蘭編，《蔣中正總統檔案：事略稿本》第十冊（臺北：國史館，二〇〇四），民國二十年二月九日，頁四〇。

25 高素蘭編，《蔣中正總統檔案：事略稿本》第十冊，民國二十年二月九日，頁三三－三五。

26 「修身」的另一種意思是鍛鍊體格、訓練耐力與精神。引自高明芳編，《蔣中正總統檔案：事略稿本》第十八冊（臺北：國史館，二〇〇五），民國二十二年一月十六日，頁九〇與九二－九四。

27 王正華編，《蔣中正總統檔案：事略稿本》第十七冊，民國二十一年十月三十一日，頁二六八－二七〇。

28 周美華編，《蔣中正總統檔案：事略稿本》第二十四冊（臺北：國史館，二〇〇五），民國二十三年二月二日，頁二四一。

29 高素蘭編，《蔣中正總統檔案：事略稿本》第十冊，民國二十年二月九日，頁三七－三八。

30 范燕秋，〈新醫學在臺灣的實踐——從後藤新平《國家衛生原理》談起〉，《新史學》九卷三期（一九九八），頁四九－八六；另外許宏彬的碩士論文指出後滕新平將臺灣的鴉片問題轉化為醫學問題來處理，參考許宏彬，《臺灣的鴉片想像》（新竹：清華大學歷史所碩士論文，二〇〇二）。其實，關於鴉片、毒品和菸品的問題，蔣也是非常注意的，甚至和南京國民政府時期的各地禁菸運動有所關係。

31 雷祥麟，〈衛生為何不是保衛生命：民國時期另類的衛生、自我和疾病〉，頁四一。

32 吳淑鳳編，《蔣中正總統檔案：事略稿本》第十四冊（臺北：國史館，二〇〇六），民國二十一年四月十九日，頁一一〇－一一一。

33 吳淑鳳編，《蔣中正總統檔案：事略稿本》第十四冊，民國二十一年四月二十五日，頁一二三－一二四。

34 吳淑鳳編，《蔣中正總統檔案：事略稿本》第十四冊，民國二十一年五月二十三日，頁四六六－四六七。

35 一九三四年蔣曾說：教育「本來食衣住行這些基本生活，在外國完全是家庭中負責先教好的，比方講吃飯，碗筷應當要如何擺得整齊，吃的時候應當如何坐法、如何吃法，吃完之後，如何收拾各種食具並洗滌乾淨。譬如在日本就是這樣，他們愈是有錢的人家，愈是有教育的人家愈講禮法，生活愈有規律。……我們中國從古以來也是一樣的，向來講教育，就是『灑掃應對』為先，如『並做不橫肱』、『食不語、寢不言』、『起居有恆、飲食有節』、『立不中門、行不履閾』、『行不由徑』等等，都是基本的生活規律。」可見中、西、日三種元素。引自周美華編，《蔣中正總統檔案：事略稿本》第二十四冊，民國二十三年二月二日，頁二三八－二三九。

36 〈對陪都專科以上學校校長教職員之指示〉，收入秦孝儀主編，《總統蔣公思想言論總集》卷十九，頁三五八－三五九。

37 高素蘭編，《蔣中正總統檔案：事略稿本》第十冊，民國二十年四月九日，頁四一五－四一六。

38 周美華編，《蔣中正總統檔案：事略稿本》第二十八冊（臺北：國史館，二〇〇七），民國二十三年十月十日，頁二六一。

39 相關的研究很多，此處不一一列舉，大體可參考幾個學者的討論：段瑞聰，《蔣介石と新生活運動》（東京：慶應義塾大學出版會，二〇〇六）。段瑞聰，〈抗日戰爭時期的新生活運動〉，《近代中國》一三一期（一九九九年六月），頁五七－八一。深町英夫，《教養身體的政治：中國國民黨的新生活運動》（北京：生活・讀書・新知三聯書店，二〇一七）。黃金麟，〈醜怪的裝扮：新生活運動的政略分析〉，《台灣社會研究季刊》三十期（一九九八年六月），頁一六三－二〇三；雷祥麟，二〇一一年十二月，〈習慣成四維：新生活運動與肺結核防治中的倫理、家庭與身體〉，《中央研究院近代史研究所集刊》七十四期（二〇一一年十二月），頁一三三－一七七；溫波，《重建合法性：南昌市新生活運動研究，一九三四－三五》（北京：學苑出版社，二〇〇六）。

40 胡適，〈為新生活運動進一解〉，《四十自述》（海口：海南出版社，一九九七），頁二九一。

41 高素蘭編，《蔣中正總統檔案：事略稿本》第二十六冊（臺北：國史館，二〇〇六），民國二十三年五月十五日，頁九九－一〇三。

42 《蔣中正日記》，一九三六年四月四日，預定條。

43 周美華編，《蔣中正總統檔案：事略稿本》第二十八冊，民國二十三年十月十五日，頁二七八－二八四。

44 〈民國二十八年三月四日對第三次全國教育會議講〉，收入秦孝儀主編，《總統蔣公思想言論總集》卷十六，頁一二七－一三〇。

45 〈黨員對於國民精神總動員之責任〉，收入秦孝儀主編，《總統蔣公思想言論總集》卷十八，頁一〇一－一〇二。

46 蔣認為：「最多以三個月期間，清潔運動所要求的一些普通事項，都成為習慣以後。以後三個月才可以作進一步的運動，或另作其他的一種運動，這樣什麼事情才可以逐漸推動，步步開展。」引自高素蘭編，《蔣中正總統檔案：事略稿本》第二十七冊，民國二十三年七月三十日，頁一八二。

47 吳淑鳳編，《蔣中正總統檔案：事略稿本》第六冊，民國十八年七月八日，頁一七六。

48 蔣手令通電各師長要注意士兵之訓練：「注意士兵之體格，勞其筋骨，毋使逸豫，嚴其起居，毋使疾病，調護其衣食，毋使凍餒。務令士兵人人有強健之體魄，而後軍隊有顛撲不破之基礎。」引自周琇環主編，《蔣中正總統檔案：事略稿本》第九冊（臺北：國史館，二〇一一），民國二十年一月一日，頁二七三－二七四。

49 高素蘭編，《蔣中正總統檔案：事略稿本》第二十二冊（臺北：國史館，二〇〇五），民國二十二年九月二十日，頁五二五。
50 吳淑鳳編，《蔣中正總統檔案：事略稿本》第六冊，民國十八年七月二十九日，頁三四〇－三四一。
51 〈治軍要務和辦事要領（上）〉，收入秦孝儀主編，《總統蔣公思想言論總集》卷十五，頁三一八。
52 蔣對軍事化身體的要求，與近代中國整個身體治理與控制的合理性及解釋，可參考黃金麟的數本著作，有非常精闢的分析。參考黃金麟，《歷史、身體、國家：近代中國的身體形成，一八九五－一九三七》。（臺北：聯經出版，二〇〇一）。以及氏著，《戰爭、身體、現代性：近代台灣的軍事治理與身體，一八九五－二〇〇五》（臺北：聯經出版，二〇〇九）。
53 周美華編，《蔣中正總統檔案：事略稿本》第二冊，民國十七年二月七日，頁三八三－三八四。
54 高明芳編，《蔣中正總統檔案：事略稿本》第十八冊，民國二十二年一月二十三日，頁一七三－一七四。
55 高明芳編，《蔣中正總統檔案：事略稿本》第十八冊，民國二十二年一月二十三日，頁一七五－一七六
56 高素蘭編，《蔣中正總統檔案：事略稿本》第二十二冊，民國二十二年九月二十日，頁五二七－五二八。
57 《蔣中正日記》，一九四二年十二月三十一日，頁一八八。
58 周美華編，《蔣中正總統檔案：事略稿本》第二十三冊（臺北：國史館，二〇〇五），民國二十二年十月十日，頁二八四－二八五。
59 所謂和環境鬥爭，是蔣認為在體育之外，可以鍛鍊身體和意志的方法，他說：「我們現在一般同胞，不僅怕水、怕日光，而且怕空氣－風寒，每天關了門藏在屋裏，惟恐與自然接觸！如此，體格自然要衰弱下去，我們黨政軍學各界同志以後務要痛革這種畏怯自然的惡習，增加我們與自然鬥爭的勇氣，尤其是怕冷的人更要去與空氣鬥爭，怕熱的與日光鬥爭，怕水的要與水去鬥爭，要能克服自然，然後纔能發揮我們生活的潛力，鍛鍊出銅筋鐵骨的身體。」引自〈科學的道理及其精神〉，收入秦孝儀主編，《總統蔣公思想言論總集》卷十八，頁一二一－一二三。
60 高素蘭編，《蔣中正總統檔案：事略稿本》第二十二冊，民國二十二年九月二十日，頁五二六。
61 國民政府成立到九一八事變事變之間，透過體育來保家衛國的概念變得很興盛，來龍去脈可參考游鑑明，《運動場內外：近代華東地區的女子體育（一八九五－一九三七）》（臺北：中央研究院近代史研究所，二〇〇九），

頁三五－四三。近年來也有不少著作注意到近代武術在鍛鍊身體與強化國族主義之間的關係，試圖疏理傳統武術的現代性。參考麥勁生、劉繼堯，《緯武經文：創建中國武術的近代歷程》（香港：香港三聯書店，二〇二二）。

62 周美華編，《蔣中正總統檔案：事略稿本》第十二冊，民國二十年十一月十七日，頁三四五。

63 高素蘭編，《蔣中正總統檔案：事略稿本》第十冊，民國二十年四月十六日，頁四四〇。

64 吳淑鳳編，《蔣中正總統檔案：事略稿本》第六冊，民國十八年八月二十四日，頁四三七－四三八。

65 周美華編，《蔣中正總統檔案：事略稿本》第十二冊，民國二十年十一月十七日，頁三三六－三三七。

66 周美華編，《蔣中正總統檔案：事略稿本》第二十三冊，民國二十二年十月十日，頁二八三－二八四。

67 《蔣中正日記》，一九三七年五月十八日，頁五七。

68 王正華編，《蔣中正總統檔案：事略稿本》第十七冊，民國二十一年十一月二十八日，頁四二二。

69 高明芳編，《蔣中正總統檔案：事略稿本》第十八冊，民國二十二年一月一日，頁四－五。

70 〈勉青年為國父信徒〉，收入秦孝儀主編，《總統蔣公思想言論總集》卷二十一，頁二二三。

71 高素蘭編，《蔣中正總統檔案：事略稿本》第二十六冊，民國二十三年五月九日，頁五七－五八。

72 高素蘭編，《蔣中正總統檔案：事略稿本》第二十六冊，民國二十三年五月九日，頁五九－六〇。

73 周美華編，《蔣中正總統檔案：事略稿本》第十二冊，民國二十年十一月十七日，頁三三八。

74 高明芳編，《蔣中正總統檔案：事略稿本》第十八冊，民國二十二年一月五日，頁三一－三二。

75 高明芳編，《蔣中正總統檔案：事略稿本》第十八冊，民國二十二年一月二十四日，頁一八四－一八五。

76 周美華編，《蔣中正總統檔案：事略稿本》第二十四冊，民國二十三年二月二日，頁二四四。

77 高明芳編，《蔣中正總統檔案：事略稿本》第十八冊，民國二十二年一月一日，頁三－六。

78 周美華編，《蔣中正總統檔案：事略稿本》第二十四冊，民國二十三年二月五日，頁二九八－二九九。

79 周美華編，《蔣中正總統檔案：事略稿本》第二十四冊，民國二十三年二月五日，頁二九九－三〇一。

80 高素蘭編，《蔣中正總統檔案：事略稿本》第二十六冊，民國二十三年五月十五日，頁一〇一－一〇二。

81 高素蘭編，《蔣中正總統檔案：事略稿本》第二十七冊，民二十三年九月九日，頁四六六－四六七。

82 〈建設新四川之要務〉，收入秦孝儀主編，《總統蔣公思想言論總集》卷十四，頁一三三。

83 例如一九三一年蔣在談〈革命軍人的精神〉時說：「大家到過外國的，可看到人家國理的事情統統都有秩序，不僅是社會、軍隊、警察有秩序，就是商人做買賣的衣服亦很整齊，沒有破爛不堪的。走路有走路的樣子，開車有開車的規則，事事件件都有一定的形式，沒有像中國人這樣亂七八糟的。社會秩序最要緊就是民眾集合的時候，如果沒有紀律和秩序，沒有軌範和約束，他們就要亂七八糟了。中國民眾集合起來，往往隨便講話，甚至講話的時候也到處紛亂，這即是中國人民沒有社會建設的思想，沒有民權初步的常識。」引自周琇環主編，《蔣中正總統檔案：事略稿本》第九冊，民國二十年一月十四日，頁三七八－三七九。

84 蔣言：「日本人講我們來鍛鍊體格、修養精神、學習技能，統統要有一個整齊的組織。外國人無論到什麼地方，在什麼時後，他一定是清潔整齊，一切都有規律。……我們現在一般國民是怎樣呢？不要說衣服不清潔整齊，連走路的樣子也沒有，坐車子的樣子也沒有，無論坐人力車、坐馬車、汽車，都是含著煙、翹著腿，亂七八糟，給外國人看了，就要說中國的國民是沒有規律的國民，中國的國家是沒有組織的國家，也可以說是沒有教育的國民和野蠻的國家。」引自吳淑鳳編，《蔣中正總統檔案：事略稿本》第十四冊，民國二十一年四月十一日，頁六二－六四。

85 周美華編，《蔣中正總統檔案：事略稿本》第二十四冊，民國二十三年二月二日，頁二四五。

86 高素蘭編，《蔣中正總統檔案：事略稿本》第十一冊（臺北：國史館，二〇〇七），民國二十年五月十三日，頁一五五。

87 〈對於最近社會經濟軍事情勢之分析〉，收入秦孝儀主編，《總統蔣公思想言論總集》卷二十二，頁一九。

88 《蔣中正日記》，一九四〇年九月三日，頁一二二。

89 《蔣中正日記》，一九四二年五月二十二日，頁七一。

90 《蔣中正日記》，一九四二年十月十四日，頁一四三。

91 高素蘭編，《蔣中正總統檔案：事略稿本》第二十二冊，民國二十二年八月十五日，頁二三－二四。

92 抗戰歷史文獻研究會，《蔣中正日記》，一九四二年十月二十七日，頁一四九。

93 高素蘭編，《蔣中正總統檔案：事略稿本》第二十七冊，民國二十三年九月十七日，頁五六五。

94 王正華編，《蔣中正總統檔案：事略稿本》第十七冊，民國二十一年十一月二十八日，頁四二二－四二三。

95 蔣言：「對於一般士兵，必須如同對待自己的子弟一樣，不要使他發生疾病，……天晴的時候，督率他洗晒被服，平日令他注意清潔，無論飲食起居，總要使他合於衛生，疾病自可減少了，這都是我們帶兵官最要緊的學問，比普通那些典範令還重要，並且經理和衛生能夠注意到，士兵的痛苦減少了，精神上的快樂也增加了，那些逃兵亦當然可以減少了。」引自高明芳編，《蔣中正總統檔案：事略稿本》第十八冊，民國二十二年二月十四日，頁三六〇。

96 高素蘭編，《蔣中正總統檔案：事略稿本》第十冊，民國二十年四月一日，頁三六七。

97 高素蘭編，《蔣中正總統檔案：事略稿本》第二十七冊，民國二十三年九月十七日，頁五七六－五七九。

98 高明芳編，《蔣中正總統檔案：事略稿本》第十八冊，民國二十二年二月二日，頁二七五。

99 一九三九年六月十七日蔣在日記中記載「本星期預定工作」課目：「軍事管理之要領：規律、秩序、紀律、勞動、合（作）羣、管理（人地事物）、指揮、監督、統制、獎勉，創造、自治、自強、檢查、預備、體育、衛生、新生活考察競賽、奮發、靜秘、嚴肅。」這些幾乎都可以在蔣的施政與公共衛生注意事項中找到線索。引自抗戰歷史文獻研究會，《蔣中正日記》，一九三九年六月十七日，頁八二。

100 王正華編，《蔣中正總統檔案：事略稿本》第十七冊，民國二十一年十一月二十八日，頁四一九－四二一。

101 高素蘭編，《蔣中正總統檔案：事略稿本》第二十七冊，民國二十三年九月十七日，頁五六七－五七九。

102 高素蘭編，《蔣中正總統檔案：事略稿本》第二十七冊，民國二十三年九月十七日，頁五六七－五七九。

103 吳淑鳳編，《蔣中正總統檔案：事略稿本》第十四冊，民國二十一年五月九日，頁二六五－二六七。

104 高明芳編，《蔣中正總統檔案：事略稿本》第十八冊，民國二十二年二月二日，頁二七五。

105 高明芳編，《蔣中正總統檔案：事略稿本》第十八冊，民國二十二年一月二十三日，頁一六〇－一六二。

106 抗戰歷史文獻研究會，《蔣中正日記》，一九三九年七月十二日，頁九四。

107 周美華編，《蔣中正總統檔案：事略稿本》第十三冊（臺北：國史館，二〇〇四），民國二十一年三月十三日，頁四一五－四一六。

108 周美華編，《蔣中正總統檔案：事略稿本》第十三冊，民國二十一年三月十三日，頁四二三－四二四。

109 周美華編，《蔣中正總統檔案：事略稿本》第十三冊，民國二十一年三月十三日，頁四二三－四二四。

110 周美華編，《蔣中正總統檔案：事略稿本》第二十八冊，民國二十三年十一月二十四日，頁一九四與四八七。
111 《蔣中正日記》，一九三七年二月二十二日，頁二三。
112 《蔣中正日記》，一九三七年五月八日，頁五三。
113 《蔣中正日記》，一九三七年六月一日，頁六四。
114 《蔣中正日記》，一九三七年六月二十六日，頁七三。
115 《蔣中正日記》，一九三七年六月三十日，頁七五。
116 《蔣中正日記》，一九三七年八月二十四日，頁九九。
117 《蔣中正日記》，一九三七年九月二十七日，頁一一四。
118 《蔣中正日記》，一九三七年十一月三十日，頁一三七。
119 《蔣中正日記》，一九三八年七月十四日，頁九五。
120 《蔣中正日記》，一九三八年七月十五日，頁六二。
121 《蔣中正日記》，一九三八年八月十六日，頁七二。
122 《蔣中正日記》，一九三八年九月二十八日，頁八六。
123 《蔣中正日記》，一九三八年十月八日，頁九〇。
124 《蔣中正日記》，一九三八年十月八日，頁九一。
125 《蔣中正日記》，一九三八年十月九日，頁九一。
126 《蔣中正日記》，一九三八年十月二十四日，頁九五。
127 《蔣中正日記》，一九三九年一月三日，頁六。
128 《蔣中正日記》，一九四一年十月十六日，頁一四六。
129 〈戰時軍醫應有之修養和努力〉，收入秦孝儀主編，《先總統蔣公思想言論總集》卷十五，頁一〇三。
130 《蔣中正日記》，一九三九年三月二十五日，頁四二。
131 《蔣中正日記》，一九四二年十月五日，頁一六八－一六九。周、毛二人應該就是指周至柔（一八九九－一九八六）和毛邦初（一九〇四－一九八七），抗戰爆發後，國家成立空軍作戰總指揮部，周至柔兼任總指揮，毛邦初則為副總指揮。

132 《蔣中正日記》，一九四四年一月二十三日，頁一四。

133 《蔣中正日記》，一九四四年八月二十一日，頁一一八。

134 《蔣中正日記》，一九四四年十月三十日，頁一五四。

135 〈第四次南嶽軍事會議訓詞（二）〉，收入秦孝儀主編，《總統蔣公思想言論總集》卷二十，頁三四六。

136 《蔣中正日記》，一九四四年八月三十日，頁一二二。

137 《蔣中正日記》，一九四四年十一月一日，頁一五七。

138 《蔣中正日記》，一九四五年六月三十日，頁九五。

139 《蔣中正日記》，一九四五年七月三日，頁九九。

140 《蔣中正日記》，一九三八年一月二十日，頁七。

141 《蔣中正日記》，一九三八年一月二十九日，頁九。

142 《蔣中正日記》，一九四〇年七月二十七日，頁一〇二。

143 《蔣中正日記》，一九四二年九月二十六日，頁一三二。

144 《蔣中正日記》，一九四〇年十一月十三日，頁一五七。

145 《蔣中正日記》，一九四〇年十二月二十八日，頁一七八。

146 《蔣中正日記》，一九四〇年五月十三日，頁六六。

147 《蔣中正日記》，一九四一年八月十八日，頁一一六。

148 〈駐川部隊長官目前之急務（下）〉，收入秦孝儀主編，《總統蔣公思想言論總集》卷十七，頁五七六。

149 《蔣中正日記》，一九四三年一月十二日，頁一二。

150 黃克武訪問，周維朋記錄，《張朋園先生訪問紀錄》（臺北：中研院近代史研究所，二〇二二），頁二二一－二二三。

151 劉士永，〈抗戰時期的兵食與軍事營養學發展試探〉，收入皮國立主編，《華人大補史：吃出一段近代東亞補養與科技的歷史》（臺北：時報出版，二〇二三），頁二一五－二六八。

152 〈對黃山整軍會議審查修正各案之訓示〉，收入秦孝儀主編，《總統蔣公思想言論總集》卷二十，頁四七六－四七七。

153 〈對黃山整軍會議審查修正各案之訓示〉，收入秦孝儀主編，《總統蔣公思想言論總集》卷二十，頁四八〇－四八二。

154 〈對黃山整軍會議審查修正各案之訓示〉，收入秦孝儀主編，《總統蔣公思想言論總集》卷二十，頁四八〇－四八二。

155 〈對於整軍各案之訓示〉，收入秦孝儀主編，《總統蔣公思想言論總集》卷二十，頁四六〇。

156 〈對於整軍各案之訓示〉，收入秦孝儀主編，《總統蔣公思想言論總集》卷二十，頁四六一－四六二。

157 〈對黃山整軍會議審查修正各案之訓示〉，收入秦孝儀主編，《總統蔣公思想言論總集》卷二十，頁四七九－四八〇。

158 王正華編，《蔣中正總統檔案：事略稿本》第十七冊，民國二十一年十月三十一日，頁二七一－二七二。

159 周琇環主編，《蔣中正總統檔案：事略稿本》第九冊，民國十九年十二月二十九日，頁二三〇與二三四－二三五。

160 周美華編，《蔣中正總統檔案：事略稿本》第二十三冊，民國二十二年十一月二十八日，頁五二一。

161 高素蘭編，《蔣中正總統檔案：事略稿本》第二十六冊，民國二十三年五月七日，頁三三－三四。

162 高素蘭編，《蔣中正總統檔案：事略稿本》第二十七冊，民國二十三年七月三十日，頁一八〇。

163 周美華編，《蔣中正總統檔案：事略稿本》第二十八冊，民國二十三年九月二十四日，頁一一四－一一五。

164 〈新生活運動之重要及其實行之要領〉，收入秦孝儀主編，《總統蔣公思想言論總集》卷二十，頁四二－四三。

165 〈貴州同胞今後努力之方針與要務〉，收入秦孝儀主編，《總統蔣公思想言論總集》卷二十，頁八四。

166 《蔣中正日記》，一九四四年二月十七日，頁二六。

167 《蔣中正日記》，一九一九年八月十五日。

168 周琇環主編，《蔣中正總統檔案：事略稿本》第九冊，民國二十年一月十四日，頁三七一。

169 周美華編，《蔣中正總統檔案：事略稿本》第十二冊，民國二十年十月十六日，頁一七八。

170 張泰山的《民國時期的傳染病與社會：以傳染病防治與公共衛生建設為中心》（北京：社會科學文獻出版社，二〇〇八），首章的統計。

171 高素蘭編，《蔣中正總統檔案：事略稿本》第二十六冊，民國二十三年五月二十一日，頁一七八－一七九。
172 周美華編，《蔣中正總統檔案：事略稿本》第二十四冊，民國二十三年二月二日，頁二四二。
173 高素蘭編，《蔣中正總統檔案：事略稿本》第二十七冊，民國二十三年九月十七日，頁五六五－五六六。
174 高素蘭編，《蔣中正總統檔案：事略稿本》第二十七冊，民國二十三年七月二十一日，頁二七－二八。
175 《蔣中正日記》，一九三八年七月一日，頁五八。
176 《蔣中正日記》，一九三八年八月七日，頁七〇。
177 《蔣中正日記》，一九三八年八月七日，頁七〇。
178 《蔣中正日記》，一九三九年四月二十三日，頁五六。
179 《蔣中正日記》，一九三九年五月十一日，頁六五。
180 可參考皮國立，〈中日戰爭前後蔣介石對化學戰的準備與應對〉《國史館館刊》四十三期（二〇一五），頁五三－九二。
181 《蔣中正日記》，一九四〇年十二月三十日，頁一七九。
182 《蔣中正日記》，一九四〇年八月十九日，頁一一四。
183 《蔣中正日記》，一九四〇年八月二十四日，頁一一五。
184 《蔣中正日記》，一九四一年十一月二十五日，頁一一六。
185 《蔣中正日記》，一九四一年十一月二十七日，頁一六六。
186 《蔣中正日記》，一九四一年十一月十八日，頁一六二。
187 「痧」是一種會傳染的疾病，可參考祝平一，〈清代的痧：一個疾病範疇的誕生〉，《漢學研究》三十一卷三（二〇一三）：一九三－二二八。民國時期有許多痧藥一類的東西，都可以防疫、治疫，甚至成為民眾居將常備之藥品，這些藥物都具有辛燥發散的性質，可參考皮國立，〈中西醫學話語與近代商業論述——以《申報》上的「痧藥水」為例〉，《學術月刊》四十五卷一期（二〇一三），頁一四九－一六四。
188 《蔣中正日記》，一九四一年八月十七日，頁一八六。
189 《蔣中正日記》，一九四三年八月一日，頁一一一。

190 周美華編，《蔣中正總統檔案：事略稿本》第二十四冊，民國二十三年二月五日，頁二八七－二八九。
191 周美華編，《蔣中正總統檔案：事略稿本》第二十八冊，民國二十三年十月十七日，頁三三九。
192 《蔣中正日記》，一九三六年三月二十九日，預定條。
193 〈暑假期間對於救國最有效的工作是什麼〉，收入秦孝儀主編，《總統蔣公思想言論總集》卷十四，頁五二四－五二五。
194 《蔣中正日記》，一九四〇年五月三日，頁六二。
195 〈地方行政人員應努力之途徑與方法〉，收入秦孝儀主編，《總統蔣公思想言論總集》卷十四，頁二七三。
196 《蔣中正日記》，一九三九年三月二十七日，頁四四。
197 《蔣中正日記》，一九三九年十月二日，頁一三三。
198 《蔣中正日記》，一九三九年十月十二日，頁一三七。
199 《蔣中正日記》，一九三九年十月三十日，頁一四四。
200 《蔣中正日記》，一九三九年十一月十一日，頁一五一。
201 《蔣中正日記》，一九三九年十一月十三日，頁一五一。
202 《蔣中正日記》，一九三九年十月十三日，頁一三七。
203 《蔣中正日記》，一九四二年十月五日，頁一三九。
204 《蔣中正日記》，一九四一年一月一日，頁一。
205 陳寄禪，《追溯五十年來促進我衛生設施之關鍵事蹟》（臺北：正中書局，一九八一），頁二一。
206 《蔣中正日記》，一九四二年一月一日，頁二。
207 《蔣中正日記》，一九四二年十月二十四日，頁一七七。
208 《蔣中正日記》，一九四三年一月一日，頁五。
209 《蔣中正日記》，一九四三年四月二十八日，頁六二。
210 《蔣中正日記》，一九四三年十月二十三日，頁一一五。
211 《蔣中正日記》，一九四三年二月十日，頁二五。

212 《蔣中正日記》，一九四三年十二月十五日，頁一七九。

213 《蔣中正日記》，一九四三年十二月十九日，頁一八〇。

214 《蔣中正日記》，一九四四年一月一日，頁一。

215. 一九四四年預定的衛生政治還有：二月七日，蔣在日記寫下預定：「乙、整理民居，掃除污穢。丙、督導衛生，救濟病貧，獎進體育。丁、禁止打罵，評判曲直，處置強暴，調解詞訟等務，皆應有服務須知之頒訂。」引自《蔣中正日記》，一九四四年二月七日，頁二二。本年最後記下「建國工作重點．建政」條有：「普及衛生，實現新生活。」引自《蔣中正日記》，一九四四年十二月三十一日，頁一九二。

216 周美華編，《蔣中正總統檔案：事略稿本》第二十三冊，民國二十二年十一月十四日，頁四二〇－四三一。

217 周美華編，《蔣中正總統檔案：事略稿本》第二十四冊，民國二十三年二月五日，頁二九九－三〇一。

218 周美華編，《蔣中正總統檔案：事略稿本》第二十八冊，民國二十三年十一月八日，頁四二〇。

219 周美華編，《蔣中正總統檔案：事略稿本》第二十八冊，民國二十三年十二月十三日，頁五五〇。

220 周美華編，《蔣中正總統檔案：事略稿本》第二十三冊，民國二十二年十月六日，頁二六四－二六五。

221 〈貴州同胞今後努力之方針與要務〉，收入秦孝儀主編，《總統蔣公思想言論總集》卷二十，頁七九－八〇。

222 高素蘭編，《蔣中正總統檔案：事略稿本》第十冊，民國二十年三月十日，頁二五〇與二五一、二五七－二六〇。

223 高素蘭編，《蔣中正總統檔案：事略稿本》第十冊，民國二十年三月十一日，頁二六一。

224 周美華編，《蔣中正總統檔案：事略稿本》第二十八冊，民國二十三年十二月十四日，頁五七二－五七三。

225 周美華編，《蔣中正總統檔案：事略稿本》第二十八冊，民國二十三年十月二十五日，頁三六二－三六三。

226 〈青年團夏令營之宗旨與目的〉，收入秦孝儀主編，《總統蔣公思想言論總集》卷十六，頁三五六。

227 《蔣中正日記》，一九四三年一月十三日，頁一二。引文中有寫到「伍競璋」，未知何人，因為不影響文意，故予以刪除。

228 《蔣中正日記》，一九四三年一月三日，頁八。

229 《蔣中正日記》，一九四三年四月十一日，頁五四。

230 《蔣中正日記》，一九四三年四月十七日，頁五七。

231 高素蘭編，《蔣中正總統檔案：事略稿本》第二十二冊，民國二十二年九月八日，頁二八四－二八五。
232 〈對陪都專科以上學校校長教職員之指示〉，收入秦孝儀主編，《總統蔣公思想言論總集》卷十九，頁三五九。
233 〈訓練的目的與訓練實施綱要〉，收入秦孝儀主編，《總統蔣公思想言論總集》卷十六，頁二〇八。
234 吳淑鳳編，《蔣中正總統檔案：事略稿本》第十四冊，民國二十一年五月二十六日，頁四九八－四九九。
235 〈第四次南嶽軍事會議訓詞（二）〉，收入秦孝儀主編，《總統蔣公思想言論總集》卷二十，頁三五六。
236 〈政工人員負責盡職之要道〉，收入秦孝儀主編，《總統蔣公思想言論總集》卷二十二，頁三四二。
237 《蔣中正日記》，一九四四年十月十一日，頁一四六。
238 蔣中正，《蔣中正日記（一九四八）》（臺北：民國歷史文化學社有限公司，二〇二三），一九四八年七月十八日（雜錄），頁三五〇。
239 可能也要注意：當時國民政府中央對於公共衛生現代化已有設計規劃，不過地方公共衛生人員方面，多半仍以留日的醫專學生為主，而且對於前期所留下之警察機制仍有相當依賴。參考 AnElissa Lucas, *Chinese Medical Modernization: Comparative Policy Continuities, 1930s-1980s* (New York: Praeger, 1982), p. 68.
240 吳淑鳳編，《蔣中正總統檔案：事略稿本》第十四冊，民國二十一年四月十一日，頁六六－六七。
241 吳淑鳳編，《蔣中正總統檔案：事略稿本》第十四冊，民國二十一年四月十一日，頁六四－六五。
242 〈警察的要務與實施方法〉，收入秦孝儀主編，《總統蔣公思想言論總集》卷二十，頁一五三－一五六。
243 高素蘭編，《蔣中正總統檔案：事略稿本》第十冊，民國二十年二月九日，頁三九－四〇。
244 高素蘭編，《蔣中正總統檔案：事略稿本》第二十七冊，民國二十三年七月三十日，頁一八四。
245 〈川政建設要旨〉，收入秦孝儀主編，《總統蔣公思想言論總集》卷十六，頁四一六－四一七。
246 〈推行地方自治的基本要務〉，收入秦孝儀主編，《總統蔣公思想言論總集》卷十六，頁三五九。
247 〈革新兵役之根本精神與必循的途徑（上）〉，收入秦孝儀主編，《總統蔣公思想言論總集》卷二十二，頁三三一－三三二。
248 〈革新兵役之根本精神與必循的途徑（上）〉，收入秦孝儀主編，《總統蔣公思想言論總集》卷二十二，頁三三一－三三二。

249 《蔣中正日記》，一九四二年八月二十七日，頁一一七。
250 《蔣中正日記》，一九四二年十月二十七日，頁一四九。
251 〈今後警察的新任務〉，收入秦孝儀主編，《總統蔣公思想言論總集》卷二十一，頁二一一。
252 《蔣中正日記》，一九四五年十月二十六日，頁一五八。
253 范燕秋〈日治前期臺灣公共衛生之形成（一八九五－一九二〇）：一種制度面的觀察〉，《思與言》，第三十三卷第二期（一九九六年九月），頁二一一－二五八。
254 蔣曾說：「（重慶）市政府對於保甲尤須嚴格督促，在市內各區各保普遍設立公共廁所，這種公共廁所的建築費用，可由各區各保自行籌募，如有不足，再由政府補助。我們並不要求近效，只希望在三個月內完成，我相信這件事情，一定可以在三個月內完成的。」引自〈對於最近社會經濟軍事情勢之分析〉，收入秦孝儀主編，《總統蔣公思想言論總集》卷二十二，頁一九。
255 〈今後警察的新任務〉，收入秦孝儀主編，《總統蔣公思想言論總集》卷二十一，頁二一三。
256 〈對於最近社會經濟軍事情勢之分析〉，收入秦孝儀主編，《總統蔣公思想言論總集》卷二十二，頁一九。
257 〈對於最近社會經濟軍事情勢之分析〉，收入秦孝儀主編，《總統蔣公思想言論總集》卷二十二，頁一九。
258 《蔣中正日記》，一九四二年五月八日，頁六五。
259 《蔣中正日記》，一九四四年一月九日，頁八。
260 《蔣中正日記》，一九四四年一月十五日，頁十一。
261 《蔣中正日記》，一九四四年一月九日，頁八。
262 《蔣中正日記》，一九三八年七月二十一日，頁六四。
263 蕭李居編，《蔣中正總統檔案：事略稿本》（臺北：國史館，二〇一〇）第四十二冊，頁八三。
264 《蔣中正日記》，一九四四年一月十五日，頁一〇。
265 其實，抗戰時軍隊與衛生的關係更為重要，而且當時已有設想：軍隊之衛生人員訓練，恰可成為日後中國改革衛生的基層實力與資源，這段時期的努力與討論，可參考劉士永、郭世清，〈林可勝（一八九七－一九六九）闇聲誨影的中研院院士與國防醫學院院長〉，《臺灣史研究》十九卷四期（二〇一二），頁一四一－二〇五。

266 魯迅，〈自序〉，《吶喊》（臺北：風雲時代，二〇〇四），頁三。

267 可參考 John Fitzgerald, *Awakening China: Politics, Culture, and Class In the Nationalist Revolution* ( Stanford: Stanford University Press, 1996). 中譯本：費約翰（John Fitzgerald）著，李恭忠等譯，《喚醒中國：國民革命中的政治、文化與階級》（北京：生活・讀書・新知三聯書店，二〇〇四），頁五五－五七。

268 《蔣中正日記》，一九四五年十月二十二日，頁一二六。

269 《蔣中正日記》，一九四八年二月十六日，頁五四。

270 《蔣中正日記》，一九四五年九月六日，頁一三二。

271 從歷史研究風潮與爭議，可以看出當時國族主義的保守性與藉由傳統歷史來強化民族自信的趨勢，參考李帆，〈求真與致用的兩全和兩難——以顧頡剛、傅斯年等民國史家的選擇為例〉，《近代史研究》三期（二〇一八），頁四－二三。

## 第四章

1 Watt, John R., *Saving lives in wartime China: how medical reformers built modern healthcare systems amid war and epidemics, 1928-1945* (Netherlands: Brill, 2013).

2 Keith R. Schoppa, *In a sea of bitterness: refugees during the Sino-Japanese War* (Cambridge, Mass.: Harvard University Press, 2011). 不足之處，本書其他章節還有論述。

3 筆者近年編輯了一本史料集和專書，可供參考。皮國立，《中醫不科學？一九二〇－一九三〇年代的社會輿論》（上）（下）冊（臺北：民國歷史文化學社，二〇二二）。以及皮國立主編，《走過「廢除中醫」的時代：近代傳統醫學知識的變與常》（臺北：民國歷史文化學社，二〇二三）。

4 吳漢仙著，《增訂中西醫界之警鐸》（長沙：湖南中西一家醫院，一九四三），頁八三－八四。

5 人奇誌，〈衛生署中醫委員會成立〉，《醫鐸》一卷十一期（一九三七），頁一。

6 倪士英，〈復興民族先須改進中醫始〉，《國醫砥柱月刊》四期（一九三七），頁一五。

7 葉永文，《台灣中醫發展史：醫政關係》（臺北：五南出版，二〇一三），頁八四。

8 王世杰著、林美莉校訂，《王世杰日記》（臺北：中央研究院近代史研究所，二〇一二）上冊，一九三七年二月二十二日，頁一〇。

9 根據筆者研究，當時中醫抓準了其為「國粹」、「國故」、「國產」，代表傳統文化的一支力量，恰與西醫所代表之帝國主義、侵略形象成為強烈的對比，中醫這一表明頗合國民政府之胃口。例如《國醫公報》，正文開始前都附有孫中山的言論，孫氏多次表明要復興固有文化，也反對西方列強對中國之各種不平等待遇和歧視。中醫抓住這一「代表本國」的意向，使中醫成為「國醫」，順理成章地壓制「廢中醫」浪潮。參見皮國立，〈所謂「國醫」的內涵——略論中國醫學之近代轉型與再造〉，《中山大學學報》四十九卷一期（二〇〇九），頁六四－七七。關於民國時期中醫的轉型，還可參考：Sean Hsiang-lin Lei, *Neither Donkey nor Horse: Medicine in the Struggle over China's Modernity* (Chicago: University of Chicago Press, 2014), and Bridie Andrews, *The Making of Modern Chinese Medicine, 1850-1960* (Vancouver: UBC Press, 2014).

10 可參考曾宣靜、林昭庚、孫茂峰，〈民初中醫「醫育法權」之建構（一九一二－一九四九）——以《中醫條例》及《醫師法》為論述核心〉，《臺灣師大歷史學報》五十九期（二〇一八），頁四一－九九。

11 張鴻生，《中國醫學之精髓》（湖南：著者發行，一九四二），頁五五－五六。

12 中西醫藥研究社編輯部編輯，《中醫教育討論集》（上海：中西醫藥研究社出版委員會，一九三九），序言頁二－三。

13 不著撰者，〈敵人礮炸橫施下，醫藥文化刊物多受礙告〉，《醫藥之聲》四期（一九三八），頁三〇。

14 張子英，〈發刊語〉，《復興醫藥雜誌》一期（一九四一），頁三。

15 中西醫藥研究社編輯部編輯，《中醫教育討論集》，頁二－三。

16 王世杰著、林美莉校訂，《王世杰日記》上冊，一九三八年六月二日，頁一一二。

17 獨行，〈社論：怎樣振興今日之中醫教育〉，《中國醫藥》一卷二期（一九三九），頁一－二。

18 王名藩，〈戰爭時期國醫跑到那裡去？〉，《國醫砥柱月刊》五期（一九三七），頁一溜。

19 張鴻生，《中國醫學之精髓》，頁六一。

20 王名藩，〈戰爭時期國醫跑到那裡去？〉，頁一六。

21 陳立予，〈抗戰建國中醫學生應有之覺悟〉，《醫育》四卷一期（一九四〇），頁三〇－三二。

22 不著撰者，〈重慶國醫學術研究會成立誌盛〉，《中醫科學》一卷九期（一九三七），頁一七－一九。

23 吳漢仙著，《增訂中西醫界之警鐸》，頁八九。

24 彬，〈國醫節獻詞〉，《吉祥醫藥》二十一期（一九三八年三月十七日），第一張。

25 不著撰者，〈重慶國醫學術研究會成立誌盛〉，頁十八。

26 澤民，〈中國醫藥疾病與民族的盛衰〉，《吉祥醫藥》二十期（一九三八年一月二十七日），第一張。

27 何穎扶，〈國醫應有之使命〉，《國粹醫藥》一卷一期（一九三九），頁八。

28 漢魂，〈抗戰期中的軍醫問題：救死療傷需要軍醫日多中醫救護成效卓著不可歧視〉，《吉祥醫藥》十九期（一九三八年一月十六日），第二張。

29 皮國立，〈「國藥」或「代用西藥」？戰時國產藥物的製造與研究〉，《中醫藥雜誌》三十卷二期（二〇一九），頁二七－四七。

30 不著撰者，〈神聖抗戰後：中醫革命運動採科學方法從事改善，已在重慶設立製藥廠〉，《醫藥之聲》五期（一九三八），頁四五。

31 不著撰者，〈神聖抗戰後：中醫革命運動採科學方法從事改善，已在重慶設立製藥廠〉，頁四六。

32 振務委員會全名「全國振務委員會」，委員長是朱慶瀾（一八七四－一九四一），當時中央國醫館轄下的中醫救護醫院，主要經費來源是：官兵伙食與養傷等費用是請軍政部按規定撥給，其他支出則由國醫館、振務委員會和慈善團體如寧波同鄉會捐助。參考中央國醫館編，《中醫救護章則摘要》（重慶：中央國醫館，一九三八），頁八－九。

33 近代中國民間同鄉會捐助各種物資，特別是醫療救護藥品之行為，可參考皮國立，《全球大流感在近代中國的真相：一段抗疫歷史與中西醫學的奮鬥》（臺北：時報出版，二〇二二），頁五九－一二四。以及安克強，《鐮刀與城市：以上海為例的死亡社會史研究》（上海：上海社會科學院出版社，二〇二一），第一與二章。

34 中央國醫館編，《中醫救護章則摘要》（重慶：中央國醫館，一九三八），頁八－九。

35 中央國醫館編，《中醫救護章則摘要》，頁一五。

36 不著撰者，〈焦易堂等發起組織中醫救護院漢口分院〉，《吉祥醫藥》十九期（一九三八），第三張。
37 中央國醫館編，《中醫救護章則摘要》，焦易堂序，頁一－二。
38 范正任，〈華北國醫學院組織之中醫救護隊，赴綏遠前線救護傷兵〉，《中華（上海）》五十期（一九三七），頁一一。
39 漢魂，〈抗戰期中的軍醫問題：救死療傷需要軍醫日多中醫救護成效卓著不可歧視〉，《吉祥醫藥》，一九三八年一月十六日，第二版。
40 不著撰者，〈國醫救護隊改編直屬第一中隊〉，《中國醫藥月刊（重慶）》一卷一期（一九四四），頁九。
41 不著撰者，〈醫藥新聞：監委劉覺民在洛陽籌備行都國醫院改良草藥以應抗戰之需要〉，《吉祥醫藥》二十一期（一九三八），第三版。
42 王名藩，〈戰爭時期國醫跑到那裡去？〉，頁一六－一七。
43 編者，〈國醫救護隊〉，《醫藥週刊》三期（一九三八），，頁一。
44 中央國醫館編，《中醫救護章則摘要》，頁一七。
45 中央國醫館編，《中醫救護章則摘要》，頁一九。
46 中央國醫館編，《中醫救護章則摘要》，頁五－六。
47 中央國醫館編，《中醫救護章則摘要》，頁七。
48 中央國醫館編，《中醫救護章則摘要》，頁二一。
49 中央國醫館編，《中醫救護章則摘要》，頁二五。
50 不著撰者，〈陪都中醫院開診〉，《中國醫藥月刊（重慶）》一卷一期（一九四四），頁九。
51 不著撰者，〈請充實陪都中醫院令速設置病室以利市民案〉，《中國醫藥月刊》一卷三期（一九四四），頁三二。
52 陳郁，〈改進中醫之我見〉，《中國醫藥月刊》一卷一期（一九四四），頁一。
53 不著撰者，〈中國醫藥教育社、衛生署陪都中醫院中醫高級研究班立案檔匯錄〉，《中國醫藥月刊》一卷五期（一九四四），頁三六－三七。
54 不著撰者，〈陪都中醫研究講訓之情形〉，《中國醫藥月刊》一卷四期（一九四四），頁一三。

55 唐震，〈改進中醫芻議〉，《中國醫藥月刊（重慶）》一卷三期（一九四四），頁四－五。
56 鄧炳煃，〈民族健康運動中醫師應如何回應〉，《中國醫藥月刊》一卷二期（一九四四），頁二。
57 筆者按：「播音」或為「福音」之誤寫。引自不著撰者，〈復興中醫積極訓練〉，《中國醫藥月刊》一卷三期（一九四四），頁九。
58 趙峰樵等編，《中央國醫館醫務人員訓練班講義》（重慶：中央國醫館，一九四五）一冊，序言頁一－二。
59 趙峰樵等編，《中央國醫館醫務人員訓練班講義》（重慶：中央國醫館，一九四五）一冊，班訓頁一。
60 陳柏青編，《戰時衛生與體育》（重慶：獨立出版社，一九三九），頁三一－三二。
61 不著撰者，〈中醫之光〉，《廣東醫藥旬刊》二卷三－四期（一九四三），頁七八。
62 不著撰者，〈中醫師擔任後方征屬及患病官兵醫療服務辦法（三十三年三月九日軍政部訓令公布施行）〉，《法令週報（重慶）》一卷二十期（一九四四），頁一－二。
63 不著撰者，〈渝中醫公會歡送智識青年從軍熱烈〉，《中國醫藥月刊》一卷六期（一九四四），頁一二。
64 不著撰者，〈抗屬中醫義診部成績頗佳〉，《中國醫藥月刊》一卷二期（一九四四），頁一〇。
65 中西醫藥研究社編輯部編輯，《中醫教育討論集》，頁一－六。
66 孫崧樵，〈全面抗戰與國醫藥〉，《醫藥之聲》四期（一九三八），頁二－三。
67 若愚，〈加緊訓練外科中醫〉，《吉祥醫藥》二十一期（一九三八年三月十七日），第一張。
68 不著撰者，〈醫藥教育消息：蘇省府舉辦外科中醫訓練〉，《吉祥醫藥》八期（一九三七年七月十六日），第三張。
69 不著撰者，〈醫藥情報——蘇省中醫外科將分批集省訓練〉，《國醫素》二期（一九三七），頁三七。
70 不著撰者，〈河南國醫改進研究會《衛生導報》出版〉，《吉祥醫藥》八期（一九三七年七月十六日），第三張。
71 「防腐」一詞作為醫療用語，可能在晚清時受西方醫學影響而出現在中文辭彙中，能起到消毒殺菌的藥品，就稱為「防腐劑」。參考不著撰者，〈通論：防腐劑總論〉，《謙信藥報（上海）》七期（一九一一），頁二－八。
72 唐陽春，〈抗戰嚴重時期國醫應有的研究〉，《國粹醫藥》一卷一期（一九三九），頁七－八。
73 袁均廷，〈論壇：從防空防毒談到國醫界的任務〉，《吉祥醫藥》防空防毒特刊（一九三八年一月一日），第一張。

74 龔霖霏、鐘世榮，〈四川巴縣分社社長周復生先生小史〉，《光華醫藥雜誌》四卷三期（一九三七），頁四一。

75 周復生，〈從非常時期說到提倡國醫傷科之必要〉，《大俠魂》七卷十五期（一九三八），頁三－四。此處周所刊載的是轉引，其實這則故事的主角有自述治傷的經過，陳述略有不同，在戰爭初期的中醫報刊上被廣泛地轉載，詳後文。

76 王鴻儒，〈我受傷治癒後給我全國新聞界各同志一封公開的信〉，《國粹醫藥》一卷一期（一九三九），頁一五－一六。另一個例子是南北戰爭時期美國關於戰爭外傷、壞疽、截肢的歷史研究，Frank R. Freemon, *Gangrene and Glory: Medical Care during the American Civil War* (New Jersey, Fairleigh Dickinson University Press, 1999).

77 筆者按：前一段史料所談是一九三六年的事，這一段所談則是一九三七年之事，一是剿匪、一是抗日，紀錄有所不同，但後面受傷經歷，卻有高度雷同；整體史事或許可信，但描述細節上確實有出入。

78 不著撰者，〈重慶國粹醫館傷科診斷治療逐日登記（初週治驗）一覽表〉，《國粹醫藥特刊》傷科接骨專號（一九三七），頁九－一二。

79 王鴻儒，〈王鴻儒槍傷骨碎治癒自述經過記〉，《國粹醫藥特刊》傷科接骨專號（一九三七），頁一五。

80 不著撰者，《國粹醫藥特刊》傷科接骨專號（一九三七），圖例頁一。

81 王鴻儒，〈我受傷治癒後給我全國新聞界各同志一封公開的信〉，《國粹醫藥》一卷一期（一九三九），頁一五－一六。

82 不著撰者，〈重慶國粹醫館傷科診斷治療逐日登記（第四週變生險病治驗）一覽表〉，《國粹醫藥特刊》傷科接骨專號（一九三七），頁一二－一四。

83 虞尚仁，〈外科療法研究：由殘廢將士談到西醫的外科療法〉，《新中醫刊》二卷三期（一九三九），頁一九。

84 李建民，《華佗隱藏的手術——外科的中國醫學史》（臺北：東大圖書公司，二〇一一），頁三二－三八。

85 沈仲圭，〈中醫經驗處方集：附前振務委員會中央國醫館設立中醫救護醫院選製成藥一覽表〉，《廣東醫藥旬刊》二卷九－十期（一九四三），頁五七－五九。

86 不著撰者，〈抗戰中中央國醫館設中醫院救傷〉，《醫藥之聲》四期（一九三八），頁三〇－三一。

87 王名潘，〈戰爭時期國醫跑到那裡去？〉，《國醫砥柱月刊》五期（一九三七），頁一七。

88 周復生，〈從非常時期說到提倡國醫傷科之必要〉，《大俠魂》七卷十五期（一九三八），頁二一。

89 唐陽春，〈抗戰嚴重時期國醫應有的研究〉，《國粹醫藥》一卷一期（一九三九），頁八。

90 不著撰者，〈西安沈伯超先生創設中醫學校專修班〉，《中醫藥消息》創刊號（一九四八），頁三。

91 沈伯超編輯，《醫藥進步》（西安：醫藥進步編輯社，一九四二），頁六八－六九。

92 沈伯超編輯，《醫藥進步》，頁六七－六八。

93 沈伯超編輯，《醫藥進步》，李序頁二。

94 沈伯超編輯，《醫藥進步》，頁七〇。

95 沈伯超編輯，《醫藥進步》，頁一〇。

96 沈伯超編輯，《醫藥進步》，頁七一。

97 鄧炳煃，〈民族健康運動中醫師應如何回應〉，《中國醫藥月刊（重慶）》一卷二期（一九四四），頁一一－一二。

98 不著撰者，〈陪都國醫外科講習所招生〉，《中國醫藥月刊（重慶）》一卷一期（一九四四），頁九。

99 不著撰者，〈國醫外科講習所暫改函授〉，《中國醫藥月刊（重慶）》一卷二期（一九四四），頁九。

100 不著撰者，〈陪都中醫研究講訓之情形〉，《中國醫藥月刊（重慶）》一卷四期（一九四四），頁一三。

101 張鴻生，《中國醫學之精髓》（湖南：著者發行，一九四二），頁六二－六三。

102 唐陽春，〈抗戰嚴重時期國醫應有的研究〉，《國粹醫藥》一卷一期（一九三九），頁八。

103 龍雲，〈雲南省政府訓令：祕民字第五五八號（中華民國二十七年九月十五日）：令民政廳：准中央國醫舘公函徵集傷科醫方一案仰即通飭所屬設法徵集具報以憑彙轉〉，《雲南省政府公報》十卷八十一期（一九三八），頁一四－一五。

104 國民革命第十八集團軍留守兵團衛生部編，《司藥必攜》（出版地不詳：國民革命軍第十八集團軍留守兵團衛生部，一九四三）上冊，頁二四七。

105 巴思華著，陳庶譯，〈我所見的八路軍戰鬥中的軍醫工作〉，收入陝西膚施青年文化溝國防衛生編輯委員會編，《國防衛生》（延安：第十八集團軍軍醫處，一九四一），頁八三。對於當時援華的外國醫藥人士，可參考楊菁，《抗戰時期的外國友人》（南京：江蘇人民出版社，二〇二一），第三章。本書也設有專章討論華北根據地的醫藥、衛生狀況，詳後。

106 李維禎畢業於北平的陸軍軍醫學校（後來的國防醫學院），於一九三六年正式加入共產黨。一九三八年，李先後任軍委前方總衛生部藥政科長和軍委衛生部藥政科長，並在延安繼續創辦藥政學校，曾編寫《藥物學》、《調製劑學》、《防毒化學》等書。引用自李維禎——百度百科（baidu.hk），擷取日期：二〇二四年一月十一日。

107 李維禎，〈當歸與人參〉，收入陝西膚施青年文化溝國防衛生編輯委員會編，《國防衛生》，頁八七。

108 陝西膚施青年文化溝國防衛生編輯委員會編，《國防衛生》，頁九〇。

109 不著撰者，〈國醫館等籌組中華製藥廠〉，《四川經濟月刊》九卷五期（一九三八），頁三九－四〇。

110 不著撰者，〈神聖抗戰後：中醫革命運動採科學方法從事改善，已在重慶設立製藥廠〉，《醫藥之聲》五期（一九三八），頁四六。

111 不著撰者，〈本戰區中藥製造社報告製藥情形戌江原藥電〉，《革命動力》一卷三期（一九四〇），頁二〇。

112 沈仲圭，〈中醫經驗處方集：附前振務委員會中央國醫館設立中醫救護醫院選製成藥一覽表〉，《廣東醫藥旬刊》二卷九－十期（一九四三），頁五五－六〇。

113 不著撰者，〈醫藥新聞：監委劉覺民在洛陽籌備行都國醫院改良草藥以應抗戰之需要〉，《吉祥醫藥》（一九三八），第三版。

114 章欽言，〈改良中醫宜先改良中藥的蠡見〉，《國藥新聲》六期（一九三九），頁一－四。

115 李希顏，〈中藥亟宜研究改進之我見〉，《醫藥針規》一卷三期（一九四五），頁六－七。

116 楊卓寅，〈中藥科學化：國產藥物新製劑〉，《復興醫藥雜誌》二卷一－二期（一九四二），頁四六－四七。

117 敖哲明，〈中醫在此時期應當急做的是為何〉，《中國醫藥月刊（重慶）》一卷一期（一九四四），頁四。

118 吳漢仙著，《增訂中西醫界之警鐸》（長沙：湖南中西一家醫院，一九四三），頁八四－八六。

119 庄旭人，〈中藥亟宜補充防疫知識之商榷〉，《國藥新聲》十一期（一九四〇），頁一－三。

120 皮國立，〈整備與防禦——中日戰爭前後蔣介石對化學戰的準備與應對〉，《國史館館刊》四十三期（二〇一五），頁五三－九二。

121 不著撰者，〈廣州中界發明防毒瓦斯藥物〉，《醫藥之聲》四期（一九三八），頁三〇－三一。

122 不著撰者，〈中藥防毒必效方彙錄〉，《中國醫藥雜誌》四卷九期（一九三七），頁一四－一六。

123 亞僊，〈非常時期的衛生常識：毒瓦斯彈之辨識及防救法〉，《吉祥醫藥》防空防毒特刊（一九三八），第二張。

124 陳果夫，〈今後之中國醫學教育〉，《教與學》三卷十一期（一九三九），頁一五。

125 不著撰者，〈顏福慶在港大醫學院講抗戰中的中國醫學〉，《西南醫學雜誌》一卷三期（一九四一），頁五〇。

126 編者，〈潮安國醫救護隊〉，《醫藥週刊》十七號（一九三九），頁一。

127 反而是有一個很特別的觀察，歷史總是可以從小見大。中共在戰後仍保持準備戰爭的能動性，在抗戰時期運用中醫藥的經驗，延續到了國共內戰，而國民政府卻放下了戒心，在體制改懸更張方面，進退失據，中醫改良政策上的失敗與斷裂，只是一小點，但它背後卻呈現國民政府的整個經驗、自發性的技術改革無法傳承，只能單方面依賴美援。在缺乏創新與檢討，政策又進退失據的狀況下，失去了整個中國的主導權。

128 凌昌全、朱德增、顧偉主編，《軍事中醫學》（上海：第二軍醫大學出版社，二〇一四），頁二六－二九。

129 不著撰者，〈第十八集團軍野戰後勤部楊立三部長在藥品材料廠工作會議上的總結〉（一九四一年八月二十八日），收入何正清、楊立夫編，《劉鄧大軍衛生史料選編》（成都：成都科技大學出版，一九九一），頁二七－二八。

## 第五章

1 例如皮國立，《晚清身體診療室：唐宗海與中西醫的對話》（臺北：東大出版社，二〇二三），頁一四－一二六。

2 Sean Hsiang-lin Lei, *Neither Donkey nor Horse: Medicine in the Struggle over China's Modernity* (Chicago: University of Chicago Press, 2014), especially Chapters 2 and 7. Bridie Andrews, *The Making of Modern Chinese Medicine, 1850-1960* (Vancouver: UBC Press, 2014), pp.96-105. 雷祥麟和吳章不約而同地在書中談到鼠疫、結核病等問題，以及治療疾病和公共衛生、國家的關係，但皆未指出科學、西醫等新式觀念對中醫外科之影響，而現有研究對文獻的疏理與中醫本體知識之理解也稍嫌薄弱，此皆本文冀望有以突破、補充之處。較新的歷史研究，則可參考皮國立主編，《走過「廢除中醫」的時代：近代傳統醫學知識的變與常》（臺北：民國歷史文化學社，二〇二三）。

3 從筆者自己的研究來進行反省，研究重心確實都落在內科之上。例如過往的皮國立，《「氣」與「細菌」的近代中國醫療史——外感熱病的知識轉型與日常生活》（臺北：國立中國醫藥研究所，二〇一二），頁五八－九九。以及皮國立，《全球大流感在近代中國的真相：一段抗疫歷史與中西醫學的奮鬥》（臺北：時報出版，二〇二二）。

4 可參考皮國立，《中醫不科學？一九二〇－一九三〇年代的社會輿論》（臺北：民國歷史文化學社，二〇二二）上冊，導言，頁一－一二與全書相關內容。

5 文庠，《移植與超越：民國中醫醫政》（北京：中國中醫藥出版社，二〇〇七），頁七八－八三。

6 （清）徐雪村，《醫學論》，收入《格致彙編》（上海：上海圖書館影印本，一九九二），冊一，頁六九－七〇。

7 （清）唐宗海，《醫經精義》（臺北：力行書局，一九九八），卷下，頁九四。參考皮國立，《晚清身體診療室：唐宗海與中西醫的對話》，頁四一九－四三三。

8 可參考趙婧，〈柳葉刀尖——西醫手術技藝和觀念在近代中國的變遷〉，《近代史研究》五期（二〇二〇），頁四六－六三。

9 （清）凌奐，《外科方外奇方》，收入裘慶元輯，《三三醫書》（北京：中國中醫藥出版社，一九九八）第一集，頁二五〇，沈仲圭序。

10 外、傷科作為學科的中西醫結合史，可參考肖林榕主編，《中西醫結合發展史研究》（北京：北京科學技術出版社，二〇一一）。骨傷科的歷史與文獻比較多，可以參考孫紹裘、孫達武，《中醫骨傷科發展簡史》（北京：人民軍醫出版社，二〇一五）。但這類著作對民國時期的狀況多未詳細疏理，受西醫影響的部分，也語焉不詳。參考韋以宗編著，《中國骨科技術史》（北京：科學技術文獻出版社，二〇〇九），頁二四七－二六四。

11 李建民，《華佗隱藏的手術——外科的中國醫學史》（臺北：東大圖書公司，二〇一一）。

12 李建民，《從中醫看中國文化》（北京：商務印書館，二〇一六）。

13 李建民，《近世中醫外科「反常」手術之謎》（臺北：三民書局，二〇一八）。

14 近年出版的論文，也大體展現了這些面向。參考李建民，〈明代《外科正宗．救自刎斷喉法》考釋〉，《九州學林》，二〇一三年三十二期，頁九七－一一三；李建民，〈中醫近世外科「反常」手術之謎——中醫為什麼沒有「手術」傳統〉，《大韓韓醫學原典學會誌》，二十六卷四期（二〇一三年十一月），頁一五五－一七九；李建民，〈中國明代の縫合手術〉，《千葉大學人文社會科學研究》，二十八期（二〇一四年三月），頁二七八－二九四；李建民，〈「醫古文」與醫學史〉，《中醫藥文化》，二〇一四年三期，頁二四－二五；李建民，〈中醫外科為什麼不動手術？〉，《韓國醫史學會誌》（慶熙大學），二十八卷二期（二〇一五），頁一二一－一三八；李建民，〈被忽視的中醫手術史〉，《南京中醫藥大學學報》，二〇一六年一期，頁九－一三；李建民，〈「羊矢」之謎與中醫肌肉的身體觀〉，《中醫藥文化》，二〇一六年三期，頁四－一二；李建民，〈清代手抄本《瘍醫探源論》考釋〉，《九州學林》，二〇一六年三十七期，頁一五三－一九〇。

15 金仕起，〈中國傳統醫籍中的乳癰、性別與經驗〉，《國立政治大學歷史學報》，四十七期（二〇一七年五月），頁一－七四。

16 和中浚、王麗，〈民國時期中醫外科、皮膚科發展概況〉，《中華醫史雜誌》，二〇一五年三期，頁一六七－一七一。

17 吳靜芳，〈清代前期（一七二三－一八二〇）民間傷口處理與破傷風治療——以鬥毆因風身死案為中心的分析〉，《國立政治大學歷史學報》，四十八期（二〇一七年十一月），頁一－四二。吳一立則分析錢秀昌的《傷科補要》和胡廷光的《傷科彙纂》等書，對清代傷科的內涵進行觀察和分析，參考 Wu Yi-Li, "Between the Living and the Dead: Trauma Medicine and Forensic Medicine in the Mid-Qing," *Frontiers of History in China*, 10:1(2015), pp.38-73.

18 柏連松、張雅明、夏澤華主編，《海派中醫夏氏外科文物選萃》（北京：世界圖書，二〇一六）。柏連松，《海派中醫夏氏外科》（上海：上海科學技術出版社，二〇一五）。顧伯華，《外科經驗選》（上海：上海科學技術出版社，二〇一〇）。

19 必須於此說明，關於同一個中西名詞的轉換與對照，常有範圍、意義不完全相同之狀況。例如李建民指的外科包含「手術」，他在著作中非常強調中國傳統「手術」的各種技藝，他認為歷史上的手術不見得是「反常」，但相關技術並沒有持續積累，導致許多「手術」不傳。引自李建民，《近世中醫外科「反常」手術之謎》，頁一九七。但有幾點需要注意，就是現代西方的 surgery 多數指的還包括探求身體內部，可是中國的手術卻多在體表施行，故在範圍和實際意義上，中西仍略有差異。而真正西方「手術」一詞於晚清傳入中國時，有時是指按摩的一種手法與技巧。引自顧鳴盛，〈按摩手術說〉，《醫學報》，一九一〇年二期，頁八b－九a；不過，晚清醫者確實認為中醫古代就有手術，並抨擊中醫施行手術前都不知消毒，以致常發生危險。引自王僊，〈外科學：防腐手術之準備〉，《醫藥學報》四期（一九〇七），頁一二五－一三一。

20 梁溪醫隱，〈外科新論（續）：創傷潰瘍篇〉，《國醫導報》三卷五期（一九四一），頁三四－四二。

21 有關外科史的演變，以及納入傷骨科的問題，李建民的論述已清楚的勾勒出大略的範疇，參考氏著，《華佗隱藏的手術——外科的中國醫學史》，頁七七－一〇〇。他還指出：「這些有待發掘的中國傷科史料，如何從整體的中國醫學發展重新予以評估及定位，是研究中國醫學史的學者責無旁貸的使命。」同上書，頁一三六。

22 鄧鐵濤、程之范主編，《中國醫學通史：近代卷》（北京：人民衛生出版社，二〇〇〇），頁三五－四一；朱建平、張伯禮、王國強，《百年中醫史》（上海：上海科學技術出版社，二〇一六），頁二三五－二四五。

23 薛清錄主編，《中醫古籍總目》（上海：上海辭書出版社，二〇〇七），頁六七四－七二一。

24 現在一般所謂中醫的「外科」，比較狹義且侷促，多著重在西醫皮膚科的範疇，但也有少數的特色療法，例如對花柳、癌症、痔瘡等等，參考朱士宗編著，《中醫外科學》（臺北：正中書局，一九九五），頁二一五－二三六。但在當時對照「西醫長於外科」的狀況時，中醫還常將現今的外、傷科一起比較，正文中還有解釋，詳下。

25 駱清泉，〈談談中醫正骨科〉，《醫鐸》一期（一九四八），頁二〇。

26 胡曉峰主編，《中醫外科傷科名著集成》（北京：華夏出版社，一九九七）前言，頁三。

27 不著撰者，〈骨科專輯：骨科〉，《健康醫報》四十四－四十五期合刊（一九四七），頁二。

28 胡曉峰主編，《中醫外科傷科名著集成》，前言，頁一。

29 常存庫，〈中醫外科的內科化及其歷史文化原因〉，《大自然探索》四十二期（一九九二），頁一二八－一三三。

30 宋代《外科精要》內保有：「金瘡箭鏃逐目刺湯火方」十四方，多是治療刀斧傷、刺傷、箭鏃傷及打傷一類的疾病。引自宋．陳自明，〈金瘡箭鏃逐目刺湯火方〉，《外科精要》，收入《陳自明醫學全書》（北京：中國中醫藥出版社，二〇〇五），頁二八五。另外可參考皮國立，〈何謂『「外」科』？——《外科精要》（一二六三）中映照出的中醫外科內涵〉，《台灣中醫臨床醫學雜誌》二十卷二期（二〇一五年九月），頁一－十八。

31 劉子坎，〈中西外科治療之比較〉，《上海國醫學院辛未級畢業紀念刊》紀念刊（一九三一），頁二二三－二二六。

32 蔣秉乾，〈中國外科醫學史觀〉，《吳興醫藥月刊》復刊第九期（一九四七），頁六－八。

33 鄭重之，〈論中醫學內外科療治方法理由相同〉，《國醫砥柱》五卷十二期（一九四七），頁一〇－一一。

34 抗戰時，中醫李文彬發表文章界定傷科之意義，已包括砲彈爆炸、槍箭射擊導致之內外傷害等等，大體分為：研究骨折、骨傷者，名為「正骨學」；損傷於人體外部皮膚、筋肉、血管者，即稱「外部傷科學」，頗似外科的概念；而損傷身體內部，以內科治之，名為「內部傷科學」，則運用內科的思維。可反映出當時中醫什麼「科」都學習、融入，未有非常明確分科的制度。李文彬，〈傷科治療之研究〉，《國醫月刊》一卷三期（一九三九），頁五。

35 金寶蓀，〈中醫外科之我見〉，《進修月刊》，一期（一九四七），頁八。

36 吳靜芳，〈清代前期（一七二三－一八二〇）民間傷口處理與破傷風治療——以鬥毆因風身死案為中心的分析〉，特別是頁二七－二九。

37 益公，〈明代醫療器械的初步考察〉，《文物》二期（一九七七），頁四四－四七。

38 陳柏勳、楊仕哲，〈在地醫療的技術文本及其轉變——嘉南地區之藥籤〉，《科技、醫療與社會》二十三期（二〇一六），頁七七－一三六，特別是頁一〇〇。

39 此點意見感謝審查委員指出，目前對於外、傷科的歷史研究，確實多是菁英醫者的觀點，要理解真正的民間或庶民醫療，還必須運用大量的手抄本，它們許多未經刊刻、具有私藏、秘傳之特質蒐羅不易。拜現今出版之發達，才一一重現。例如德虔整理，《少林寺傷科秘方》（北京：北京體育大學出版社，二〇〇九），頁四－五。該書就指出，這本書乃僧醫與武僧所傳，一九二八年被焚毀，幸有另一法師轉抄保存，才得以重新出版。合理推測，該書在未公開出版以前，其傳播範圍還是比較窄的，而大部分的手抄本醫書，皆有此特質；而自私自密，不肯流傳於世，尤為其知識流通上的大問題。引自韋以宗主編，《武術傷科秘方集釋》（上海：上海科學技術出版社，二〇一六），頁四三八。韋氏所編之書，蒐集了大量的武術傷科抄本，可利於之後的研究。本文先以出版的醫書、刊物為主，前者之研究則以另文呈現。還可參考李健祥，〈臺灣手抄本醫書內容初探〉，收入皮國立主編，《走過「廢除中醫」的時代：近代傳統醫學知識的變與常》，頁四一一－四二三。

40 再如幫太監動手術切除生殖器的「刀子匠」，必定熟悉切割手術技巧與止血法，但他們的技術多為家傳，而且更不入醫者之流，情況頗類似外、傷科的醫者，有底層和家傳之特質，不利於科技之傳承。參考皮國立，〈身體階級的神話與實際──明清時期宦官的性身體與醫療〉，《中央史論》（韓國）二十六輯（二〇〇七），頁九三－一二九。

41 黃爾昌，〈傷科驗方彙集〉，《國醫旬刊》二卷七期（一九三五），第九版。

42 史駿猷，〈中醫外科的名譽〉，《紹興醫藥學報星期增刊》六十二期（一九二一），頁三。

43 不著撰者，〈骨科專輯：骨科〉，《健康醫報》四四－四五期（一九四七），頁二。

44 虞尚仁，〈中國正骨學之片斷〉，《中國醫學院畢業紀念刊》第六屆（一九三五），頁三二。

45 顧汝駿，〈中國外科論〉，《現代中醫》三卷二期（一九三六），頁三八－三九。

46 魯迅曾說：「連醫生自己也說道：西醫長於外科，中醫長於內科。但是S城那時不但沒有西醫，並且誰也還沒有想到天下有所謂西醫。」魯迅，〈朝花夕拾．父親的病〉，收入《魯迅全集》（北京：人民文學出版社，一九九六），第二卷，頁二八四－二八九。

47 謝彬，〈由中西外科醫術的比較觀談到中國膏藥應有改善之必要〉，《湖南醫專期刊》一期（一九三五），頁八。

48 錢今陽，〈醫林雜記：中國外科醫學教科書序〉，《衛生雜誌》四卷三期（一九三六），頁二七。上海錢氏並不是專業的外科醫，而是以兒科醫著名。當時許多專習外科的醫者皆藏於民間，可以看出在期刊上發表外科議論者，未必都是外科醫，反倒有一些是內科醫（或此例兒科醫）的視角，但因為很多醫者名不見經傳，所以也很難判斷其專長。

49 顧汝駿，〈中國外科論〉，頁三八－三九。

50 傅崇濤，〈真的「中醫會內科，西醫會外科」嗎？〉，《湖北省醫師公會季刊》一卷一期（一九三五），頁一六－一七。

51 李受三，〈外科科學化為整理國防復興民族工作之一〉，《湖南醫專期刊》二期（一九三六），頁一七－一九。

52 范國義，〈中醫外科在歷史上進化步之沿革考〉，《醫學雜誌》七十六期（一九三四），頁一三－一四。

53 廖浚泉，〈中國外科學論〉，《現代中醫》三卷二期（一九三六），頁三三－三四。

54 這是當時資料上所呈現的樣貌，需要解釋的地方仍很多。例如當時一位作者指出，為何古代兵書中的急救知識在此時都派不上用場？這個問題就很重要。筆者曾找到許多民國時期有關急救法的書籍，和古代急救的知識有很大的不同，特別是大出血、休克的治療，古代的急救法很少著墨。再者，筆者認為合適處理槍彈傷的技術，古代的急救知識也付之闕如，一般近代刊本的內容，同樣極少提及開刀取彈的技術，凡此種種，都應列入中西醫對比之考量。參考黃金書屋編輯，《簡單便利外科救護學》（西安：九州書局，一九三八），序言頁二。

55 （清）魏之琇編，《續名醫類案》，收入魯兆麟等主編，《二續名醫類案》（瀋陽：遼寧科學技术出版社，一九九六）第二冊，頁四三七〇－四三七一。

56 楊百城、趙意空，〈纂輯中西解剖病理：中國醫士解剖上之手術：脫疽〉，《醫學雜誌》三十期（一九二六），頁四〇－四二。

57 楊百城，〈纂輯中西解剖病理：中國醫士解剖上之手術：治淋症之手術、治噎症之手術〉，《醫學雜誌》二十七期（一九二五），頁三七－三八。

58 楊百城、趙意空，〈纂輯中西解剖病理（續十六期）：中國古醫士解剖割症上之手術〉，《醫學雜誌》十七期（一九二四），頁三〇－三二。

59 趙意空、楊百城，〈纂輯中西解剖病理（續二十二期）：中國醫士解剖上之手術：姚應鳳〉，《醫學雜誌》二十三期（一九二五），頁三八－三九。

60 楊百城、趙意空，〈纂輯中西解剖病理（續二十期）：中國醫士解割上之手術：葉陽生〉，《醫學雜誌》二十一期（一九二四），頁三九－四〇。

61 該刊由上海中醫組成之「中醫科學研究社」編輯發行。參考徐愷，〈卷頭語〉，《中醫科學》一卷一期（一九三六），頁一。

62 關於其生平，參考不著撰者，〈實習教授沈宗吳先生〉，《中國醫學院畢業紀念刊》，第六屆（一九三五），頁一。沈氏另擔任《光華醫學雜誌》之編輯，在民國期刊上發表不少外科文章，參考尤學周、余鴻仁、沈宗吳等人，〈國醫節的感想〉，《新中醫刊》八期（一九三五），頁三－六。

63 沈宗吳，〈中醫外科學〉，《中醫科學》一卷二期（一九三六），頁八九－九一。

64 沈宗吳，〈中醫外科學（續）〉，《中醫科學》一卷三期（一九三六），頁一七五－一七六。

65 這種觸摸外部以感知身體內在的技術，筆者略有陳述，參考皮國立，《最「潮」中醫史：以形補形行不行，古人醫病智慧超展開》（臺北：三民書局，二〇二三），頁一九－三四。

66 中華書局編，《外科易知》（上海：中華書局，一九二六），頁一b。

67 胡安邦，《中西外科大全》（臺北：新文豐出版公司，一九七七），頁二三一－二三六「手術部」。

68 劉子坎，〈中西外科治療之比較〉，頁二三－二六。

69 不著撰者，〈中醫外治手術二則〉，《醫學雜誌》三十九期（一九二七），頁九一－九二。

70 孫秉公，〈中醫內科治病宜採手術及外治法之我見〉，《江蘇全省中醫聯合會月刊》四十六期（一九二六），頁一。

71 朱良春，〈追懷繆俊德先生〉，《中國醫藥月刊》四卷六期（一九四三），頁一。繆氏也以內科、兒科知名，但他卻對中醫外科的進展，發表了不少文字於刊物上，詳下。

72 繆俊德，〈中西醫外科之概論〉，《中醫科學》一卷一期（一九三六），頁一四－一五。

73 不著撰者，〈醫務處二十一年一月、二月份外科診症病名統計表〉、〈醫務處二十一年一月、二月份內外科診症人數統計表〉，《廣東中醫藥學校校刊》七期（一九三二），頁二九－三〇、三六。

74 劉洋，《近代山西醫學史：中醫體制化歷程》（太原：山西人民出版社，二〇一八），頁一七一－一七三。

75 不著撰者，〈杭州中醫祥林傷外科醫院來滬設分院〉，《光華醫藥雜誌》三卷五期（一九三六），頁六二。

76 葉勁秋，〈中醫外科大綱〉，《國醫求是月刊》一卷一期（一九四一），頁六八。

77 班若夢，〈論中醫外科亟宜研究〉，《醫學雜誌》八十九期（一九三六），頁七八。

78 其實早在一九二〇年時，結石、子宮肌瘤的手術在西醫院就有成功先例了，除非後者是癌症，當然另當別論，但結石和生瘤，與血崩都沒有直接關係，這種回應相當隨意。而且結石很少稱「癥瘕積聚」，反而是後者子宮生瘤比較符合，一般讀者可能更不解其意。西醫手術的例子見蔡挺、鄭建軍、夏冠斌主編，《寧波華美醫院百年檔案》（北京：商務印書館，二〇一八）卷一，頁一九六－一九九。

79 但若假設這是一位中醫的回應，事實上也可能是如此，對照張哲嘉的研究，期刊編者回應讀者的文字具有某些特殊性與專業性，但是這則例子，顯然沒有傳達到作者想要諮詢的細節知識，甚至連一般健康指導都談不上。參考張哲嘉，〈《婦女雜誌》的「醫事衛生顧問」〉，《近代中國婦女史研究》十二期（二〇〇四年十二月），頁一四五－一六八。

80 班若夢，〈問病三則〉，《醫學雜誌》八十九期（一九三六），頁七八。

81 不著撰者，〈中醫傷科研究社簡章〉，《江蘇全省中醫聯合會月刊》四十七期（一九二六），頁五－六。

82 不著撰者，〈平市將產生一針灸傷科講習所〉，《光華醫藥雜誌》四卷二期（一九三六），頁一四。

83 麥勁生、劉繼堯，《緯武經文：近代中國武術的創建歷程》（香港：三聯書店，二〇二二），頁一九〇－一九五。

84 邱駿聲編著，《中醫傷科治療》（臺北：五洲出版社，一九六七），頁一〇－一一。

85 陸念祖主編，《陸氏傷科外用藥精粹》（北京：中國中醫藥出版社，二〇一五），頁四－一〇。

86 董志仁，〈痲醉法之考正〉，《健康醫報》四四－四五期合刊（一九四七），頁二。

87 黎若愚，〈學術研究：外科外用藥物摭談〉，《復興醫藥雜誌》二卷一－二期（一九四二），頁一二－一三。

88 薛清錄主編，《中醫古籍總目》，頁六七四－七二一。

89 皮國立，《「氣」與「細菌」的近代中國醫療史——外感熱病的知識轉型與日常生活》，頁三二九－三五九。

90 正文內醫書未標作者，可對照文後表1。統計方式，若原書於民國時期出版，卻只附記石印本或抄本，則僅統計為各一個版次。有意思的是，《總目》將梅毒、痲瘋等病也歸在外科之類，認為是一種皮膚病，這類書籍的印量不差，但因篇幅關係，本文暫不細論這些專著。包括《黴瘡秘錄（一六三二）》六版、《癘科全書（一九〇九）》八版、《花柳易知（一九一八）》六版、《淋濁自療法（一九三一）》三版、《性病花柳科病問答（一九三五）》三版。此外，也有學者將喉科、口齒等列入外科，若於此處混入，未免龐雜，無助專題論述，故先行省略。參考薛清錄主編，《中醫古籍總目》，頁七〇四－七〇七。

91 中華書局編，《外科易知》，頁一一a與一五b。

92 皮國立，《「氣」與「細菌」的近代中國醫療史——外感熱病的知識轉型與日常生活》，頁六八－七〇。

93 上海中醫藥大學中醫文獻研究所編，《耳鼻喉科．外科名家張贊臣學術經驗集》（上海：上海中醫藥大學出版社，二〇〇二），頁一〇〇－一〇五。

94 梁溪醫隱，〈外科新論（續）〉，頁一〇一一八。

95 葉勁秋，〈中醫外科大綱〉，頁六九。

96 張贊臣編著，《中醫外科醫籍存佚考》（北京：人民衛生出版社，一九八七），頁五三－五四。

97 中華書局編，《外科易知》，頁一三b。

98 皮國立，《「氣」與「細菌」的近代中國醫療史——外感熱病的知識轉型與日常生活》，頁一四〇－一四一。

99 韋宏岐，〈中國傷科學〉，《醫學導報》五－六期（一九四六），頁一五－一八。

100 作者駱清泉指出：「大凡精於此道者，非有家傳，則必從師，而皆先由國術入手。但學國術者，又非一朝一夕之事，必須有十年或廿年之工夫，然後能鍊成一身技術，斯時老師方肯傳授醫術。假使得到真傳，又要有相當經驗，始能得其底蘊，且須心靈手敏，於正骨移骱，方能得心應手。不如是則不但不能醫，且有害人殘廢之虞。蓋以吾國既無解剖可學，又無愛克司光可照，但憑醫者徒手摸索，稍有不慎，則骨之斷否、骱之脫否，未能十分準確，差之毫厘，謬以千里，而患者之殘廢可以立成。故業斯道者，第一要膽力足、手力大、指力到，心目一時並用，方能把握得住。苟一見病人跌傷出血，或折骨或脫骱手忙腳亂，則內心無主，稍不注意，便無能為力。」引自駱清泉，〈談談中醫正骨科〉，頁二〇。

101 蔣秉乾，〈中國外科醫學史觀〉，頁八。

102 中國紅十字會主編，《中醫急症救護技術教材》（北京：人民衛生出版社，一九八八），頁七八－八六。

103 不著撰者，〈杭國醫界救護班成立十二月十四日正式開課〉，《中醫科學》一卷七期（一九三七），頁七九。

104 董志仁編著，《國醫軍政傷科學概要》（上海：校經山房書局，一九三六），頁四〇、一〇一－一〇三。

105 不著撰者，〈神州國醫學會聯合各醫團籌辦中醫救護訓練班〉，《中醫世界》十二卷五期（一九三七），頁五三。

106 不著撰者，〈江蘇省立醫政學院附設外科中醫訓練班簡則（廿六年五月十四日江蘇省政府委員會第九〇四次會議通過）〉，《江蘇省政府公報》二五八三期（一九三七），頁一五－一六。

107 此二書民國時即未再刊刻，未列入統計，故標記出版年。薛清錄主編，《中醫古籍總目》，頁七〇八。

108 參考和中浚、王麗，〈民國時期中醫外科、皮膚科發展概況〉，頁一六九。

109 顧鳴盛，《中西合纂外科大全》（臺北：新文豐出版公司，一九七七），頁一九－二一。

110 胡安邦，《中西外科大全》，頁一七七－一七八。
111 蕭梓材，〈中醫外科醫學教科書序〉，《文醫半月刊》三卷五期（一九三七），頁一二。
112 錢今陽，〈中國外科醫學教科書序〉，《醫界春秋》一百二十三期（一九三七），頁一七－二〇。
113 鄧正逵，〈外科：嘗攷跌打損傷金瘡銃創及箭鏃竹木刺傷害等症均屬傷科其救治方藥有無異同論〉，《廣西省立梧州區醫藥研究所彙刊》三期（一九三六），頁四四。
114 沈伯超編輯，《醫藥進步》（西安：醫藥進步編輯社，一九四二），頁七〇。
115 有關醫史教科書的研究，即大體呈現這樣的趨勢。參考皮國立，〈民國時期的中國醫學史教科書與醫史教育〉，收入張仲民、章可編，《近代中國的知識生產與文化政治》（上海：復旦大學出版社，二〇一四），頁四〇－六六。
116 和中浚、王麗，〈民國時期中醫外科、皮膚科發展概況〉，頁一六七。
117 顧汝駿，〈中國外科論〉，頁三九。
118 陳伯濤，〈概論中國之外科學〉，《現代中醫》三卷二期（一九三六），頁三六。
119 余無言，〈外科研究第一講：外科概論〉，《蘇州國醫雜誌》十一期（一九三六），頁五〇－五三。
120 包括文中的路登元、張丹樵等人都是。參考張丹樵，〈國醫葯改進聲中整理外科之建議〉，《湖北醫藥月刊》一期（一九三五），頁一－二。
121 不著撰者，〈外科珍方〉，《文醫半月刊》四卷一期（一九三七），頁一〇。
122 擇明，〈中醫治療傷科之特長〉，《醫界春秋》九期（一九二七），頁七－八。
123 筆者按：引文中「什症」或為「病症」之誤寫。引自駱清泉，〈談談中醫正骨科〉，頁二〇。
124 吳秀清，〈傷科：骨折與脫臼之治法〉，《現代中醫》二卷七期（一九三五），頁一七－一八。
125 不著撰者，〈中央國醫館搜羅傷科書籍〉，《國醫素》創刊號（一九三六），頁三四。
126 不著撰者，〈公牘〉，《神州國醫學報》四卷十二期（一九三六），頁三九－四〇。
127 沈仲芳，〈公牘〉，《神州國醫學報》四卷十二期（一九三六），頁四〇。
128 文樹德，〈被忽略的研究材料：文氏珍藏之晚清及民國初期的中國醫學文獻手稿〉，《香港孔子學院二〇一八年簡介》（香港：孔子學院，二〇一八），頁八七。

129 徐相任，〈通訊門：中華國醫各種統系表〉，《醫學雜誌》四十期（一九二七），頁七四－七九。

130 徐相任，〈論說門：中華國醫科目暨各科系統表草案〉，《醫學雜誌》四十九期（一九二九），頁二六－三七。

131 劉洋，《近代山西醫學史：中醫體制化歷程》，頁一六一－一六二。

132 何雲鶴，〈論說門：整理中醫學校課程之商確（續）〉，《醫學雜誌》五十七期（一九三〇），頁二五－三二。

133 張玉萍主編，〈國醫藥學術整理大綱草案〉，《陸淵雷醫書二種》（福州：福建科學技術出版社，二〇〇八），頁一五〇。

134 劉洋，《近代山西醫學史：中醫體制化歷程》，頁八五－一三四。

135 劉洋，《近代山西醫學史：中醫體制化歷程》，頁三二四－三二九。

136 虞尚仁，〈中國正骨學之片斷〉，《中國醫學院畢業紀念刊》第六屆（一九三五），頁一－三二。

137 葉勁秋，〈中醫外科大綱〉，頁六八－六九。

138 皮國立，《「氣」與「細菌」的近代中國醫療史——外感熱病的知識轉型與日常生活》，頁一三八－一九三。

139 鄭子岡，〈傷科途說〉，《新武週刊》一〇一期（一九四三年七月二十三日），第三版。關於傳統醫學對破傷風的認識，可參考吳靜芳，〈舉手起瘡痍——中國傳統醫書所見破傷風療法的變化〉，《故宮學術季刊》三十三卷三期（二〇一六），頁七九－一一。

140 張丹樵，〈國醫葯改進聲中整理外科之建議〉，頁一－二。

141 在陸氏的〈中央國醫館整理國醫藥學術標準大綱草案〉中，只學習「手術之通例」，以及解剖、病理等學理，這些都未牽涉實際的技術。引自張玉萍主編，《陸淵雷醫書二種》，頁一五九。

142 路登雲，〈國難期間中醫應有之準備及工作〉，《醫學雜誌》九十四期（一九三七），頁一一－一四。

143 路登雲，〈中醫界提倡讀書之必要：八、個人讀書生活之經過〉，《現代中醫》三卷一期（一九三六），頁四二－四四。

144 以上二則故事，引自路登雲，〈傷科療法鳥瞰〉，《現代中醫》二卷七期（一九三五），頁一六。

145 目前研究多忽略共黨解放區之狀況，本文尚有專章討論。

146 不著撰者，〈國醫學術研究會改選誌盛〉，《國醫月刊》一卷二期（一九三九），頁四。
147 不著撰者，〈陪都中醫研究講訓之情形〉，《中國醫藥月刊》一卷四期（一九四四），頁一三。
148 羅惠貞，〈研究傷科必先明瞭人體上之生理衛生論〉，《廣西省立梧州區醫藥研究所彙刊》二期（一九三五），頁五三。
149 繆俊德，〈中西醫外科之概論〉，頁一三。
150 原勇三，葉潤石譯，〈創傷之一般救急外科療法〉，《軍醫雜誌》二期（一九四一），頁一二二－一三二。
151 王欽，〈國醫急救創傷方〉，《復興醫藥雜誌》二卷三－四期（一九四二），頁三五－三七。
152 不著撰者，〈國醫外科講習所暫改函授〉，《中國醫藥月刊（重慶）》一卷二期（一九四四），頁九。
153 金寶蓀，〈中醫外科之我見〉，頁七。
154 沙杜援，〈畢業論文：傷科症治論略〉，《中國醫學院畢業紀念刊》第七屆（一九三六），頁一二一。
155 以上引自沙杜援，〈畢業論文：傷科症治論略〉，《中國醫學院畢業紀念刊》第七屆（一九三六），頁一一八－一二八。
156 李文彬，〈傷科治療之研究〉，頁五。
157 調來助承五譯，〈外科的炎症總論〉，《國醫砥柱》四卷一－二期（一九四四），頁一〇－一一。
158 章次公，〈外科珍方〉，《新中醫刊》六期（一九三九），頁三。
159 路登雲，〈中國外科學之價值〉，《現代中醫》三卷二期（一九三六），頁三〇－三一。
160 李汝鵬，〈實用外科學〉，《新中華醫藥月刊》一卷十一－十二期（一九四六），頁一八。
161 梁溪醫隱，〈外科新論（續）〉，頁一一。
162 張山雷，《瘍科綱要》，收入張如青主編，《近代國醫名家珍藏傳薪講稿：外科類》（上海：上海科學技術出版社，二〇一三），頁六八。
163 商智，〈中醫之外科治療〉，《現代國醫》二卷三期（一九三二），頁三七－三八。
164 陳伯濤，〈概論中國之外科學〉，頁三六－三七。
165 葉勁秋，〈中醫外科大綱〉，頁六六－六九。

166 王鐵錚，〈國醫外科的優點〉，《國醫砥柱》二卷一－二期（一九三九），頁一二。

167 丁濟華，〈中國式整骨科及余實驗接骨二則追述〉，《醫藥學》一卷三期（一九二四），頁二二－二三。

168 丁濟華，〈中國式整骨科及余實驗接骨二則追述〉，頁二三－二四。

169 王合三，〈公開接骨術之秘密〉，《現代中醫》一卷六期（一九三四），頁三－四。

170 路登雲，〈傷科療法鳥瞰〉，《現代中醫》二卷七期（一九三五），頁一七。

171 董澤宏，〈《北京醫藥月刊》述評（上）〉，《北京中醫》二十三卷二期（二〇〇四），頁六七－七一。

172 顧渭臣，〈正骨研究：正骨紅傷發微（續）〉，《北京醫藥月刊》三期（一九三九），頁三四－三六。

173 顧渭臣，〈正骨研究：正骨紅傷發微序言〉，《北京醫藥月刊》二期（一九三九），頁二八－二九。

174 宋紫波，〈中醫之補救缺嘴手術〉，《現代中醫》二卷二期（一九三五），頁一七。

175 王鐵錚，〈國醫砥柱月刊周年感言〉與〈國醫外科的優點〉，《國醫砥柱》二卷一－二期（一九三九），頁三與十二。

176 其用法為：「其癢瘡、濕疥、遊風、濕注、濕臁癢甚者，則三十倍清水（調），亦可用，不可太濃。如不滿三十倍，則痛甚矣。若大症膿水已少，腐肉已淨，則用一百倍水，及八十倍水可也。如癢瘡滋水，結痂成片，黏連不脫，則用脫脂棉紗浸入三十倍藥水中，帶水貼於瘡上，一二刻鐘，硬靨即浮，再輕輕洗之。至新肌漸滿，膿水已盡，則不可再用此藥，當用硼酸水洗乃佳。凡用此水洗瘡，一日一度，不可多洗。」引自張山雷，《瘍科綱要》，頁六八－六九。

177 張山雷指出：「古法洗方不少，治陽症，皆用清熱燥濕解毒之藥；治陰症，則用流氣活血滋養之品，如《醫宗金鑑．外科心法》所錄諸方，已是盡善盡美，用之不竭。惟爾來新學大昌，治瘍最重防腐消毒，於洗滌一門，尤其精神所貫注，可以去腐，可以生新，用藥極簡，而調理秩然，較之吾國舊法，既覺便利易行，而能確然有效。但藥為本猛，全在相度輕重，恰合分寸，太過則非徒無益，反以有害，必不可東家效顰，只形其醜，茲錄涯略，以為參用西藥之法。」參考氏著，《瘍科綱要》，頁六九。

178 沈宗吳，〈中醫外科學〉，頁九〇。

179 王合三，〈公開接骨術之秘密〉，頁四。

180 感謝審查委員指出，德國藥廠 Novargol 在十九世紀末至二十世紀初的製藥發展主要以生產合成化學化合物而聞名，這些化合物廣泛應用於醫學和工業領域。其最突出的貢獻之一是製造了一種銀基抗菌化合物——novargol 而得名。

181 引文省略標號。引自繆俊德，〈中西醫外科之概論〉，頁一三－一四。

182 焦拯民，〈中醫外科方之新解〉，《現代醫藥雜誌》一卷九－十期（一九四六），頁四二－四三。

183 謝彬，〈寒夜讀書記〉，《湖南醫專期刊》一期（一九三五），頁六－七。

184 謝彬，〈由中西外科醫術的比較觀談到中國膏藥應有改善之必要〉，頁八－九。

185 不著撰者，〈外科各症治療劑〉，《科學國藥》三期（一九三六），頁一五一－一五四。

186 路登雲，〈外科麻醉藥之制法〉，《現代中醫》三卷三期（一九三六），頁七－八。

187 像是後來出版，麻藥的例子。參考丁繼華等點校，《梁氏家傳傷科》，收入《名家跌打損傷真傳》（北京：中醫古籍出版社，二〇〇〇），頁二二四－二二六。

188 路登雲，〈外科藥品配合法〉，《現代中醫》三卷二期（一九三六），頁一二－一四。

189 李建民，《近世中醫外科「反常」手術之謎》，頁二二－二三、一九三－二〇五的疏理。

190 張丹樵，〈國醫藥改進聲中整理外科之建議〉，頁一－二。

191 黃爾昌，〈傷科驗方彙集〉，《國醫旬刊》二卷七期（一九三五），第九版。

192 繆俊德，〈中西醫外科之概論〉，頁一三。

193 張方輿，〈用陽和湯治陰疽的實驗報告〉，《國醫砥柱月刊》三期（一九三七），頁三五。

194 梁溪醫隱，〈外科新論（續）〉，頁一三－一四。

195 許半龍，《中國外科學大綱》（臺南：正海書店，一九八一），頁一二九－一四一。

196 路登雲，〈中國外科學之價值〉，頁三〇－三一。

197 顧鳴盛，《中西合纂外科大全》，頁二。

198 呂世琦，〈《中醫外科的特點》讀後感〉，《中醫藥情報》九－十期（一九四八），頁三。

199 沈宗吳，〈中醫外科學〉，頁九〇。

200 伯超，〈外科之部：談乳癰〉，《平民醫藥週報》十五期（一九四三年十二月十九日），第三版。

201 沈宗吳，〈乳巖〉，《新中醫刊》十一期（一九三九），頁六。

202 引文省略數字標號。引自繆俊德，〈中西醫外科之概論〉，頁一三－一五。

203 繆俊德，〈中西醫外科之概論〉，頁一四。

204 商智，〈中醫之外科治療〉，頁三七－三八。

205 徐東山講述，王象乾編，〈醫外科實驗談〉，《中醫科學》一卷十二期（一九三七），頁八六五－八六七。

206 張山雷，《瘍科綱要》，頁六九。

207 伯超，〈談外科〉，《平民醫藥週報》，二十一期（一九四四年四月二日），第四版。

208 渡邊熙是德國醫藥博士，時任東洋和漢醫學研究會會長。繆俊德，〈中西醫外科之概論〉，頁一三。

209 許半龍，〈新中醫之外科實驗談〉，《昌明醫刊》1卷創刊號（一九三五），頁一。

210 張贊臣，〈中醫外科的特點〉，《中醫藥情報》八期（一九四七），頁六－七。

211 葉勁秋，〈中醫外科大綱〉，頁六六－六九。

212 中華書局編，《外科易知》，頁二a。

213 魯迅，《墳·從胡鬚說到牙齒》（天津：天津人民出版社，一九九八），頁二六四－二六六。

214 Sean Hsiang-lin Lei, *Neither Donkey nor Horse: Medicine in the Struggle over China's Modernity*, 141-166.

215 林文源，〈中醫做為方法：STS如何向多元中醫學習？〉，《科技、醫療與社會》二十七期（二〇一八），頁七－五八。

216 承淡安，〈跌打損傷：傷科秘方〉，《幸福雜誌》，五期（一九三四），頁八四－八六。

217 曾少參，〈傷科秘笈〉，《光華醫藥雜誌》，三卷十二期（一九三六），頁二六－二八。

218 朱建平主編，《近代中醫界重大創新之研究》（北京：中醫古籍出版社，二〇〇九），頁三七五－三七七。

219 李受三，〈外科科學化為整理國防復興民族工作之一〉，頁一七－一九。

220 人奇誌，〈衛生署中醫委員會成立〉，《醫鐸》，一卷十一期（一九三七），頁一。

## 第六章

1 Sean Hsiang-lin Lei(雷祥麟), *Neither Donkey nor Horse: Medicine in the Struggle over China's Modernity* (Chicago: The University of Chicago Press, 2014), pp. 146-148.

2 朱建平、張伯禮、王國強，《百年中醫史》（上海：上海科學技術出版社，二〇一六），頁二〇－七一；皮國立，《氣與細菌的近代中國醫療史：外感熱病的知識轉型與日常生活》（臺北：國立中國醫藥研究所，二〇一二），第五章。

3 中醫外科與傷科雖還是有知識內涵上的差異，但對於戰爭來說，被傷害最多的是人的體表、筋骨等處，合於外科和傷科的討論範圍。其次，因為談轉型還是必須與西醫學對照，西醫在戰爭傷害時外科之處理，其實也包含了中醫外科和傷科的知識，所以本文以「外傷科」合稱之，便於比較，也較為符合當時情況。

4 熊秉真，《幼幼——傳統中國的襁褓之道》（臺北：聯經出版，一九九五），頁五〇－五一。

5 惕爾尼（Nicholas L. Tilney）著，廖月娟譯，《外科大歷史：手術、西方醫學教育、以及醫療照護制度的演進》（臺北：天下文化出版公司，二〇一六），頁一三一－一六六。

6 探討西方軍事醫學通史，有 Richard A. Gabriel, *Between Flesh and Steel: A History of Military Medicine from the Middle Ages to the War in Afghanistan* (Washington, D.C.: Potomac Books, c2013). 美國的南北戰爭，常被當成是近代西方醫療與護理的開端之一，這方面有許多論述，可參考 Ira M. Rutkow, *Bleeding Blue and Gray: Civil War Surgery and the Evolution of American Medicine* (New York: Random House, 2005). 近代戰爭與醫療的例子可參考 John S. Haller, *Battlefield Medicine: A History of the Military Ambulance from the Napoleonic Wars Through World War I* (Carbondale: Southern Illinois University Press, 2011). 若牽涉戰爭與社會、慈善、兒童等問題，則可參考庫特的著作，他有許多醫療史著作，僅舉與戰爭外科有關的一本：Roger Cooter, *Surgery and Society in Peace and War: Orthopaedics and the Organization of Modern Medicine, 1880-1948* (Houndmills, Basingstoke, Hampshire, Macmillan in association with the Centre for the History of Science, Technology, and Medicine, University of Manchester, 1993).

7 必須說明的是，本文採用資料包括戰時與戰後的期刊和醫書，乃經過篩選，戰時晉察冀邊區與戰後解放軍運用中醫藥的問題及相關醫學史內的轉型問題，此處不及論，但顯然是很有趣的故事，本書後面還有專章討論。參考杜伯華，〈科學地大量運用中藥〉，收入北京軍區後勤部黨史資料徵集辦公室編，《晉察冀軍區抗戰時期後勤工作史料選編》（北京：軍事學院出版社，一九八五），頁四六八－四六九。

8 吳篆丹，〈中醫急宜研究新手術〉，《醫界春秋》十六期（一九二七），頁五－六。

9 余不平生，〈中國醫學與軍醫〉，《廣濟醫刊》六卷六期（一九二九），頁一－六。

10 廖浚泉，〈中國外科學論〉，《現代中醫》三卷二期（一九三六），頁三三－三四。

11 請參考本書第二章。

12 劉洋，《近代山西醫學史：中醫體制化歷程》（太原：山西人民出版社，二〇一八），頁一四七－一四八。

13 劉洋，《近代山西醫學史：中醫體制化歷程》，頁三二四－三二九。

14 沙杜援，〈傷科症治論略〉，《中國醫學院畢業紀念刊（第七屆）》（上海：中國醫學院，一九三六），頁一一八－一二八。

15 路登雲，〈傷科療法鳥瞰〉，《現代中醫》二卷七期（一九三五），頁一六。

16 路登雲，〈各科論文：綳帶學概論〉，《現代中醫》三卷二期，頁五－八。

17 不著撰者，〈增設傷科急救班〉，《上海青年》三十六卷十六期（一九三六），頁一〇。

18 不著撰者，〈北平兩國醫學院慰勞綏東將士並組織軍事救護隊〉，《光華醫藥雜誌》四卷二期（一九三六），頁一四。

19 趙卜訓，〈非常時期中之軍陣外科〉，《醫事公論》四卷三期（一九三六），頁九－一七。

20 不著撰者，〈外科中醫訓練大綱〉，《吳江國醫學報》二期（一九三六），頁一。

21 不著撰者，〈江蘇外科中醫訓練籌備緊張〉，《光華醫藥雜誌》三卷八期（一九三六），頁七二。

22 不著撰者，〈中醫外科訓練班開始〉，《中國醫學》一卷二期（一九三七），頁六二。

23 不著撰者，〈蘇省府公布訓練各縣外科中醫大綱〉，《衛生教育》一卷三期（一九三六），頁二五。

24 不著撰者，〈中醫之傷科〉，《長壽》二期（一九二八），頁一六－一九。

25 路登雲，〈傷科療法鳥瞰〉，《現代中醫》二卷七期，頁一六－一七。

26 周佳榮，《天下名士有部落——常州人物與文化群體》（香港：三聯書店，二〇一三），頁六九。

27 余景和，〈截臂〉，《診餘集》，收入沈洪瑞、梁秀清主編，《中國歷代醫話大觀》，下冊（太原：山西科學技術出版社，一九九六），頁一五八六。

28 余景和，〈前陰〉，《診餘集》，收入沈洪瑞、梁秀清主編，《中國歷代醫話大觀》，下冊，頁一五八六。

29 路登雲，〈中國外科學之價值〉，《現代中醫》三卷二期，頁三〇－三一。

30 不著撰者，〈短簡〉，《抵抗》十二期（一九三七），頁一二。

31 不著撰者，〈神州國醫學會聯合各醫團籌辦中醫救護訓練班〉，《中醫世界》十二卷五期（一九三七），頁五三。

32 「中國傷科醫院院長倪幹卿電蔣中正馮玉祥何應欽西法醫治衛國將士傷勢多增痛苦耗錢藥本院請願以古法手術參加前防救護並給照顧」（一九三七年七月三十日），〈盧溝禦侮（三）〉，《蔣中正總統文物》，國史館藏，典藏號：002-090105-00003-494，頁一。

33 不著撰者，〈神聖抗戰後：中醫革命運動採科學方法從事改善，已在重慶設立製藥廠〉，《醫藥之聲》五期（一九三八），頁四五。

34 請參考本書第四章論述。

35 沈仲圭，〈中醫經驗處方集：附前振務委員會中央國醫館設立中醫救護醫院選製成藥一覽表〉，《廣東醫藥旬刊》二卷九－十期（一九四三），頁五七－五九。

36 該會由鄧炳煃、蔣稚階、曾聽秋、謝全安、鄧秉樞、吳全安、聶克勤、黎用章、李文彬、周復生、陳平、伍東陽、吳和生、孫仲康、謝克、唐陽春等人組成。不著撰者，〈封面畫報〉，《光華醫藥雜誌》四卷五期（一九三七），頁三。以這些四川中醫為基礎，在一九三七年七月二十日也正式成立「重慶國醫院」。引自不著撰者，〈重慶國醫院昨已正式開幕〉，《光華醫藥雜誌》四卷十期（一九三七），頁四八－四九。

37 不著撰者，〈國醫救護隊改編直屬第一中隊〉，《中國醫藥月刊》，第一卷第一期（一九四四年七月），頁九－一〇。

38 不著撰者，〈國醫救護隊救護熱心〉，《國醫月刊》，第一卷第二期（一九三九年二月），頁六。

39 不著撰者，〈國醫救護隊擴大編組〉，《國醫月刊》，第一卷第二期，頁六。

40 不著撰者，〈渝市中醫師服務熱心〉，《中國醫藥月刊》一卷一期（一九四四），頁九。

41 不著撰者，〈河南省政府衞生處註冊：洛陽行都國醫公會救護總隊部〉，《中西醫報》，復刊第五期（一九四六年五月），頁二。

42 不著撰者，〈神聖抗戰後：中醫革命運動採科學方法從事改善，已在重慶設立製藥廠〉，《醫藥之聲》，第五期，頁四五。

43 關於其生平，可參考沈仲圭，〈我是怎樣學習中醫的〉，收入沈仲圭原著，徐樹民、金淑琴整理，《沈仲圭醫書合集》（北京：中國中醫藥出版社，二〇一七），頁九一九－九二七。一九四二年，奉賑濟委員會命令中醫救濟醫院與重慶施診所合併為「北碚中醫院」，抗戰勝利後，則轉由北碚地方政府管理，一九四六年，醫院因經費無著落而一度停業。共和國成立復業後，一九五三年更名為北碚區朝陽聯合診所，一九五九年則更名為北碚區中醫院，一直開業至今。引自：重慶市北碚區中醫院簡介——有來醫生（youlai.cn），擷取時間：二〇二四年四月十日。

44 一九三七年，抗戰爆發，中醫在南京成立難民診療所，後擴大為中醫救護醫院，該院乃近代中國第一個公辦的中醫急救醫院，即後來的北碚中醫院，其改制為一九四二年奉賑濟委員會之命與重慶施診所合併易名為北碚中醫院，也是第一所國立中醫院，沈仲圭即為首任院長、張大用為副院長。參考沈仲圭編著，周復生參訂，《中醫經驗處方集》，收入沈仲圭原著，徐樹民、金淑琴整理，《沈仲圭醫書合集》，吳粵昌序，頁八二八－八二九。

45 沈仲圭，〈旅渝治驗鱗爪〉，《國醫月刊》一卷三期（一九三九），頁一五－一六。

46 不著撰者，〈宏濟醫院將成立〉，《國醫月刊》一卷三期，頁八。

47 不著撰者，〈中醫診療所成績斐然〉，《國醫月刊》一卷二期，頁四。

48 「內政部呈行政院非常時期縣市中醫診療所組織通則草案」（一九三九年九月七日），〈非常時期縣市中醫診療所組織通則草案〉，《行政院檔案》，國史館藏，典藏號：014-011103-0049，頁一－七。

49 「重慶市政府及各處局組織規程及編制，重慶中央醫院、西北醫院、陪都中醫院組織規程」（一九四四年五月十一日），〈院轄市組織法令案（十一）〉，《國民政府檔案》，國史館藏，典藏號：001-012071-00362-000，頁三。

50 「組織規程草案」（一九四四年三月十三日），〈陪都中醫院組織規程〉，《行政院檔案》，典藏號：014-

011103-0073，頁三－五。

51 「衛生署呈擬國立陪都中醫院組織規程草案請呈定案」（一九四四年三月二十一日），〈陪都中醫院組織規程〉，《行政院檔案》，典藏號：014-011103-0073，頁七－八。

52 不著撰者，〈中醫後方醫院不久將成立〉，《國醫月刊》一卷三期（一九三九），頁八。

53 周仕偉主編，《四川何氏骨科流派史實研究》（北京：中國中醫藥出版社，二〇一八），頁七六－八九。

54 一個例子是南北戰爭時期美國關於戰爭外傷、壞疽、截肢的歷史研究，參考 Frank R. Freemon, *Gangrene and Glory: Medical Care during the American Civil War* (New Jersey, Fairleigh Dickinson University Press, 1999).

55 王鴻儒，〈我受傷治癒後給我全國新聞界各同志一封公開的信〉，《國粹醫藥》一卷一期（一九三九），頁一五－一六。

56 Keating P. M. and Davis F. M.，〈各國醫學雜誌節略：軍陣外科〉，《中華醫學雜誌》二十六卷十期（一九四〇），頁九〇九－九一〇。

57 鄧炳煃，〈國醫鄧炳煃貢獻傷科良方獲獎〉，《國粹醫藥》一卷一期（一九三九），頁一三－一五。

58 朱克聞，〈戰爭與戰事外科〉，《幸福雜誌》，第二卷第八期（一九三六），頁五－七。

59 皮國立，〈中日戰爭期間中國民眾的毒氣知識與日常應對——以期刊為論述中心〉，《臺灣師大歷史學報》六十一期（二〇一九），頁三九－八二。

60 李受三，〈外科科學化為整理國防復興民族工作之一〉，《湖南醫專期刊》二期（一九三六），頁一七－一九。

61 不著撰者，〈國醫外科講習所暫改函授〉，《中國醫藥月刊》一卷二期（一九四四），頁九。

62 許子香，〈中醫藥與軍事療傷方劑〉，《醫藥衛生月刊》，第九期（一九三三），頁一六－一七。

63 歐陽泰（Tonio Andrade）著，《火藥時代：為何中國衰弱而西方崛起？決定中西歷史的一千年》（臺北：時報出版，二〇一七），頁一〇四－一二三。感謝審查委員指出了這個重要的思考觀點。

64 若以晚清《申報》上的槍傷事件來看，幾乎不送醫院、不以西法取彈者，皆不治身亡，至少可說明，當時面對槍傷治療，舊式中醫的技術已不被普遍使用或採信。當然，延續上一個註釋，還需注意十九世紀中期以後新式後膛槍的出現，所造成之傷口與身體破壞，皆非前期所能比擬。此為另一非常專門之武器科技史，僅於此提出一些初步思考。西法取彈，參考不著撰者，〈打鳥傷腳〉，《申報》，一八八一年八月一日，二版。

65 戴觀，〈救治槍傷方〉，《中醫雜誌》一期（一九二一），頁七九－八〇。

66 覃殖民，〈傷科秘傳草藥治驗之研究〉，《廣西省立梧州區醫藥研究所彙刊》二期（一九三五），頁一四－一五。

67 梁溪醫隱，〈外科新論（續）：創傷潰瘍篇〉，《國醫導報》三卷五期（一九四一），頁三七。

68 顧渭臣，〈正骨研究：正骨紅傷發微（續前）〉，《北京醫藥月刊》八期（一九三九），頁九－一〇。

69 「毛燦文函請採用七星虎力丹接骨散等藥品並給予藥資提供及免稅，林志光呈願貢獻槍傷特效成藥」（一九三九年一月三十一日），〈藥品供應〉，《國民政府檔案》，典藏號：001-132230-00001-000，頁一－二。

70 陸念祖主編，《陸氏傷科外用藥精粹》（北京：中國中醫藥出版社，二〇一五），頁一－四。

71 不著撰者，〈國醫救護隊〉，《醫藥週刊》第三期（一九三八），封面頁一。

72 不著撰者，〈近三年來的醫學新發現：新法接骨手術〉，《三六九畫報》二十二卷十六期（一九四三），頁四。

73 孫幼峯，〈接骨丹〉，《醫藥改進月刊》三卷二期（一九四三），頁二五。

74 李閎君，〈骨斷骨傷治癒驗案〉，《國醫月刊》一卷二期（一九三九），頁一三。

75 李閎君，〈接骨續筋萬全丹〉，《國醫月刊》一卷二期（一九三九），頁一一。

76 比較特別的描述是，在這則故事中，患者為免自己的腳腥臭，遂自行在醫院中用剃刀、剪刀將腳的韌帶割斷，所以中醫即使治好他的外傷，他仍舊是殘廢。不著撰者，〈貢獻傷科良方獲獎翔實切用具徵熱忱救國〉，《中國醫藥月刊》一卷一期（一九四四），頁二一－二二。

77 向銘心，〈炸傷筋骨治法方藥之研究〉，《國醫月刊》一卷二期（一九三九），頁六－七。

78 聶克勤，〈空襲受傷急救治法之研究〉，《國醫月刊》一卷二期（一九三九），頁六。

79 謝全安，〈清熱解毒膏〉，《國醫月刊》一卷二期（一九三九），頁一一。

80 不著撰者，〈貢獻傷科良方獲獎翔實切用具徵熱忱救國〉，《中國醫藥月刊》一卷一期（一九四四），頁二一－二二。

81 不著撰者，〈國醫學術研究會改選誌盛〉，《國醫月刊》一卷二期（一九三九），頁四。

82 金寶蓀，〈中醫外科之我見〉，《進修月刊》，第一期（一九四七年五月），頁七－八。

83 張贊臣，〈中醫外科的特點〉，《中醫藥情報》，第八期（一九四七年十二月），頁六－七。

84 駱清泉，〈談談中醫正骨科〉，《醫鐸》，第一期（一九四八年三月），頁二〇。

85 余無言，《實用混合外科學總論》，收入張如青主編，《近代國醫名家珍藏傳薪講稿：外科類》（上海：上海科學技術出版社，二〇一三），頁二四－四八。

86 金寶蓀，〈中醫外科之我見〉，《進修月刊》，第一期（一九四七），頁七。

87 李閎君，〈骨斷骨傷治癒驗案〉，《國醫月刊》一卷二期（一九三九），頁一三。

88 伯超，〈改進世界醫藥問題：（一四）由割扁桃腺談到內外科的連系問題〉，《平民醫藥週報》六十六期（一九四六年五月十九日），一版。

89 伯超，〈談外科〉，《平民醫藥週報》二十一期（一九四四年四月二日），四版。

90 聶克勤，〈空襲受傷急救治法之研究〉，《國醫月刊》一卷二期，頁六。

91 王鼎鈞，《怒目少年——王鼎鈞回憶錄四部曲之二》（臺北：爾雅出版社，二〇〇五），頁九四、一八〇、二〇八。

92 吳紹荃，《到農村去》（上海：生活書店，一九四七），頁一〇八。

93 金寶蓀，〈中醫外科之我見〉，《進修月刊》一期（一九三九），頁八。

94 李濤，〈編後〉，《醫文摘要》二卷六－七期（一九四八），頁八八〇。

95 路登雲，〈傷科療法鳥瞰〉，《現代中醫》二卷七期（一九三五），頁一七。

96 施中一，《舊農村的新氣象》（蘇州：蘇州中華基督教青年會，一九三三），頁三八－三九。

97 聶克勤，〈空襲受傷急救治法之研究〉，《國醫月刊》一卷二期（一九三九），頁六。

98 王欽，〈國醫急救創傷方〉，《復興醫藥雜誌》二卷三－四期（一九四二），頁三五－三七。

99 顏德馨，〈中醫外科學（二）〉，《中國醫學》第一卷第三期（一九四一），頁一四－一五。

100 楊欽仁，〈接骨丹〉，《復興中醫》二卷一期（一九四一），頁三二。

101 湯士彥，〈實用外科良方專著（六）〉，《中國醫藥研究月報》一卷六期（一九四七），頁六八。

102 孫幼峯，〈接骨丹〉，《醫藥改進月刊》三卷二期（一九四三），頁二五。

103 張術仁，〈為什麼要出版國粹醫藥特刊〉，《國粹醫藥特刊》傷科接骨專號（一九三七），頁一－二。

104 李閚君，〈接骨續筋萬金丹〉，《國醫月刊》一卷二期（一九三九），頁一一。

105 「陳果夫呈蔣中正中藥研究報告」（一九五〇年七月十五日），〈一般資料－民國三十九年（三）〉，《蔣中正總統文物》，國史館藏，典藏號：002-080200-00342-012，頁一－一一。

106 沈仲圭編著，周復生參訂，《中醫經驗處方集》，收入沈仲圭原著，徐樹民、金淑琴整理，《沈仲圭醫書合集》，頁八二七。

107 不著撰者，〈貢獻傷科良方獲獎翔實切用具徵熱忱救國〉，《中國醫藥月刊》一卷一期，頁二一；不著撰者，〈貢獻傷科良方獲獎〉，《國醫月刊》一卷二期（一九三九），頁五。

108 「傷兵難民代表閻俊明等三十八名呈國民政府主席蔣中正為國醫楊子烈救治傷兵難民不遺餘力功在國家請頒發獎狀獎章以資鼓勵」（一九四四年五月六日），〈頒發紀念旗章〉，《國民政府檔案》，典藏號：001-035126-00001-020，頁一－一三。

109 康健，〈最新發明傷科救命丹說明書〉，《國藥新聲》五七－五九期合刊（一九四四），頁六七－七一。

110 章越民，〈祕術公開：（二）跌打損傷接骨方〉，《針灸雜誌》四卷二期（一九三六），頁五一。

111 寒梅，〈驗方拾零：五香丸、接骨法〉，《國醫衛生半月刊》一卷十期（一九四一），頁一八。

112 姚夢石，〈接骨法〉，《幸福雜誌》，第五期（一九三四年二月），頁八六－八七。

113 李汝鵬，〈實用外科學（續）〉，《新中華醫藥月刊》二卷八期（一九四七），頁一八－二〇。

114 楊欽仁，〈接骨丹〉，《復興中醫》二卷一期（一九四一），頁三二。

115 孫幼峯，〈接骨丹〉，《醫藥改進月刊》三卷二期（一九四三），頁二五。

116 聶克勤，〈空襲受傷急救治法之研究〉，《國醫月刊》一卷二期（一九三九），頁六。

117 沈衡甫，〈國醫之止血劑〉，《大眾科學月刊》一卷二期（一九三八），頁一〇一－一〇二。

118 焦拯民，〈中醫外科方之新解〉，《現代醫藥雜誌》一卷九－十期（一九四六），頁四二－四三。

119 胡顯昌，〈萬可靜藥片外治牙痛功效偉大〉，《國醫導報》二卷五期（一九四〇），頁三六。

120 葉回春，〈外科一得錄〉，《國醫導報》二卷五期（一九四〇），頁三六。

121 呂世琦，〈中醫外科的特點讀後感〉，《中醫藥情報》九－十期（一九四八），頁三。

122 硝酸士的年（Strychinin. Nitric，原始資料的英文名稱如此，審查委員認為可能是 Strychnine Nitrate 書寫之誤，附記於此供讀者參考），可促進血管運動與神經機能，為一種興奮劑，民國時期也用來治療神經衰弱、陽萎等病。引自不著撰者，〈武田牌新藥介紹（其二十三）：陽萎．遺精注射藥：謀克老病〉，《新醫藥觀》三卷三期（一九三一），頁一八－一九。

123 鄧炳煃，〈西藥製法及其代用品之研究（續）〉，《國醫月刊》一卷三期（一九三九），頁九。

124 楊可伯，〈國難期中亟宜應用國藥製造「成藥」〉，《國醫月刊》一卷二期（一九三九），頁二。

125 登雲（筆者按：應即為路登雲之筆名），〈國難期間中醫應有之準備及工作〉，《中央醫學雜誌》一卷一期（一九三七），頁一二。

126 沈仲圭編著，周復生參訂，《中醫經驗處方集》，收入沈仲圭原著，徐樹民、金淑琴整理，《沈仲圭醫書合集》，頁八七六－八八一。

127 這個部分相當值得探究，參考錢信忠，〈開展學習白大夫運動〉，收入後勤學院學術部歷史研究室等編，《中國人民解放軍後勤史資料選編（抗日戰爭時期）》第二冊（北京：金盾出版社，一九九二），頁三二一。

128 楊欽仁，〈接骨丹〉，《復興中醫》二卷一期（一九四一），頁三二。

129 張人懷，〈消息：教部公布中醫專校課目表〉，《復興中醫》一卷六期（一九四〇），頁三七－三八。

130 請讀者參閱下一章的討論。

131 余無言，《實用混合外科學總論》，收入張如青主編，《近代國醫名家珍藏傳薪講稿：外科類》，頁六五－八〇。

## 第七章

1 例如 Sean Hsiang-lin Lei, *Neither Donkey nor Horse: Medicine in the Struggle over China's Modernity* (Chicago: University of Chicago Press, 2014), and Bridie Andrews, *The Making of Modern Chinese Medicine, 1850-1960* (Vancouver: UBC Press, 2014). Howard Chiang (ed.), *Historical epistemology and the making of modern Chinese medicine.* (Manchester: Manchester University Press, 2015).

2 Robert Peckham分析近世傳染病對形塑整個亞洲國家的影響（state making），有論述到戰爭之面向。參考 Robert Peckham, *Epidemics in modern Asia* (Cambridge, United Kingdom: Cambridge University Press, 2016), pp. 1-43. 當然，缺失就是沒有細緻的中國醫療史視野，大論述框架往往只能點到為止，而著重分析西方或外緣的殖民性因素。

3 目前撰寫中醫史的途徑，大多還是從著作中出發，比較少運用大量報刊資料，進行整個時代的細密分析。例如朱建平、張伯禮、王國強，《百年中醫史》（上海：上海科學技術出版社，二〇一六）。

4 鄧鐵濤、程之范主編，《中國醫學通史：近代卷》（北京：人民衛生出版社，一九九九），頁七三－七四。

5 鄧鐵濤、程之范主編，《中國醫學通史：近代卷》，頁四五四－四五五。

6 司徒惠康總纂，葉永文、劉士永、郭世清撰修，《國防醫學院院史正編》（臺北：五南出版，二〇一四），頁五八－八一。還可參考葉永文，《中華民國軍醫教育發展史》（臺北：五南出版，二〇一三）。

7 在一九三〇年代，所謂的「國藥」就是傳統意義上的中藥。例如中央國醫館在一九三二年指出：「以科學方式整理國醫國藥，使其成為有系統的學術。」但在戰爭時期，「國藥」的意義卻有所轉變，詳本文。參照中央國醫館秘書處，〈中央國醫館籌備大會行開會式速記錄〉，《國醫公報》一卷二期（一九三二），頁八。要在此說明的是，有些時人所稱「國藥」也可能是指西藥的成藥，從資料上來看，藥廠並不會說明它製作的成分是西藥或是中藥，甚至有混用狀況，故行文中碰到此種情形時，未免混淆，會將「國藥」一詞調整為「國產成藥」，比較能概括當時狀況，不致讓讀者產生誤解。

8 例如巫仁恕，《劫後「天堂」：抗戰淪陷後的蘇州城市生活》（臺北：國立臺灣大學出版中心，二〇一七），頁二五七。有關新論題，還可參考上海社會科學院歷史研究所現代史研究室等著，《抗日戰爭史研究新趨向》（上海：上海書店，二〇二〇）。以及蘇聖雄，〈從軍方到學界：抗戰軍事史研究在臺灣〉，《抗日戰爭研究》一期（二〇二〇），頁一四一－一五七。

9 張昌紹，〈戰時藥物問題〉，《實驗衛生季刊》一卷一期（一九四三），頁一二。

10 不著撰者，〈全國醫藥界戰地服務團設立製藥廠並籌備醫院〉，《中央通信社稿》十月下（一九三七），頁五一。

11 編者識，〈新亞化學製藥廠小史〉，《中華國貨產銷協會每週彙報》三卷十二期（一九三七），頁二一－三。

12 趙汝調，〈戰後一年來新亞藥廠在製藥業中進步之近況〉，《實業季報》五卷一期（一九三九），頁四九－五〇。

13 李穎川，〈中國製藥工業不發達之原因及戰時之困難〉，《西南實業通訊》七卷五期（一九四三），頁一〇－一三。

14 不著撰者，〈戰後上海藥材行業〉，《商情報告》特四十期（一九三八），頁一〇。

15 不著撰者，〈國藥業〉，《經濟研究》二卷四期（一九四〇），頁八一－八二。

16 鄧鐵濤、程之范主編，《中國醫學通史：近代卷》，頁四五〇。

17 不著撰者，〈供給戰時藥物，湘籌設製藥廠〉，《復興醫藥雜誌》一卷二期（一九四一），頁二四。

18 不著撰者，〈神聖抗戰後：中醫革命運動採科學方法從事改善，已在重慶設立製藥廠〉，《醫藥之聲》五期（一九三八），頁四五。

19 不著撰者，〈西南醫藥界創設製藥廠〉，《復興醫藥雜誌》一卷二期（一九四一），頁二四。

20 不著撰者，〈西藥商籌組聯合製藥廠〉，《中國工業（桂林）》九期（一九四二），頁四一。

21 不著撰者，〈官商合辦：促進藥品生產（軍政部擬具辦法）〉，《藥報（重慶）》一卷二期（一九四三），頁一九－二〇。

22 不著撰者，〈劉瑞恒集資設製藥廠〉，《中國工業（桂林）》八期（一九四二），頁三九。

23 不著撰者，〈中國製藥廠陪都營業處開幕〉，《西南實業通訊》五卷五期（一九四二），頁六七。

24 不著撰者，〈中央製藥廠新設辦事處〉，《西南實業通訊》五卷三期（一九四二），頁五七。

25 不著撰者，〈國立製藥廠〉，《中華醫學雜誌（重慶）》二十九卷三期（一九四四），頁三一〇。

26 不著撰者，〈渝實業界籌組藥產貿易公司〉，《經濟動員》六期（一九三八），頁二六七。

27 有關此藥的社會歷史，可參考張仲民，〈晚清中國身體的商業建構——以愛羅補腦汁為中心〉，《新史學（第五卷）：清史研究的新境》（北京：中華書局，二〇一一），頁二三三－二六三。其他有關民國時期的藥品生產問題，可參考其論著：張仲民，《弄假成真：近代上海醫藥廣告造假現象透視》（上海：復旦大學出版社，二〇二三）。

28 鄧鐵濤、程之范主編，《中國醫學通史：近代卷》，頁四五三。

29 不著撰者，〈重慶市製藥業一斑〉，《財政評論》七卷六期（一九四二），頁九九－一〇〇。

30 商品藥名 Rivanol，俗稱黃藥水之學名為 ethacridine lactate（乳酸依沙吖啶，另有別稱Acrinol），發明與使用問題參見 Müller, G., et al. "The Efficacy of Rivanol as an Antiseptic in Surgical Practice." *Journal of Medical Microbiology*, vol. 42, no. 5, 1998, pp. 415–421. 此條感謝審查委員的補充。

31 不著撰者，〈大戰時幾種最得用的拜耳藥品〉，《拜耳醫療新報》十二卷二期（一九三八），頁四九－五二。

32 不著撰者，〈衛生署戰時醫療藥品經理委員會消息〉，《公醫》一卷十與十一期合輯（一九四五），頁一〇。

33 不著撰者，〈衛生署金署報告戰時醫藥設施概況〉，《西南醫學雜誌》二卷三期（一九四二），頁三一。

34 李穎川，〈中國製藥工業不發達之原因及戰時之困難〉，《西南實業通訊》七卷五期（一九四三），頁一三。

35 趙汝調，〈戰後一年來新亞藥廠在製藥業中進步之近況〉，《實業季報》五卷一期（一九三九），頁四九－五〇。

36 薛雲梯，〈大戰前夕新醫藥界應負之責任及其醫藥之準備〉，《中國紅十字會月刊》二十六期（一九三七），頁一一－一四。

37 孔夢周，〈戰時的醫藥問題〉，《四友月刊》五期（一九四〇），頁六－七。

38 斯熾，〈戰雲籠罩下中國醫藥的重要性（續）〉，《醫藥改進月刊》一卷三期（一九四一），頁三。

39 皮國立，〈上海中醫藥的發展（一九五〇－一九六五）——以《人民日報》為中心的考察〉，《漢學研究通訊》三十五卷四期（二〇一六），頁一－一二。以及皮國立，〈從傳統轉向科學：一九五〇年代的中醫與微生物關係〉，《中醫藥歷史與文化》第二輯（二〇二二），頁二九九－三二五。

40 潘勉之，〈太平洋戰火光中之國防醫藥〉，《廣東醫藥旬刊》一卷五期（一九四一），頁二－三。

41 不著撰者，〈醫藥界創辦華西製藥廠〉，《陝行彙刊》三卷三期（一九三九），頁七八－七九。

42 不著撰者，〈華西化學制藥廠製造西藥成品〉，《西南實業通訊》六卷三期（一九四二），頁六〇。

43 不著撰者，〈戰時醫療藥品暫行標準表：普通藥品一百另四種〉，《實驗衛生季刊》一卷一期（一九四三），頁一七－一八。

44 不著撰者，〈衛生署公布戰時醫療藥品售銷登記管理辦法〉，《西南醫學雜誌》二卷二期（一九四二），頁三三－三五。

45 不著撰者，〈四海化學工業社製造國產藥品〉，《西南實業通訊》三卷一期（一九四一），頁五九。

46 徐劍青，〈抗戰第五年告醫藥界同志書〉，《西南醫學雜誌》二卷三期（一九四二），頁三七－三八。

47 不著撰者，〈重慶國醫院四月一日開幕〉，《光華醫藥雜誌》四卷六期（一九三七），頁六八。
48 不著撰者，〈重慶設立中西製藥廠〉，《國際勞工通訊》五卷六期（一九三八），頁三〇九。
49 不著撰者，〈軍中救死有仙丹：中醫藥之神妙〉，《醫藥之聲》四期（一九三八），頁三五。
50 據藥品許可證記載，該成藥具有：藏紅花、川七、烏藥、鹿胎。功效正是治療跌打損傷、風濕等藥。出自行政院衛生署編印，《衛生署醫藥證照公告月刊》三期（一九三六），頁六五。蔣中正還曾化驗該藥，參考皮國立，《國族、國醫與病人：近代中國的醫療和身體（修訂版）》（臺北：五南出版，二〇二二），頁二五九－二六〇。
51 不著撰者，〈中國製藥廠偉大貢獻〉，《西南實業通訊》三卷一期（一九四一），頁五九。
52 胡文蔚，〈抗戰與醫藥〉，《中和醫刊》一卷九期（一九三八），頁一〇－一一。
53 不著撰者，〈藥物自給研究會〉，《西南醫學雜誌》二卷三期（一九四二），頁三二。
54 不著撰者，〈戰抗期間醫藥上之新發現〉，《科學與技術》創刊號（一九四三），頁八〇。
55 雷祥麟，〈常山：一個新抗瘧藥的誕生〉，收入李建民編，《由醫療看中國史》（臺北：聯經出版，二〇〇八），頁三三一－三七二。
56 孔夢周，〈戰時的醫藥問題〉，《四友月刊》五期（一九四〇），頁七。
57 韓德勤、顧錫九、王公璵，〈准軍政部諮送獎勵國藥獸醫有效良方暫行規則抄發原件轉飭遵照〉，《江蘇省政府公報》十卷三十二期（一九四〇），頁九－一四。
58 不著撰者，〈軍政部獎勵國藥獸醫有效良方暫行規則（廿八年十二月卅日呈奉軍事委員會備案案軍政部公布）〉，《雲南省政府公報》十二卷十三期（一九四〇），頁五－九。
59 施彥，《林可勝與民國現代醫學的發展（一九二四－一九四九）》（臺北：梁序穆暨許織雲教授基金會，二〇一八），頁一四九。
60 不著撰者，〈軍醫學校藥科概況〉，《藥友》二卷一期（一九三七），頁四。
61 雷，〈本校添招藥科速成班生〉，《廣西健社醫學月刊》三卷五期（一九三七），頁八九。
62 張麗安，《張建與軍醫學校：兼述抗戰時期軍醫教育》（香港：天地圖書，二〇〇〇），頁二一八－二二三。
63 芹波，〈軍醫學校藥科簡史〉，《藥學季刊》二期（一九四三），頁一〇五。

64 不著撰者，〈重慶陸軍醫院開幕〉，《藥學季刊》七－八期（一九四四），頁三〇四。

65 於達準，〈藥學人才對於軍陣之重要任務〉，《醫事公論》四卷七期（一九三七），頁一－四。

66 張鵬翀，〈軍醫學校藥品製造研究所概況〉，《藥學季刊》一期（一九四二），頁二－四。

67 於達準，〈藥學人才對於軍陣之重要任務〉，《醫事公論》四卷七期（一九三七），頁二。

68 不著撰者，〈藥學專家於達準氏向本刊記者暢談軍政部藥苗種植場概況〉，《西南醫學雜誌》三卷五期（一九四三），頁三九。

69 不著撰者，〈重慶市製藥業一斑〉，《財政評論》七卷六期（一九四二），頁一〇〇。

70 作者指出：「安順軍醫藥圃，附設於生藥學系，由系主任負責主持，下設管理員一人，協理一切事務；並與本校檢驗學系、藥理學系、藥品製造研究所、及附屬醫院密切合作，所出產生藥，均經鑑定合格，並臨床試驗後，方供本校各系學生實習材料，及其他衛生機關之用。」引自美樞，〈五年來軍醫學校的藥圃〉，《藥學季刊》四期（一九四三），頁一七一。

71 不著撰者，〈軍醫學校－藥品製造研究所〉，《藥學季刊》四期（一九四三），頁一七七。

72 趙仲雲，〈在成長中之西南藥化工業（湘粵桂黔四省藥化工廠巡禮記）〉，《藥學季刊》二期（一九四三），頁九一－九三。

73 張鵬翀，〈軍醫學校藥品製造研究所（附表）〉，《軍醫雜誌》二卷三－四期（一九四二），頁三四九－三五三。

74 不著撰者，〈平定藥價內政部撥款購藥〉，《經濟動員》三卷九－十期（一九三九），頁一二四五。

75 植物標本四百餘種的分類方式為：雙子葉植物、單子葉植物、裸子植物及羊齒植物。

76 美樞，〈五年來軍醫學校的藥圃〉，《藥學季刊》四期（一九四三），頁一七一。

77 於達準，〈藥學人才對於軍陣之重要任務〉，《醫事公論》四卷七期（一九三七），頁三。

78 譚炳杰，〈論藥材與四川之出口貿易及國防建設〉，《新新新聞每旬增刊》二卷二十五期（一九四〇），頁一六。

79 於達準，〈黨參之研究：藉為提倡國產藥品即為挽救經濟漏卮〉，《復興醫藥雜誌》二卷三－四期（一九四二），頁三三。

80 為民，〈增產醫藥〉，《戰時經濟（長沙）》二卷三期（一九三七），頁一七。

81 這種療效的中西對照，在抗戰前就已經開始，參考皮國立，《「氣」與「細菌」的近代中國醫療史－外感熱病的知識轉型與日常生活》（臺北：國立中國醫藥研究所，二〇一二），頁一三八－一九六。

82 譚炳杰，〈論藥材與四川之出口貿易及國防建設〉，《新新新聞每旬增刊》二卷二十五期（一九四〇），頁一五。

83 於達準，〈黨參之研究：藉為提倡國產藥品即為挽救經濟漏巵〉，《復興醫藥雜誌》二卷三－四期（一九四二），頁三三。

84 潘勉之，〈太平洋戰火光中之國防醫藥〉，《廣東醫藥旬刊》一卷五期（一九四一），頁三。

85 皮國立，〈上海中醫藥的發展（一九五〇－一九六五）——以《人民日報》為中心的考察〉、〈從傳統轉向科學：一九五〇年代的中醫與微生物關係〉二文，請參考前揭文。

86 莊兆祥，〈抗戰三年來關於二三醫藥問題之檢討〉，《東方雜誌》三十七卷十四期（一九四〇），頁二三－二四。

87 美樞，〈五年來軍醫學校的藥圃〉，《藥學季刊》四期（一九四三），頁一七一。

88 劉紹光、張耀德、全慈光、譚世傑，〈西南抗戰藥材之研究〉，《全國農林試驗研究報告輯要》一第三期（一九四一），頁七八。劉紹光（一八九七－一九九〇）即戰前中央衛生實驗處下設的化學藥物系中藥物實驗室主任。戰爭開始後，中央衛生實驗處藥物研究所遷至昆明，依舊由劉領導，也對一些中草藥進行研究。參考鄧鐵濤、程之范主編，《中國醫學通史：近代卷》，頁四五四。

89 譚炳杰，〈談談藥材與四川之墾殖〉，《新新新聞每旬增刊》二卷十八期（一九三九），頁三三－三五。

90 莊兆祥，〈抗戰三年來關於二三醫藥問題之檢討〉，《東方雜誌》三十七卷十四期（一九四〇），頁二三。

91 趙仲雲，〈在成長中之西南藥化工業（湘粵桂黔四省藥化工廠巡禮記）〉，《藥學季刊》二期（一九四三），頁九一－九三。

92 陳新謙，〈軍醫學校藥品製造研究所報告：四、關於五倍子製品之製法與其他〉，《藥學季刊》二期（一九四三），頁八七－八九。

93 鄧鐵濤、程之范主編，《中國醫學通史：近代卷》，頁七七。

94 譚炳杰，〈川產大黃之研究〉，《農報》六卷二十五－二十七期合刊（一九四一），頁五〇九－五一四。

95 不著撰者，〈新聞動向〉，《藥學季刊》四期（一九四三），頁一七八。

96 不著撰者，〈新聞動向〉，《藥學季刊》四期（一九四三），頁一七七。

97 於達準，〈黨參之研究：藉為提倡國產藥品即為挽救經濟漏卮〉，《復興醫藥雜誌》二卷三－四期（一九四二），頁三三－三四。

98 於達準，〈黨參之研究：藉為提倡國產藥品即為挽救經濟漏卮〉，《復興醫藥雜誌》二卷三－四期（一九四二），頁三四。

99 筆者按：黃勞逸是近現代醫學家，以研究國產藥物著稱於世。一九三一年前後曾在上海國醫學院任教，曾撰寫多本著作與學術論文，頗為醫史研究者所忽略，值得進一步研究。曾和他共事的沈仲圭就曾對其有簡短的文字評價：「摯友黃勞逸，以研究國產藥物，著稱於世。」引自沈仲圭原著，徐樹民、金淑琴整理，《沈仲圭醫書合集》（北京：中國中醫藥出版社，二〇一七），頁五四〇。

100 鄭曼清、林品石，《中華醫藥學史》（臺北：臺灣商務印書館，二〇〇〇），頁三二二－三二四。

101 譚炳杰，〈川產芎藭之研究〉，《農報》八卷十九－二十四期合刊（一九四三），頁二三三－二三八。

102 譚炳杰，〈談談藥材與四川之墾殖〉，《新新新聞每旬增刊》二卷十八期（一九三九），頁三三－三五。

103 莊兆祥，〈抗戰三年來關於二三醫藥問題之檢討〉，《東方雜誌》三十七卷十四期（一九四〇），頁二二一－二二四。

104 斯熾，〈戰雲籠罩下中國醫藥的重要性〉，《醫藥改進月刊》一卷二期（一九四一），頁三。

105 斯熾，〈戰雲籠罩下中國醫藥的重要性（續）〉，《醫藥改進月刊》一卷三期（一九四一），頁三－四。

106 譚炳杰，〈論藥材與四川之出口貿易及國防建設〉，《新新新聞每旬增刊》二卷二十五期（一九四〇），頁一五－一六。

107 譚炳杰，〈論藥材與四川之出口貿易及國防建設〉，《新新新聞每旬增刊》二卷二十五期（一九四〇），頁一六。

108 張昌紹，〈戰時藥物問題〉，《實驗衛生季刊》一卷一期（一九四三），頁一二一－一二六。

109 劉士永、郭世清，〈林可勝（一八九七－一九六九）闇聲誨影的中研院院士與國防醫學院院長〉，《臺灣史研究》十九卷四期（二〇一二），特別是頁一七五－一八二。

110 張麗安，《張建與軍醫學校：兼述抗戰時期軍醫教育》，頁四二一－四二三。

111 陳韜，〈記林可勝先生二三事〉，何邦立主編，《林可勝：民國醫學史上第一人》（臺北：梁序穆暨許織雲教授基金會出版，二〇一七），頁三〇七－三〇八。

112 張朋園、羅久蓉訪問，《周美玉先生訪問紀錄》（臺北：中央研究院近代史研究所，一九九三），頁一〇〇。

113 熊秉真訪問，《楊文達先生訪問紀錄》（臺北：中央研究院近代史研究所，一九九一），頁三四－三五。

114 不著撰者，〈消息一束〉，《藥學季刊》九－十期（一九四五），頁三三三。

115 施彥，《林可勝與民國現代醫學的發展（一九二四－一九四九）》，頁二三七－二三八。

116 譚炳杰，〈論藥材與四川之出口貿易及國防建設〉，《新新新聞每旬增刊》二卷二十五期（一九四〇），頁一六。

117 於達準，〈黨參之研究：藉為提倡國產藥品即為挽救經濟漏卮〉，《復興醫藥雜誌》二卷三－四期（一九四二），頁三四。

## 第八章

1 胡寧，〈晉察冀軍區抗日戰爭中藥材工作部分回憶〉，《晉察冀軍區抗戰時期後勤工作史料選編》（北京：軍事學院出版社，一九八五），頁七三二－七三三。

2 不著撰者，〈邊區防疫委員會集會總結醫療隊下鄉工作〉，甘肅省社會科學院歷史研究室編，《陝甘寧革命根據地史料選輯》第五輯（蘭州：甘肅人民出版社出版，一九八六），頁三四二。

3 張雨新，付建成，〈抗戰時期陝甘寧邊區農村的生育變遷——以米脂縣為中心的考察〉，《河北學刊》三十八卷四期（二〇一八），頁二〇三－二〇八。

4 不著撰者，〈從速開展邊區衛生工作〉，甘肅省社會科學院歷史研究室編，《陝甘寧革命根據地史料選輯》第四輯（蘭州：甘肅人民出版社，一九八五），頁三五七。

5 傅連暲，〈群眾衛生工作的一些初步材料〉，《陝甘寧革命根據地史料選輯》第五輯，頁二八四－二八六。

6 裴毅然，《紅色生活史：革命歲月那些事（一九二一－一九四九）》（臺北：獨立作家，二〇一五），頁三〇八－三一六。

7 不著撰者，〈文教會上劉景范同志總結報告普遍發展衛生醫藥〉，《陝甘寧革命根據地史料選輯》第五輯，頁四七三。

8 王元周，〈抗戰時期根據地的疫病：流行與群眾醫療衛生工作的展開〉，《抗日戰爭研究》一期（二〇〇九），頁五九－七六。

9 溫金童，〈試析抗戰時期陝甘寧邊區的中西醫合作〉，《抗日戰爭研究》四期（二〇一〇），頁一一四－一二一。

10 另一可以參考但略為簡略的是朱建平、張伯禮、王國強，《百年中醫史》（上海：上海科學技術出版社，二〇一六）上冊，頁三二七－三三七。

11 有關這些前來邊區的人士，可參考崔玉軍，〈抗戰時期到訪延安的美國人及其「延安敘事」〉，《齊魯學刊》5期（二〇一七），頁三三－五〇。

12 馬寒冰，〈陝甘寧邊區軍事系統衛生工作概況〉，《陝甘寧革命根據地史料選輯》第四輯，頁六三七－六四一。

13 馬倫、孫希同，〈回憶冀中軍區第七軍分區「五一」反「掃蕩」鬥爭中的醫療收容工作〉，《晉察冀軍區抗戰時期後勤工作史料選編》，頁六二一。

14 胡寧，〈晉察冀軍區抗日戰爭中藥材工作部分回憶〉，《晉察冀軍區抗戰時期後勤工作史料選編》，頁七三三。

15 馬寒冰，〈陝甘寧邊區軍事系統衛生工作概況〉，《陝甘寧革命根據地史料選輯》第四輯，頁六三七－六三八。

16 李恩涵，《日本軍戰爭暴行之研究》（臺北：臺灣商務印書館，一九九四），頁二一三－二二〇。

17 刑竹林、程間，〈一九四三年秋反「掃蕩」中的白求恩國際和平醫院〉，《晉察冀軍區抗戰時期後勤工作史料選編》，頁六三〇。

18 裴慈雲，〈中西醫合作的幾個問題〉，甘肅省社會科學院歷史研究室編，《陝甘寧革命根據地史料選輯》第五輯，頁四二一。

19 刑竹林、程間，〈一九四三年秋反「掃蕩」中的白求恩國際和平醫院〉，《晉察冀軍區抗戰時期後勤工作史料選編》，頁六三〇。

20 黃正林著，《陝甘寧邊區社會經濟史（一九三七－一九四五）》（北京：人民出版社，二〇〇六），頁四六三－四六七。

21 葉青山，〈晉察冀軍區衛生工作組建經過〉，《晉察冀軍區抗戰時期後勤工作史料選編》，頁五八一－五八三。

22 刑竹林、程間，〈一九四三年秋反「掃蕩」中的白求恩國際和平醫院〉，《晉察冀軍區抗戰時期後勤工作史料選編》，頁六三〇。

23 馬倫、孫希同，〈回憶冀中軍區第七軍分區「五一」反「掃蕩」鬥爭中的醫療收容工作〉，《晉察冀軍區抗戰時期後勤工作史料選編》，頁六一九－六二一。

24 游勝華，〈百戰馳騁扶傷恤、戮力同心軍民間——憶抗戰時期晉察冀軍區衛生工作片段〉，《晉察冀軍區抗戰時期後勤工作史料選編》，頁五九四－五九五。

25 游勝華，〈向杜伯華同志學習〉（一九四一年七月二十二日），《晉察冀軍區抗戰時期後勤工作史料選編》，頁四七〇。

26 游勝華，〈向杜伯華同志學習〉，《晉察冀軍區抗戰時期後勤工作史料選編》，頁四七一－四七二。

27 北京軍區後勤部黨史資料徵集辦公室編，《晉察冀軍區抗戰時期後勤工作史料選編》，頁四〇〇－四〇一。

28 游勝華，〈向杜伯華同志學習〉，《晉察冀軍區抗戰時期後勤工作史料選編》，頁四七三－四七四。

29 不著撰者，〈中國共產黨陝甘寧邊區第二次代表大會關於開展衛生保健工作的決議（一九三九年十二月）〉，中央檔案館編，《陝甘寧邊區抗日民主根據地（文獻卷下）》（北京：中共黨史資料出版社，一九九〇），頁四七〇。

30 北京軍區後勤部黨史資料徵集辦公室編，《晉察冀軍區抗戰時期後勤工作史料選編》，頁四〇〇。

31 不著撰者，〈晉察冀邊區行政委員會關於開展民眾衛生醫療工作的指示（民字第二十九號）〉，《晉察冀軍區抗戰時期後勤工作史料選編》，頁五四七。

32 不著撰者，〈關於自製代用藥品問題的訓令〉，《晉察冀軍區抗戰時期後勤工作史料選編》，頁四五三。

33 不著撰者，〈邊區醫藥學會研究地方性疾病〉，《陝甘寧革命根據地史料選輯》第四輯，頁六〇九。

34 不著撰者，〈晉察冀邊區自然科學界協會第一次代表大會紀錄〉，《晉察冀軍區抗戰時期後勤工作史料選編》，頁五三六－五三七。

35 中共中央統戰部，陝西省委統戰部，延安市委統戰部編著，《延安與中國統一戰線》（北京：華文出版社，二〇〇四），頁二八〇－二八五。

36 北京軍區後勤部黨史資料徵集辦公室編，〈護士節與我們的護士〉（一九四一年五月十五日），《晉察冀軍區抗戰時期後勤工作史料選編》，頁四六七。

37 「維他賜保命」是一種當時流行荷爾蒙藥劑，宣稱可以補腎強精、增強體力和治療性神經衰弱。同時期的這些藥品和其發展史，可參考皮國立，《華人壯陽史：從情慾詮釋到藥品文化，近代中西醫學的滋補之道》（臺北：商務印書館，二〇二四）。

38 不著撰者，〈聶榮臻司令員在軍區衛生會議上的講話（結論）〉，《晉察冀軍區抗戰時期後勤工作史料選編》，頁四九三。

39 不著撰者，〈邊區政府委員會議討論衛生工作〉，《陝甘寧革命根據地史料選輯》第四輯，頁四三二。

40 不著撰者，〈中央軍委關於衛生部門工作的原則指示〉（一九四一年六月），中央檔案館編，《中共中央檔選集（一九四一－一九四二）》（北京：中共中央黨校出版社，一九九一），頁一四二。

41 不著撰者，〈關於開展群眾衛生醫藥工作的決議〉，《陝甘寧革命根據地史料選輯》第五輯，頁五一一－五一三。

42 艾思奇，〈抗戰以來陝甘寧邊區文化運動的成績和缺點（一九四〇年一月六日）——（二）〉，中央檔案館編，《陝甘寧邊區抗日民主根據地（文獻卷下）》，頁四三三－四三四。

43 房成祥、黃兆安主編，《陝甘寧邊區革命史》（西安：陝西師範大學出版社，一九九一），頁八九－九〇。

44 「壯爾神」是一種中藥的滋補強壯劑，成分有：黃芩、當歸、人參、白朮、柏子仁、遠志等等，功效安神、健胃、補血。引自武衡，《延安時代科技史》（北京：中國學術出版社，一九八八），頁三四九。

45 西北局調查研究室，〈陝甘寧邊區經濟情況簡述（節選）（一九四八）〉，陝西省總工會工運史研究室編，《陝甘寧邊區工人運動史料選編》上冊（北京：工人出版社，一九八八），頁四九－六八。

46 黃正林著，《陝甘寧邊區社會經濟史（一九三七－一九四五）》（北京：人民出版社，二〇〇六），頁四〇〇－四〇一。

47 黃正林著，《陝甘寧邊區社會經濟史（一九三七－一九四五）》，頁三九九－四〇二。

48 陳孝文主編，《中國人民解放軍後勤史資料選編．抗日戰爭時期》第六冊（北京：金頓出版社，一九九二），頁三三二。

49 一九四〇年建成的邊區衛生材料廠，於一九四一年和光華製藥廠（合作社）（一九三九成立）合併，其管理部門是建設廳。黃正林著，《陝甘寧邊區社會經濟史（一九三七－一九四五）》（北京：人民出版社，二〇〇六），頁三九九。

50 房成祥、黃兆安主編，《陝甘寧邊區革命史》，頁八九－九七。

51 雷雲峰，《陝甘寧邊區史．抗日戰爭時期（上）》（西安：西安地圖出版社，一九九三），頁一六四－一七〇。

52 吳中和主編，《中國人民解放軍後勤史簡編本》（北京：金頓出版社，一九九三），頁九一。

53 胡寧，〈晉察冀軍區抗日戰爭中藥材工作部分回憶〉，《晉察冀軍區抗戰時期後勤工作史料選編》，頁七三一。

54 葉青山，〈晉察冀軍區衛生工作組建經過〉，《晉察冀軍區抗戰時期後勤工作史料選編》，頁五九〇。

55 雷雲峰，《陝甘寧邊區史．抗日戰爭時期（上）》，頁一六八－一七〇。

56 房成祥、黃兆安主編，《陝甘寧邊區革命史》，頁九〇－九二。

57 馬倫、孫希同，〈回憶冀中軍區第七軍分區「五一」反「掃蕩」鬥爭中的醫療收容工作〉，《晉察冀軍區抗戰時期後勤工作史料選編》，頁六二三。

58 段勛令，〈冀中軍區藥材工作回顧〉，《晉察冀軍區抗戰時期後勤工作史料選編》，頁七六五。

59 胡寧，〈晉察冀軍區抗日戰爭中藥材工作部分回憶〉，《晉察冀軍區抗戰時期後勤工作史料選編》，頁七三三。

60 伯華製藥廠生產藥材的品種，包括藥品一百一十九種：解熱丸、大補丸、肥皂、瘧疾丸、健胃散、大黃末、抵痢散、硫酸鈉、精鹽、止嗽片、遠志丁、陳皮丁、苦味丁、樟腦丁、救急水、重鹽酸規寧注液、古開地鈉注液、仁丹、安替非爾林、清導丸、附桂理中丸、利尿素、通下丸、鎮咳寧、百克定、生命素、保爾命、樂眠那爾、蓖麻油、腸線、亞砒酸鐵丸、腸樂爾、澱粉、單拿爾賓、外用食鹽、蘇打片、馬前子丁、龍膽丁、阿片丁、酒精、陀氏散、虎骨酒、麥芽糖、複方樟腦丁、硫酸低鐵、黃芩素、昇華硫磺、骨炭末、凍瘡膏、痰克淨、單軟膏、蘆薈鐵丸、樸瘧定、鍛制鎂、大補糖漿、大補酒、生薑丁、結草丁、白酒、重碳酸鈉、那靠旺爾神、複方大黃丸、蘇打明片、痢必停、楊曹片、芳香健胃散、蔘苓補片、補症母靈、止痛片、阿斯匹林片、肺之母、殲瘧靈、幾阿蘇丸、氯化亞、滅疥膏、奎寧片、防腐膏、皮膚靈、橘梅糖漿、鹽酸伊斯登丸、亞茴香酯、四寶丹、歸美素、驅暑丹、清涼油、行軍丹、哥羅顛、生丹、煅石膏、乙醚、沉降碳酸鈣、阿片末、桔梗片、嗎啡片、嗎啡注液、硝酸士的年注液、普魯卡因注液、重蒸餾水、卵磷素、甘汞、亞砒酸、昇汞、氯仿、葡萄糖注液、生理食鹽水注、葡萄糖鹽水注、消熱龍注、安那加注、強消熱龍注液、咖啡因注液、樟腦注液、硫酸鎂、毛地黃注液、麻黃素注液、磺胺噻唑注液、硼酸、黃芩素片、付腎素注液。衛生敷料七種：脫脂紗布、脫脂棉花、救急包、三角巾、繃帶卷、防毒口罩、消毒敷料包。醫療器材二十一種：藥匙、換藥鑷子、消毒器、吊桶、托馬氏夾、玻璃量杯、玻璃漏斗、洗眼杯、洗眼壺、假肢、假腿、扶木、上肢夾板、下肢夾板、行軍床、木枴、煮沸消毒器、輕便蒸餾器、大便器、小便器、膿盤。引自不著撰者，〈附表一：伯華製藥廠生產藥材的品種〉，《晉察冀軍區抗戰時期後勤工作史料選編》，頁七四五。

61 胡寧，〈晉察冀軍區抗日戰爭中藥材工作部分回憶〉，《晉察冀軍區抗戰時期後勤工作史料選編》，頁七三四。

62 裴毅然，《紅色生活史：革命歲月那些事（一九二一—一九四九）》，頁三四二—三四五。

63 梁星亮，楊洪，姚文琦主編，《陝甘寧邊區史綱》（西安：陝西出版集團、陝西人民出版社，二〇一二），頁三九九—四〇五。

64 不著撰者，〈中國共產黨陝甘寧邊區第二次代表大會關於開展衛生保健工作的決議（一九三九年十二月）〉，中央檔案館編，《陝甘寧邊區抗日民主根據地（文獻卷下）》，頁四七〇。

65 王耀明，〈群眾擁護的合作社〉，延安市供銷合作社聯合社編，《南區合作社史料選》（陝西人民出版社，一九九二），頁三四九—三六二。南區合作社所在的南區，位於古城延安的南面，是當年陝甘寧邊區延安縣的八個行政區之一。全區共轄六個鄉，一百個自然村。據一九四三年統計，共居住一千八百三十五戶、七千三百四十人。

66 北京軍區後勤部黨史資料徵集辦公室編，《晉察冀軍區抗戰時期後勤工作史料選編》，頁四〇〇—四〇一。

67 延安市供銷合作社聯合社編，〈救人的合作社〉，《南區合作社史料選》（西安：陝西人民出版社，一九九二），頁四四七—四四八。

68 器械、藥品與物資，還是有賴邊區政府支持。衛生合作社在創辦過程中得到李富春、高崗的協助，中央衛生處、邊區衛生處、聯司衛生部、邊區醫院、西北局等機關，皆以醫療器械及藥品相助，使工作能順利推行。引自延安市供銷合作社聯合社編，〈延安市衛生合作社開幕〉，《南區合作社史料選》，頁四四五—四四六。

69 不著撰者，〈救人的合作社〉，《南區合作社史料選》，頁四四七—四五〇。

70 延安市供銷合作社聯合社編，〈救人的合作社〉，《南區合作社史料選》，頁四四八—四四九。

71 傅連暲，〈群眾衛生工作的一些初步材料〉，《陝甘寧革命根據地史料選輯》第五輯，頁二九一。

72 延安市供銷合作社聯合社編，〈延安市西區成立衛生合作社〉，《南區合作社史料選》，頁四五四－四五五。

73 不著撰者，〈中共中央北方分局關於合作與貿易的決定〉（一九四二年四月五日），河北省社會科學院歷史研究所等編，《晉察冀抗日根據地史料選編》下冊（石家莊：河北省社會科學院，一九八三），頁一八二－一八五。

74 不著撰者，〈晉察冀邊區行政委員會關於開展民眾衛生醫療工作的指示（民字第二十九號）〉，《晉察冀軍區抗戰時期後勤工作史料選編》，頁五四七－五四八。

75 不著撰者，〈晉察冀邊區行政委員會關於開展民眾衛生醫療工作的指示（民字第二十九號）〉，《晉察冀軍區抗戰時期後勤工作史料選編》，頁五四七。

76 延安市供銷合作社聯合社編，〈延安市西區成立衛生合作社〉，《南區合作社史料選》，頁四五五。

77 不著撰者，〈龍華四區醫藥研究會治好病人二千五（摘要）〉，《晉察冀軍區抗戰時期後勤工作史料選編》，頁五一五。

78 不著撰者，〈蟠龍合作社結合救災生產，聯繫國營經濟組織農村供銷〉，《南區合作社史料選》，頁四一三－四一五。

79 延安市供銷合作社聯合社編，〈救人的合作社〉，《南區合作社史料選》，頁四四九－四五〇。

80 延安市供銷合作社聯合社編，〈延安市衛生合作社開幕〉，《南區合作社史料選》，頁四四五。

81 延安市供銷合作社聯合社編，〈救人的合作社〉，《南區合作社史料選》，頁四四八。

82 王耀明，〈群眾擁護的合作社〉，《南區合作社史料選》，頁三六〇－三六二。

83 不著撰者，〈陝甘寧邊區政府關於開展一九四九年防疫衛生工作的指示（產字第十五號）〉，甘肅省社會科學院歷史研究室編，《陝甘寧革命根據地史料選輯》第三輯（蘭州：甘肅人民出版社出版，一九八三），頁三〇八－三〇九。

84 張效霞，〈陝甘寧邊區第一個中西醫聯合診療所：大眾衛生合作社〉，《效法與嬗變：近代中醫創新掠影》（濟南：山東科學技術出版社，二〇一七），頁二〇三－二〇四。

85 不著撰者，〈中國共產黨陝甘寧邊區第二次代表大會關於開展衛生保健工作的決議（一九三九年十二月）〉，中央檔案館編，《陝甘寧邊區抗日民主根據地（文獻卷下）》，頁四七〇。

86 不著撰者，〈邊區政府委員會議討論衛生工作〉，《陝甘寧革命根據地史料選輯》第四輯，頁四三一。

87 李鼎銘，〈關於文教工作的方向〉，《陝甘寧邊區抗日民主根據地（文獻卷下）》，頁三八八－三八九。

88 不著撰者，〈開展全邊區衛生運動的三個基本問題〉，《陝甘寧革命根據地史料選輯》第五輯，頁三八五－三八六。

89 不著撰者，〈從速開展邊區衛生工作〉，《陝甘寧革命根據地史料選輯》第四輯，頁三五七－三五八。

90 不著撰者，〈中央宣傳部關於各抗日根據地群眾鼓動工作的指示〉，中央檔案館編，《中共中央檔選集（一九四一－一九四二）》，頁一六〇－一六三。

91 不著撰者，〈怎樣推進鄉村衛生工作〉，《陝甘寧革命根據地史料選輯》第五輯，頁三三三－三三四。

92 不著撰者，〈晉察冀邊區行政委員或成立三周年告全邊區同胞書〉，河北省社會科學院歷史研究所等編，《晉察冀抗日根據地史料選編》下冊，頁一一。

93 不著撰者，〈關於開展衛生運動的指示〉，《晉察冀軍區抗戰時期後勤工作史料選編》，頁四七五。

94 不著撰者，〈今後我們衛生工作應努力的方向－遊部長（代理）在衛生會議上的報告〉，《晉察冀軍區抗戰時期後勤工作史料選編》，頁四九七。

95 傅連暲，〈群眾衛生工作的一些初步材料〉，《陝甘寧革命根據地史料選輯》第五輯，頁二八四－二八五。

96 不著撰者，〈西北局召集各機關開會決定推進群眾醫藥衛生〉，《陝甘寧革命根據地史料選輯》第五輯，頁二九五－二九八。

97 不著撰者，〈文教會上中西獸醫座談積極合作為群眾服務〉，《陝甘寧革命根據地史料選輯》第五輯，頁四六二－四六三。

98 不著撰者，〈晉察冀邊區行政委員會關於開展民眾衛生醫療工作的指示（民字第二十九號）〉，《晉察冀軍區抗戰時期後勤工作史料選編》，頁五四六－五四七。

99 吳中和主編，《中國人民解放軍後勤史簡編本》（北京：金頓出版社，一九九三），頁九七－一〇〇。

100 傅斯年，〈所謂國醫〉，《傅斯年全集》第六冊（臺北：聯經出版，一九八〇），頁三〇五－三〇六。

101 不著撰者，〈招聘醫生〉（一九三四年二月十八日），葉昌福、葉緒惠編，《川陝蘇區報刊資料選編》（成都：四川省社會科學院出版社，一九八七），頁三七七。

102 梁星亮，楊洪，姚文琦主編，《陝甘寧邊區史綱》，頁三三三—三四〇。

103 不著撰者，〈聶榮臻司令員在軍區衛生會議上的講話（結論）〉，《晉察冀軍區抗戰時期後勤工作史料選編》，頁四九三。

104 雷雲峰主編，《陝甘寧邊區大事記述》（西安：三秦出版社，一九九〇），頁五—一一。

105 引自不著撰者，〈繼續開展衛生醫藥運動〉，《陝甘寧革命根據地史料選輯》第五輯，頁五七七。

106 不著撰者，〈西北局宣傳部、教育廳、邊區文協、關於召開邊區文教會議的決定〉，《陝甘寧革命根據地史料選輯》第五輯，頁三二一—三二二。

107 不著撰者，〈怎樣推進鄉村衛生工作〉，甘肅省社會科學院歷史研究室編，《陝甘寧革命根據地史料選輯》第五輯，頁三三〇—三三二。

108 這部分還可參考溫金童、李飛龍，〈抗戰時期陝甘寧邊區的衛生防疫〉，《抗日戰爭研究》第三期（二〇〇五），頁一五三—一七三。

109 不著撰者，〈邊區防疫委員會集會總結醫療隊下鄉工作〉，《陝甘寧革命根據地史料選輯》第五輯，頁三四二—三四三。

110 不著撰者，〈邊區防疫委員會集會總結醫療隊下鄉工作〉，《陝甘寧革命根據地史料選輯》第五輯，頁三四二—三四四。

111 不著撰者，〈延安各區疫病流行邊府緊急動員防疫〉，《陝甘寧革命根據地史料選輯》第五輯，頁二九三—二九四。

112 吳中和主編，《中國人民解放軍後勤史簡編本》（北京：金頓出版社，一九九三），頁九〇。

113 不著撰者，〈邊區政府委員會議討論衛生工作〉，甘肅省社會科學院歷史研究室編，《陝甘寧革命根據地史料選輯》第四輯，頁四三二。

114 不著撰者，〈怎樣推進鄉村衛生工作〉，甘肅省社會科學院歷史研究室編，《陝甘寧革命根據地史料選輯》第五輯（蘭州：甘肅人民出版社，一九八六），頁三三一—三三三。

115 傅連暲，〈群眾衛生工作的一些初步材料〉，甘肅省社會科學院歷史研究室編，《陝甘寧革命根據地史料選輯》第五輯，頁二八六—二八八。

116 不著撰者，〈文教會上劉景范同志總結報告普遍發展衛生醫藥〉，甘肅省社會科學院歷史研究室編，《陝甘寧革命根據地史料選輯》第五輯，頁四七五。

117 李鼎銘，〈關於文教工作的方向（一九四四年十二月六日）〉，中央檔案館編，《陝甘寧邊區抗日民主根據地（文獻卷下）》（北京：中共黨史資料出版社，一九九〇），頁三九三。

118 盧希謙、李忠全，《陝甘寧邊區醫藥衛生史稿》（西安：陝西人民出版社，一九九四），頁一四〇。

119 李鼎銘，〈關於文教工作的方向〉，中央檔案館編，《陝甘寧邊區抗日民主根據地（文獻卷下）》，頁三九四。

120 不著撰者，〈怎樣推進鄉村衛生工作〉，甘肅省社會科學院歷史研究室編，《陝甘寧革命根據地史料選輯》第五輯，頁三三二一三三三。

121 李鼎銘，〈關於文教工作的方向（一九四四年十二月六日）〉，中央檔案館編，《陝甘寧邊區抗日民主根據地（文獻卷下）》，頁三九一一三九二。

122 不著撰者，〈邊區防疫委員會集會總結醫療隊下鄉工作〉，甘肅省社會科學院歷史研究室編，《陝甘寧革命根據地史料選輯》第五輯，頁三四四。

123 徐特立，〈衛生展覽會的重要意義〉，甘肅省社會科學院歷史研究室編，《陝甘寧革命根據地史料選輯》第五輯，頁三九八一四〇三。

124 張效霞，〈陝甘寧邊區第一個中西醫聯合診療所：大眾衛生合作社〉，《效法與嬗變：近代中醫創新掠影》（濟南：山東科學技術出版社，二〇一七），頁二〇〇。

125 李鼎銘，〈關於文教工作的方向（一九四四年十二月六日）〉，中央檔案館編，《陝甘寧邊區抗日民主根據地（文獻卷下）》，頁三八九一三九〇。

126 房成祥、黃兆安主編，《陝甘寧邊區革命史》，頁三一一一三一二。

127 羅邁，〈開展大規模的群眾文教運動（一九四四年十一月十五日）〉，中央檔案館編，《陝甘寧邊區抗日民主根據地（文獻卷下）》，頁三八〇一三八五。

128 中共延安市委統戰部組編，《延安時期統一戰線研究》（北京：華文出版社，二〇一〇），頁三二五一三三一。

129 不著撰者，〈此次文教大會的意義何在？〉，《陝甘寧革命根據地史料選輯》第五輯，頁四九二一四九三。

130 不著撰者，〈文教會上劉景范同志總結報告普遍發展衛生醫藥〉，《陝甘寧革命根據地史料選輯》第五輯，頁四七三－四七四。

131 不著撰者，〈文教會上中西獸醫座談積極合作為群眾服務〉，《陝甘寧革命根據地史料選輯》第五輯，頁四六二－四六三。

132 梁星亮，楊洪，姚文琦主編，《陝甘寧邊區史綱》，頁三八五－三九二。

133 不著撰者，〈怎樣推進鄉村衛生工作〉，《陝甘寧革命根據地史料選輯》第五輯，頁三三三。

134 不著撰者，〈邊區防疫委員會集會總結醫療隊下鄉工作〉，《陝甘寧革命根據地史料選輯》第五輯，頁三四三－三四四。

135 傅連暲，〈群眾衛生工作的一些初步材料〉，《陝甘寧革命根據地史料選輯》第五輯，頁二九〇－二九一。

136 不著撰者，〈救人的合作社〉，延安市供銷合作社聯合社編，《南區合作社史料選》，頁四四七－四五〇。

137 不著撰者，〈延安各區疫病流行邊府緊急動員防疫〉，《陝甘寧革命根據地史料選輯》第五輯，頁二九三－二九四。

138 不著撰者，〈開展反對巫神的鬥爭〉，《陝甘寧革命根據地史料選輯》第五輯，頁二八一－二八三。

139 不著撰者，〈開展全邊區衛生運動的三個基本問題〉，《陝甘寧革命根據地史料選輯》第五輯，頁三八五－三八七。

140 雷雲峰，《陝甘寧邊區史．抗日戰爭時期（中、下篇）》（西安：西安地圖出版社，一九九三），頁二八五。

141 不著撰者，〈文教會上劉景范同志總結報告普遍發展衛生醫藥〉，《陝甘寧革命根據地史料選輯》第五輯，頁四七四。

142 李鼎銘，〈關於文教工作的方向（一九四四年十二月六日）〉，中央檔案館編，《陝甘寧邊區抗日民主根據地（文獻卷下）》（北京：中共黨史資料出版社，一九九〇），頁三九四。

143 鐘兆雲，王盛澤著，《毛澤東最信任的醫生傅連暲》（北京：中國青年出版社，二〇〇六），頁一一五。

144 商豫，〈李鼎銘：深受毛澤東讚揚的開明人士〉，《世紀風采》九期（二〇一五），頁四〇－四一。

145 中共中央統戰部，陝西省委統戰部，延安市委統戰部編著，《延安與中國統一戰線》（北京：華文出版社，二〇〇四），頁一六八。

146 勁榮，〈國醫代表大會開幕〉，《陝甘寧革命根據地史料選輯》第四輯，頁二九一。

147 不著撰者，〈國醫代表大會閉幕國醫研究會正式成立〉，《陝甘寧革命根據地史料選輯》第四輯，頁三五六。

148 不著撰者，〈平山成立醫生抗日救國會（摘要）〉，《晉察冀軍區抗戰時期後勤工作史料選編》，頁五一五。

149 不著撰者，〈晉察冀邊區自然科學界協會第一次代表大會紀錄〉，《晉察冀軍區抗戰時期後勤工作史料選編》，頁五三五－五三七。

150 不著撰者，〈中央軍委關於衛生部門工作的原則指示〉（一九四一年六月），中央檔案館編，《中共中央檔選集（一九四一－一九四二）》（北京：中共中央黨校出版社，一九九一），頁一四二－一四三。

151 劉民英，〈冀中軍區第十軍分區衛生工作最初兩年的情況〉，《晉察冀軍區抗戰時期後勤工作史料選編》，頁六一一－六一四。

152 不著撰者，〈聶榮臻司令員在軍區衛生會議上的講話（結論）〉，《晉察冀軍區抗戰時期後勤工作史料選編》，頁四九一。

153 不著撰者，〈中共中央宣傳部關於提高陝甘寧邊區國民教育給邊區黨委及邊區政府的信（一九四〇年八月二十八日）〉，中央檔案館編，《陝甘寧邊區抗日民主根據地（文獻卷下）》，頁三九八－三九九。

154 不著撰者，〈繼續開展衛生醫藥運動〉，《陝甘寧革命根據地史料選輯》第五輯，頁五七九。

155 裴慈雲，〈中西醫合作的幾個問題〉，《陝甘寧革命根據地史料選輯》第五輯，頁四二三。

156 不著撰者，〈文教會上中西獸醫座談積極合作為群眾服務〉，《陝甘寧革命根據地史料選輯》第五輯，頁四五九－四六〇。

157 不著撰者，〈文教會上中西獸醫座談積極合作為群眾服務〉，甘肅省社會科學院歷史研究室編，《陝甘寧革命根據地史料選輯》第五輯，頁四六四。

158 不著撰者，〈關於開展群眾衛生醫藥工作的決議〉，《陝甘寧革命根據地史料選輯》第五輯，頁五一三－五一四。

159 不著撰者，〈文教會上中西獸醫座談積極合作為群眾服務〉，《陝甘寧革命根據地史料選輯》第五輯，頁四六〇－四六一。

160 不著撰者，〈開展群眾衛生工作〉，《晉察冀軍區抗戰時期後勤工作史料選編》，頁五四〇。

161 不著撰者，〈文教會上中西獸醫座談積極合作為群眾服務〉，《陝甘寧革命根據地史料選輯》第五輯，頁四六三－四六四。

162 編者不詳，《文教工作的新方向》（延安：冀魯豫書店，一九四五年七月），頁一七。

163 編者不詳，《文教工作的新方向》，頁一八。

164 李鼎銘，〈關於文教工作的方向（一九四四年十二月六日）〉，中央檔案館編，《陝甘寧邊區抗日民主根據地（文獻卷下）》，頁三九三－三九四。

165 不著撰者，〈隴東培養地方醫衛工作幹部〉，《陝甘寧革命根據地史料選輯》第五輯，頁五二四－五二五。

166 不著撰者，〈開展群眾衛生工作〉，《晉察冀軍區抗戰時期後勤工作史料選編》，頁五三九－五四〇。

167 不著撰者，〈晉察冀邊區行政委員會關於開展民眾衛生醫療工作的指示（民字第二十九號）〉，《晉察冀軍區抗戰時期後勤工作史料選編》，頁五四八。

168 裴慈雲，〈中西醫合作的幾個問題〉，《陝甘寧革命根據地史料選輯》第五輯，頁四二一－四二二。

169 杜伯華，〈科學地大量運用中藥〉，《晉察冀軍區抗戰時期後勤工作史料選編》，頁四六八。

170 雷雲峰，《陝甘寧邊區史·抗日戰爭時期（中、下篇）》，頁二八三－二八四。

171 徐特立，〈衛生展覽會的重要意義〉，甘肅省社會科學院歷史研究室編，《陝甘寧革命根據地史料選輯》第五輯（蘭州：甘肅人民出版社出版，一九八六），頁四〇四－四〇五。

172 杜伯華，〈科學地大量運用中藥〉，《晉察冀軍區抗戰時期後勤工作史料選編》，頁四六九。

173 不著撰者，〈國醫研究會二次代表會議討論國醫科學化〉，甘肅省社會科學院歷史研究室編，《陝甘寧革命根據地史料選輯》第四輯（蘭州：甘肅人民出版社出版，一九八五），頁五九九。

174 不著撰者，〈西北局辦公廳召開獸醫座談會〉，甘肅省社會科學院歷史研究室編，《陝甘寧革命根據地史料選輯》第五輯（蘭州：甘肅人民出版社出版，一九八六），頁四一九－四二〇。

175 編者不詳，《文教工作的新方向》（延安：冀魯豫書店，一九四五年七月），頁一八。

176 尹明亮，〈晉察冀軍區第三軍分區衛生工作建立與發展概況〉，《晉察冀軍區抗戰時期後勤工作史料選編》，頁六〇八。

177 武衡，《延安時代科技史》，頁三四九－三五四。

178 徐特立，〈衛生展覽會的重要意義〉，甘肅省社會科學院歷史研究室編，《陝甘寧革命根據地史料選輯》第五輯（蘭州：甘肅人民出版社出版，一九八六），頁四〇三－四〇四。
179 裴慈雲，〈中西醫合作的幾個問題〉，《陝甘寧革命根據地史料選輯》第五輯，頁四二一。
180 皮國立，〈上海中醫藥的發展（一九五〇－一九六五）——以《人民日報》為中心的考察〉，《漢學研究通訊》三十五卷四期（二〇一六），頁一－一二。
181 裴慈雲，〈中西醫合作的幾個問題〉，《陝甘寧革命根據地史料選輯》第五輯，頁四二二。
182 燕仲林、高洪江，〈憶阜平新華藥房〉，《晉察冀軍區抗戰時期後勤工作史料選編》，頁七七五。
183 雷雲峰，《陝甘寧邊區史．抗日戰爭時期（中、下篇）》（西安：西安地圖出版社，一九九三），頁二八三。
184 皮國立，《近代中醫的身體與思想轉型——唐宗海與中西醫匯通時代》（北京：三聯書店，二〇〇八），緒論部分。
185 皮國立，〈醫療與近代社會——試析魯迅的反中醫情結〉，《中國社會歷史評論》第十三卷（二〇一二），頁三五三－三七六。
186 陳紅民，〈抗戰時期國共兩黨動員能力之比較〉，《二十一世紀》三十九期（一九九六年二月），頁四七－五八。
187 不著撰者，〈陝甘寧邊區一九四六年到一九四八年建設計畫方案〉，甘肅省社會科學院歷史研究室編，《陝甘寧革命根據地史料選輯》第三輯（蘭州：甘肅人民出版社出版，一九八三），頁一〇八－一二三。
188 不著撰者，〈邊區建設的新階段——陝甘寧邊區政府主席林伯渠在第三屆邊區參議會第一次大會上的政府工作報告〉，《陝甘寧革命根據地史料選輯》第三輯，頁七八－九七。

## 第九章

1 方德萬（Hans van de Ven）著，何啟仁譯，《戰火中國一九三七－一九五二：流轉的勝利與悲劇，近代新中國的內爆與崛起》，臺北：聯經出版，二〇二〇。Schoppa, R. Keith, *In a sea of bitterness: refugees during the Sino-Japanese War*. Cambridge, Mass.: Harvard University Press, 2011.
2 可參考蔣永敬，《蔣介石、毛澤東的談打與決戰》（臺北：臺灣商務，二〇一五）。
3 例如郭岱君主編，《重探抗戰史》（臺北：聯經出版公司，二〇二二），共三冊。

4 上海中醫學院外科學教研組等編著，《中醫外科臨床手冊》（上海：上海市出版革命組，一九七〇），頁四七－四九。

5 皮國立，《國族、國醫與病人：近代中國的醫療和身體（修訂版）》，頁一八－五七。

6 急救是另一個有趣的出版觀察，例如李順保、王自立、蒲朝暉主編，《古代中醫急救醫書全集》（北京：學苑出版社，二〇一一）。

7 編者按：但有接骨、傷折、金瘡等科別，皆為外、傷科之範疇。

8 謝利恆、尤在涇，《中國醫學源流論．校正醫學讀書記合刊》（臺北：新文豐，一九九七），頁一二一。此書已被證實大部分為呂思勉所著，參考王珂，〈必也正名乎——呂思勉《醫籍知津》與謝觀《中國醫學源流論》關係辨證〉，《華東師範大學學報（哲學社會科學版）》第一期（二〇一九），頁五七－六四。以及皮國立，〈近代史家撰寫專門史的路徑——以呂思勉（一八八四－一九五七）的著作與思想脈絡為主的考察〉，《中醫典籍與文化》六期（二〇二三），頁六一－九四。

9 根據衛福部一一一年的統計，該部研訂「中醫專科醫師分科及甄審辦法草案」及訓練基準規範；一一一年核定十六家訓練醫院、五十七位學員參與試辦中醫專科醫師訓練，評核教學量能及調整修訂前開規範，截至一一一年底止，已有六十四位完成訓練且考核通過，宣稱有效提升臨床專業能力。引自廖崑富總編，《中華民國一一二年版衛生福利年報》（臺北：衛生福利部編印，二〇二三），頁五五－五六。

10 謝利恆、尤在涇，《中國醫學源流論．校正醫學讀書記合刊》，頁一一四－一一五。

11 趙杰、孫業祥，〈中西醫結合燒傷治療技術百年回顧〉，《中國燒傷創瘍雜誌》三十三卷六期（二〇二一），頁三八一－三八四。

12 中國科學技術協會主編，《中國中西醫結合學科史》（北京：中國科學技術出版社，二〇一〇），頁六五－六七。

13 李建民，〈追尋中國醫學的激情〉，收入《思想（四）臺灣的七十年代》（臺北，聯經出版，二〇〇七），頁二五四－二五五。

14 劉士永，〈醫學、商業與社會想像：日治臺灣的漢藥科學化與科學中藥〉，《科技醫療與社會》十一期（二〇一〇），頁一五〇－一九七。以及劉士永，〈科學中藥的萌生〉，《中國醫藥研究叢刊》三十四期（二〇二三），頁一五五－一八四。起源和香港部分，還可參考朱建平、張伯禮、王國強，《百年中醫史》下冊，頁一〇四五－一〇五六。臺灣部分可參考范佐勳等主編，《臺灣藥學史》（臺北：財團法人鄭氏藥學基金會，二〇〇一），頁一六一－一六四。

15 雷祥麟的專書已出版中文，本書在其架構下，更重視中醫界本體的聲音與改革，也用了實際的例子來說明，包括外、傷科在內。但雷點出的中醫史價值的主體性，筆者深有同感，參看雷祥麟，《非驢非馬：中醫、西醫與現代中國的相互形塑》（臺北：左岸文化，二〇二四），頁三三五－三六二。

16 （清）唐宗海，《醫經精義》（臺北：力行書局，一九九八），敘言頁一－二。

17 這樣的研究案例很多，例如梁啟超（一八七三－一九二九）的思想轉型，可參考張灝，《梁啟超與中國思想的過渡（一八九〇－一九〇七）》（南京：江蘇人民出版社，二〇一四），頁一七六－一八二。

18 謝利恆、尤在涇，《中國醫學源流論．校正醫學讀書記合刊》，頁一四二。

19 李建民，〈王莽與王孫慶——記公元一世紀的人體刳剝實驗〉，《新史學》十卷四期（一九九九），頁一－三〇。

20 范行準，《中國醫學史略》（北京：中醫古籍出版社，一九八六），頁一〇－一一。以及薛愚主編，《中國藥學史料》（北京：人民衛生出版社，一九八四），頁四－五。

21 有關該藥物之研發，可參考蔡運寧、蘇奕彰，〈從SARS到COVID-19：現代中醫如何因應瘟疫〉，《中國醫藥研究叢刊》三十四期（二〇二三），頁一八五－二〇八。

22 皮國立、蔡忠志、鄭宛鈞訪談，〈衛生福利部中醫藥司黃怡超司長訪談紀錄〉，訪談日期：二〇二三年一月十八日；衛生福利部編印，《中華民國一一〇年版衛生福利年報》（臺北：衛生福利部，二〇二一年），頁一六六。

23 劉春梅、盧景國主編，《抗戰時期晉察冀邊區衛生工作研究》（北京：研究出版社，二〇一八），頁三〇九－三七五。

24 除了筆者在書中所陳自己的研究〈上海中醫藥的發展（一九五〇－一九六五）——以《人民日報》為中心的考察〉與〈從傳統轉向科學：一九五〇年代的中醫與微生物關係〉二文外，還可參考方小平，《赤腳醫生與中國鄉村的現代醫學》（北京：社會科學文獻，二〇二四）。

25 劉士永教授閱讀本書初稿後，指出了本書論點的重要性，並給予建議，特此致謝。

# 徵引書目

## 一、檔案史料

「中國傷科醫院院長倪幹卿電蔣中正馮玉祥何應欽西法醫治衛國將士傷勢多增痛苦耗錢藥本院請願以古法手術參加前防救護並給照顧」（一九三七年七月三十日），〈盧溝禦侮（三）〉，《蔣中正總統文物》，國史館藏，典藏號：002-090105-00003-494。

「內政部呈行政院非常時期縣市中醫診療所組織通則草案」（一九三九年九月七日），〈非常時期縣市中醫診療所組織通則草案〉，《行政院檔案》，國史館藏，典藏號：014-011103-0049。

「毛燦文函請採用七星虎力丹接骨散等藥品並給予藥資提供及免稅，林志光呈願貢獻槍傷特效成藥」（一九三九年一月三十一日），〈藥品供應〉，《國民政府檔案》，典藏號：001-132230-00001-000。

「重慶市政府及各處局組織規程及編制，重慶中央醫院、西北醫院、陪都中醫院組織規程」（一九四四年五月十一日），〈院轄市組織法令案（十一）〉，《國民政府檔案》，國史館藏，典藏號：001-012071-00362-000。

「組織規程草案」（一九四四年三月十三日），〈陪都中醫院組織規程〉，《行政院檔案》，典藏號：014-011103-0073。

「陳果夫呈蔣中正中藥研究報告」（一九五〇年七月十五日），〈一般資料——民國三十九年（三）〉，《蔣中正總統文物》，國史館藏，典藏號：002-080200-00342-012。

「傷兵難民代表閻俊明等三十八名呈國民政府主席蔣中正為國醫楊子烈救治傷兵難民不遺餘力功在國家請頒發獎狀獎章以資鼓勵」（一九四四年五月六日），〈頒發紀念旗章〉，《國民政府檔案》，典藏號：001-035126-00001-020。

「衛生署呈擬國立陪都中醫院組織規程草案請呈定案」（一九四四年三月二十一日），〈陪都中醫院組織規程〉，《行政院檔案》，典藏號：014-011103-0073。

國史館藏「國民政府檔・蔣中正骨傷診治」，典藏號：001016142023 004a-005a。

## 二、中文論著

### (1) 史料

（宋）陳自明原著，盛維忠主編，《陳自明醫學全書》，北京：中國中醫藥出版社，二〇〇五。

（清）凌奐，《外科方外奇方》，收入《三三醫書》第一集，北京：中國中醫藥出版社，一九九八。

（清）唐宗海，《醫經精義》，臺北：力行書局，一九九八。

（清）徐雪村，《醫學論》，收入《格致彙編》第一冊，上海：上海圖書館影印本，一九九二。

（清）魏之琇編，《續名醫類案》，收入《二續名醫類案》第二冊，瀋陽：遼寧科學技術出版社，一九九六。

丁福保，《國醫補習科講義》，上海：醫學書局，一九三五。

不著撰者，《國粹醫藥特刊：傷科接骨專號》，一九三七。

中央國醫館編，《中醫救護章則摘要》，重慶：中央國醫館，一九三八。

中央檔案館編，《陝甘寧邊區抗日民主根據地（文獻卷下）》，北京：中共黨史資料出版社，一九九〇。

中央檔案館編，《中共中央檔選集（一九四一－一九四二）》，北京：中共中央黨校出版社，一九九一。

中共中央統戰部、陝西省委統戰部、延安市委統戰部編著，《延安與中國統一戰線》，北京：華文出版社，二〇〇四。

中西醫藥研究社編輯部編輯，《中醫教育討論集》，上海：中西醫藥研究社出版委員會，一九三九。

中華書局編，《外科易知》，上海：中華書局，一九二六。

孔伯華名家研究室整理，《傳染病八種證治晰疑》，北京：化學工業出版社，二〇一〇。

王世杰著，林美莉校訂，《王世杰日記》，臺北：中央研究院近代史研究所，二〇一二。

王正華編，《蔣中正總統檔案：事略稿本》第十七冊，臺北：國史館，二〇〇五。

冉雪峰著，《冉雪峰醫著全集》，北京：京華出版社，二〇〇三。

北京軍區後勤部黨史資料徵集辦公室編，《晉察冀軍區抗戰時期後勤工作史料選編》，北京：軍事學院出版社，一九八五。

甘肅省社會科學院歷史研究室編，《陝甘寧革命根據地史料選輯》，蘭州：甘肅人民出版社出版，一九八六。

皮國立，《中醫不科學？一九二〇－一九三〇年代的社會輿論》（上）（下）冊，臺北：民國歷史文化學社，二〇二二。
何正清、楊立夫編，《劉鄧大軍衛生史料選編》，成都：成都科技大學出版，一九九一。
余無言，《實用混合外科學總論》，收入張如青主編，《近代國醫名家珍藏傳薪講稿：外科類》，上海：上海科學技術出版社，二〇一三。
吳淑鳳編，《蔣中正總統檔案：事略稿本》第六冊，臺北：國史館，二〇〇三。
吳淑鳳編，《蔣中正總統檔案：事略稿本》，第十四冊，臺北：國史館，二〇〇六。
吳紹荃，《到農村去》，上海：生活書店，一九四七。
吳漢仙著，《增訂中西醫界之警鐸》，長沙：湖南中西一家醫院，一九四三。
抗戰歷史文獻研究會，《蔣中正日記》，臺北：抗戰歷史文獻研究會，二〇一五。
沈仲圭原著，徐樹民、金淑琴整理，《沈仲圭醫書合集》，北京：中國中醫藥出版社，二〇一七。
沈伯超編輯，《醫藥進步》，西安：醫藥進步編輯社，一九四二。
沈洪瑞、梁秀清主編，《中國歷代醫話大觀》，太原：山西科學技術出版社，一九九六。
沙杜援，《中國醫學院畢業紀念刊（第七屆）》，上海：中國醫學院，一九三六。
周美華編，《蔣中正總統檔案：事略稿本》第二冊，臺北：國史館，二〇〇三。
周美華編，《蔣中正總統檔案：事略稿本》第十二冊，臺北：國史館，二〇〇四。
周美華編，《蔣中正總統檔案：事略稿本》第十三冊，臺北：國史館，二〇〇四。
周美華編，《蔣中正總統檔案：事略稿本》第二十三冊，臺北：國史館，二〇〇五。
周美華編，《蔣中正總統檔案：事略稿本》第二十四冊，臺北：國史館，二〇〇五。
周美華編，《蔣中正總統檔案：事略稿本》第二十八冊，臺北：國史館，二〇〇七。
周琇環主編，《蔣中正總統檔案：事略稿本》第九冊，臺北：國史館，二〇一一。
延安市供銷合作社聯合社編，《南區合作社史料選》，西安：陝西人民出版社，一九九二。
河北省社會科學院歷史研究所等編，《晉察冀抗日根據地史料選編》，石家莊：河北省社會科學院，一九八三。

施中一，《舊農村的新氣象》，蘇州：蘇州中華基督教青年會，一九三三。
胡安邦，《中西外科大全》，臺北：新文豐出版公司，一九七七。
胡適，《四十自述》，海口：海南出版社，一九九七。
胡曉峰主編，《中醫外科傷科名著集成》，北京：華夏出版社，一九九七。
韋以宗主編，《武術傷科秘方集釋》，上海：上海科學技術出版社，二〇一六。
唐潤明，《重慶大轟炸檔案文獻．財產損失：文教衛生部分》，重慶：重慶出版社，二〇一二。
秦孝儀主編，《總統蔣公思想言論總集》，臺北：中國國民黨中央委員會黨史委員會，一九八四。
陝西省總工會工運史研究室編，《陝甘寧邊區工人運動史料選編》，北京：工人出版社，一九八八。
陝西膚施青年文化溝國防衛生編輯委員會編，《國防衛生》，延安：第十八集團軍軍醫處，一九四一。
高明芳編，《蔣中正總統檔案：事略稿本》第十八冊，臺北：國史館，二〇〇五。
高素蘭編，《蔣中正總統檔案：事略稿本》第十冊，臺北：國史館，二〇〇四。
高素蘭編，《蔣中正總統檔案：事略稿本》第十一冊，臺北：國史館，二〇〇七。
高素蘭編，《蔣中正總統檔案：事略稿本》第二十二冊，臺北：國史館，二〇〇五。
高素蘭編，《蔣中正總統檔案：事略稿本》第二十六冊，臺北：國史館，二〇〇六。
高素蘭編，《蔣中正總統檔案：事略稿本》第二十七冊，臺北：國史館，二〇〇七。
國民革命第十八集團軍留守兵團衛生部編，《司藥必攜》上冊，出版地不詳：國民革命軍第十八集團軍留守兵團衛生部，一九四三。
國難會議編，《國難會議紀錄》，南京：國難會議，一九三二。
張山雷，《瘍科綱要》，收入張如青主編，《近代國醫名家珍藏傳薪講稿：外科類》，上海：上海科學技術出版社，二〇一三。
張朋園、羅久蓉訪問，《周美玉先生訪問紀錄》，臺北：中央研究院近代史研究所，一九九三。
張鴻生，《中國醫學之精髓》，湖南：著者發行，一九四二。
許半龍，《中國外科學大綱》，臺南：正海書店，一九八一。

陳孝文主編，《中國人民解放軍後勤史資料選編．抗日戰爭時期》第六冊，北京：金頓出版社，一九九二。
陳柏青編，《戰時衛生與體育》，重慶：獨立出版社，一九三九。
陳寄禪，《追溯五十年來促進我衛生設施之關鍵事蹟》，臺北：正中書局，一九八一。
陸念祖主編，《陸氏傷科外用藥精粹》，北京：中國中醫藥出版社，二〇一五。
陸淵雷原著，張玉萍主編《陸淵雷醫書二種》，福州：福建科學技術出版社，二〇〇八。
傅斯年，《傅斯年全集》，臺北：聯經出版，一九八〇。
黃克武訪問，周維朋記錄，《張朋園先生訪問紀錄》，臺北：中研院近代史研究所，二〇二二。
葉昌福、葉緒惠編，《川陝蘇區報刊資料選編》，成都：四川省社會科學院出版社，一九八七。
董志仁著、阮其煜校訂，《國醫軍陣傷科學概要》，上海：校經山房書局，一九三六。
熊秉真訪問，《楊文達先生訪問紀錄》，臺北：中央研究院近代史研究所，一九九一。
趙峰樵等編，《中央國醫館醫務人員訓練班講義》第一冊，重慶：中央國醫館，一九四五。
蔣中正，《蔣中正日記》（手稿本）
蔣中正，《蔣中正日記（一九四八）》（臺北：民國歷史文化學社有限公司，二〇二三），一九四八年七月十八日（雜錄），頁三五〇。
編者不詳，《文教工作的新方向》，延安：冀魯豫書店，一九四五。
蕭李居編，《蔣中正總統檔案：事略稿本》第四十二冊，臺北：國史館，二〇一〇。
薛清錄主編，《中醫古籍總目》，上海：上海辭書出版社，二〇〇七。
顧鳴盛，《中西合纂外科大全》，臺北：新文豐出版公司，一九七七。

## (2) 中文專書

段瑞聰，《蔣介石と新生活運動》，東京：慶應義塾大學出版會，二〇〇六。
深町英夫，《教養身體的政治：中國國民黨的新生活運動》，北京：生活．讀書．新知三聯書店，二〇一七。
惕爾尼（Nicholas L. Tilney）著，廖月娟譯，《外科大歷史：手術、西方醫學教育、以及醫療照護制度的演進》，臺北：天下文化出版公司，二〇一六。
費約翰（John Fitzgerald）著，李恭忠等譯，《喚醒中國：國民革命中的政治、文化與階級》，北京：生活・讀書・新知三聯書店，二〇〇四。
丁繼華等點校，《梁氏家傳傷科》，《名家跌打損傷真傳》，北京：中醫古籍出版社，二〇〇〇。
上海中醫學院外科學教研組等編著，《中醫外科臨床手冊》，上海：上海市出版革命組，一九七〇。
上海中醫藥大學中醫文獻研究所編，《耳鼻喉科・外科名家張贊臣學術經驗集》，上海：上海中醫藥大學出版社，二〇〇二。
中共延安市委統戰部組編，《延安時期統一戰線研究》，北京：華文出版社，二〇一〇。
中國科學技術協會主編，《中國中西醫結合學科史》，北京：中國科學技術出版社，二〇一〇。
中國紅十字會主編，《中醫急症救護技術教材》，北京：人民衛生出版社，一九八八。
文庠，《移植與超越：民國中醫醫政》，北京：中國中醫藥出版社，二〇〇七。
方小平，《赤腳醫生與中國鄉村的現代醫學》，北京：社會科學文獻，二〇二四。
方德萬（Hans van de Ven）著，何啟仁譯，《戰火中國一九三七－一九五二：流轉的勝利與悲劇，近代新中國的內爆與崛起》，臺北：聯經出版，二〇二〇。
王建安等主編，《百年名院，百年品質——從廣濟醫院到浙醫二院》，杭州：中國美術學院出版社，二〇一〇。
王書城，《中國衛生事業發展》，北京：中醫古籍，二〇〇六。
王慎軒編，《中醫新論彙編》第十二編外科，上海：上海書店，一九九一。
王鼎鈞，《怒目少年——王鼎鈞回憶錄四部曲之二》，臺北：爾雅出版社，二〇〇五。
司徒惠康總纂，葉永文、劉士永、郭世清撰修，《國防醫學院院史正編》，臺北：五南出版，二〇一四。
永島剛、市川智生、飯島渉編，《衛生と近代：ペスト流行にみる東アジアの統治・医療・社会》，東京：法政大學出版局，二〇一七。
皮國立，《「氣」與「細菌」的近代中國醫療史——外感熱病的知識轉型與日常生活》，臺北：國立中國醫藥研究所，二〇一二。

皮國立，《全球大流感在近代中國的真相：一段抗疫歷史與中西醫學的奮鬥》，臺北：時報出版，二〇二二。
皮國立，《近代中西醫的博弈：中醫抗菌史》，上海：中華書局，二〇一九。
皮國立，《近代中醫的身體與思想轉型——唐宗海與中西醫匯通時代》，北京：三聯書店，二〇〇八。
皮國立，《國族、國醫與疾病——近代中國視野下「病人」的醫療與身體》，臺北：五南出版，二〇一六。
皮國立，《國族、國醫與病人：近代中國的醫療和身體（修訂版）》，臺北：五南出版，二〇二一。
皮國立，《晚清身體診療室：唐宗海與中西醫的對話》，臺北：東大出版社，二〇二三。
皮國立，《最「潮」中醫史：以形補形行不行，古人醫病智慧超展開》，臺北：三民書局，二〇二三。
皮國立，《華人壯陽史：從情慾詮釋到藥品文化，近代中西醫學的滋補之道》，臺北：商務印書館，二〇二四。
皮國立主編，《走過「廢除中醫」的時代：近代傳統醫學知識的變與常》，臺北：民國歷史文化學社，二〇二三。
安克強，《鐮刀與城市：以上海為例的死亡社會史研究》，上海：上海社會科學院出版社，二〇二一。
朱士宗編著，《中醫外科學》，臺北：正中書局，一九九五。
朱建平、張伯禮、王國強，《百年中醫史》，上海：上海科學技術出版社，二〇一六。
朱建平主編，《近代中醫界重大創新之研究》，北京：中醫古籍出版社，二〇〇九。
何邦立主編，《林可勝：民國醫學史上第一人》，臺北：梁序穆暨許織雲教授基金會出版，二〇一七。
余新忠，《清代衛生防疫機制及其近代演變》，北京：北京師範大學出版社，二〇一六。
吳中和主編，《中國人民解放軍後勤史簡編本》，北京：金頓出版社，一九九三。
巫仁恕，《劫後「天堂」：抗戰淪陷後的蘇州城市生活》，臺北：國立臺灣大學出版中心，二〇一七。
李建民，《近世中醫外科「反常」手術之謎》，臺北：三民書局，二〇一八。
李建民，《從中醫看中國文化》，北京：商務印書館，二〇一六。
李建民，《華佗隱藏的手術——外科的中國醫學史》，臺北：東大圖書公司，二〇一一。
李恩涵，《日本軍戰爭暴行之研究》，臺北：臺灣商務印書館，一九九四。
李順保、王自立、蒲朝暉主編，《古代中醫急救醫書全集》，北京：學苑出版社，二〇一一。
杜麗紅，《制度與日常生活：近代北京的公共衛生》，北京：中國社會科學出版社，二〇一五。

沈仲圭編著，周復生參訂，《中醫經驗處方集》，收入沈仲圭原著，徐樹民、金淑琴整理，《沈仲圭醫書合集》，北京：中國中醫藥出版社，二〇一七。
肖林榕主編，《中西醫結合發展史研究》，北京：北京科學技術出版社，二〇一一。
周仕偉主編，《四川何氏骨科流派史實研究》，北京：中國中醫藥出版社，二〇一八。
周佳榮，《天下名士有部落——常州人物與文化群體》，香港：三聯書店，二〇一三。
房成祥、黃兆安主編，《陝甘寧邊區革命史》，西安：陝西師範大學出版社，一九九一。
林吟，《在血與火中穿行——中國紅十字會救護總隊抗戰救護紀實》，貴陽：貴州人民出版社，二〇一五。
武衡，《延安時代科技史》，北京：中國學術出版社，一九八八。
邱駿聲編著，《中醫傷科治療》，臺北：五洲出版社，一九六七。
施彥，《林可勝與民國現代醫學的發展（一九二四—一九四九）》，臺北：梁序穆暨許織雲教授基金會，二〇一八。
柏連松，《海派中醫夏氏外科》，上海：上海科學技術出版社，二〇一五。
柏連松、張雅明、夏澤華主編，《海派中醫夏氏外科文物選萃》，北京：世界圖書，二〇一六。
范行準，《中國預防醫學思想史》，北京：人民衛生出版社，一九五五。
范行準，《中國醫學史略》，北京：中醫古籍出版社，一九八六。
范佐勳等主編，《臺灣藥學史》，臺北：財團法人鄭氏藥學基金會，二〇〇一。
凌昌全、朱德增、顧偉主編，《軍事中醫學》，上海：第二軍醫大學出版社，二〇一四。
姬凌輝，《晚清民初細菌學說與衛生防疫》，重慶：四川人民出版社，二〇二三。
孫紹裘、孫達武，《中醫骨傷科發展簡史》，北京：人民軍醫出版社，二〇一五。
徐凌雲、高榮林主編，《董德懋內科經驗集》，北京：人民衛生出版社，二〇〇四。
祝平一，《健康與社會：華人衛生新史》，臺北：聯經出版，二〇一三。
馬金生，《發現醫病糾紛：民國醫訟凸顯的社會文化史研究》，北京：社會科學文獻出版社，二〇一六。
張大慶，《中國近代疾病社會史》，濟南：山東教育出版社，二〇〇六。
張仲民，《出版與文化政治：晚清的「衛生」書籍研究》，上海：上海書店出版社，二〇〇九。

張仲民，《弄假成真：近代上海醫藥廣告造假現象透視》，上海：復旦大學出版社，二〇二三。
張玲，《戰爭、社會與醫療：抗戰時期四川公共衛生建設研究》，北京：中國社會科學出版社，二〇一五。
張效霞、王振國，《效法與嬗變：近代中醫創新掠影》，濟南：山東科學技術出版社，二〇一七。
張泰山，《民國時期的傳染病與社會：以傳染病防治與公共衛生建設為中心》，北京：社會科學文獻出版社，二〇〇八。
張贊臣編著，《中醫外科醫籍存佚考》，北京：人民衛生出版社，一九八七。
張麗安，《張建與軍醫學校：兼述抗戰時期軍醫教育》，香港：天地圖書，二〇〇〇。
梁星亮、楊洪、姚文琦主編，《陝甘寧邊區史綱》，西安：陝西出版集團、陝西人民出版社，二〇一二。
現代史研究室等著，《抗日戰爭史研究新趨向》，上海：上海書店，二〇二〇。
郭岱君主編，《重探抗戰史（一）：從抗日大戰略的形成到武漢會戰一九三一－一九三八》，臺北：聯經出版，二〇二二。
陳寄禪，《追溯五十年來促進我衛生設施之關鍵事蹟》，臺北：正中書局，一九八一。
麥勁生、劉繼堯，《緯武經文：近代中國武術的創建歷程》，香港：三聯書店，二〇二二。
游鑑明，《運動場內外：近代華東地區的女子體育（一八九五－一九三七）》，臺北：中央研究院近代史研究所，二〇〇九。
黃正林著，《陝甘寧邊區社會經濟史（一九三七－一九四五）》，北京：人民出版社，二〇〇六。
黃金書屋編輯，《簡單便利外科救護學》，西安：九州書局，一九三八。
黃金麟，《戰爭、身體、現代性：近代台灣的軍事治理與身體，一八九五－二〇〇五》，臺北：聯經出版，二〇〇九。
黃金麟，《歷史、身體、國家：近代中國的身體形成，一八九五－一九三七》，臺北：聯經出版，二〇〇一。
楊善堯，《抗戰時期的中國軍醫》，臺北：國史館，二〇一五。
楊菁，《抗戰時期的外國友人》，南京：江蘇人民出版社，二〇二一。
溫波，《重建合法性：南昌市新生活運動研究，一九三四－一九三五》，北京：學苑出版社，二〇〇六。
葉永文，《中華民國軍醫教育發展史》，臺北：五南出版，二〇一三。

葉永文，《台灣中醫發展史：醫政關係》，臺北：五南出版，二〇一三。
雷祥麟，《非驢非馬：中醫、西醫與現代中國的相互形塑》，臺北：左岸文化，二〇二四。
雷雲峰，《陝甘寧邊區史．抗日戰爭時期（上）》，西安：西安地圖出版社，一九九三。
雷雲峰，《陝甘寧邊區史．抗日戰爭時期（中、下篇）》，西安：西安地圖出版社，一九九三。
雷雲峰主編，《陝甘寧邊區大事記述》，西安：三秦出版社，一九九〇。
魯迅原著，《魯迅全集》，北京：人民文學出版社，一九九六。
熊秉真，《幼幼——傳統中國的襁褓之道》，臺北：聯經出版，一九九五。
裴毅然，《紅色生活史：革命歲月那些事（一九二一－一九四九）》，臺北：獨立作家，二〇一五。
劉洋，《近代山西醫學史：中醫體制化歷程》，太原：山西人民出版社，二〇一八。
劉榮倫、顧玉潛，《中國衛生行政史略》，廣州：廣東科技出版社，二〇〇七。
德虔整理，《少林寺傷科秘方》，北京：北京體育大學出版社，二〇〇九。
歐陽泰（Tonio Andrade）著，《火藥時代：為何中國衰弱而西方崛起？決定中西歷史的一千年》，臺北：時報出版，二〇一七。
蔡挺、鄭建軍、夏冠斌主編，《寧波華美醫院百年檔案》，北京：商務印書館，二〇一八。
蔣永敬，《蔣介石、毛澤東的談打與決戰》，臺北：臺灣商務，二〇一五。
鄧鐵濤，《中國防疫史》，南寧：廣西科學技術出版社，二〇〇六。
鄧鐵濤、程之范主編，《中國醫學通史：近代卷》，北京：人民衛生出版社，一九九九。
鄭曼清、林品石，《中華醫藥學史》，臺北：臺灣商務印書館，二〇〇〇。
魯迅，《吶喊》，臺北：風雲時代，二〇〇四。
魯迅，《墳》，天津：天津人民出版社，一九九八。
盧希謙、李忠全，《陝甘寧邊區醫藥衛生史稿》，西安：陝西人民出版社，一九九四。
賴文、李永宸著，《嶺南瘟疫史》，廣州：廣東人民出版社，二〇〇四。
龍偉，《民國醫事糾紛研究（一九二七－一九四九）》，北京：人民出版社，二〇一一。

戴斌武，《中國紅十字會救護總隊與抗戰救護研究》，合肥：合肥工業大學出版社，二〇一二。
戴斌武，《抗戰時期中國紅十字會救護總隊研究》，天津：天津古籍出版社，二〇一二。
戴斌武，張憲文、楊天石主編，《美國國家檔案館館藏中國抗戰歷史影像全集（卷十七）：醫療救治》，北京：化學工業出版社，二〇一六。
薛愚主編，《中國藥學史料》，北京：人民衛生出版社，一九八四。
謝利恆、尤在涇，《中國醫學源流論．校正醫學讀書記合刊》，臺北：新文豐出版公司，一九九七。
鐘文典，《抗戰防疫進行時：國聯防疫分團在廣西（一九三八－一九四〇）》，桂林：廣西師範大學出版社，二〇一四。
鐘兆雲，王盛澤著，《毛澤東最信任的醫生傅連暲》，北京：中國青年出版社，二〇〇六。
顧伯華，《外科經驗選》，上海：上海科學技術出版社，二〇一〇。

## (3) 期刊論文

（日）段瑞聰，〈抗日戰爭時期的新生活運動〉，《近代中國》一百三十一期（一九九九），頁五七－八一。
于賡哲，〈被懷疑的華佗——中國古代外科手術的歷史軌跡〉，《清華大學學報（哲學社會科學版）》二十四卷一期（二〇〇九），頁八二－九六。
王元周，〈抗戰時期根據地的疫病：流行與群眾醫療衛生工作的展開〉，《抗日戰爭研究》一期（二〇〇九），頁五九－七六。
王珂，〈必也正名乎——呂思勉《醫籍知津》與謝觀《中國醫學源流論》關係辨證〉，《華東師範大學學報（哲學社會科學版）》一期（二〇一九），頁五七－六四。
皮國立，〈「國藥」或「代用西藥」？戰時國產藥物的製造與研究〉，《中醫藥雜誌》，三十卷二期（二〇一九），頁二七－四七。
皮國立，〈上海中醫藥的發展（一九五〇－一九六五）——以《人民日報》為中心的考察〉，《漢學研究通訊》三十五卷四期（二〇一六），頁一－一二。

皮國立，〈中日戰爭前後蔣介石對化學戰的準備與應對〉，《國史館館刊》四十三期（二〇一五），頁五三－九二。
皮國立，〈中日戰爭期間中國民眾的毒氣知識與日常應對——以期刊為論述中心〉，《臺灣師大歷史學報》六十一期（二〇一九），頁三九－八二。
皮國立，〈中西醫學話語與近代商業論述——以《申報》上的「痧藥水」為例〉，《學術月刊》四十五卷一期（二〇一三），頁一四九－一六四。
皮國立，〈民國疫病與社會應對——一九一八年大流感在京、津與滬、紹之區域對比研究〉，《新史學》二十七卷四期（二〇一六），頁五七－一〇七。
皮國立，〈民國時期上海中醫的開業與營生技術〉，《科技、醫療與社會》三十期（二〇二〇），頁一一三－一六一。
皮國立，〈共和國初期（一九五〇－一九六五）上海中醫藥的發展——以《人民日報》為中心的考察〉，《漢學研究通訊》三十五卷四期（二〇一六），頁一－一二。
皮國立，〈何謂『「外」科』？——《外科精要》（一二六三）中映照出的中醫外科內涵〉，《台灣中醫臨床醫學雜誌》二十卷二期（二〇一五年九月），頁一－一八。
皮國立，〈身體階級的神話與實際——明清時期宦官的性身體與醫療〉，《中央史論》二十六輯（韓國，二〇〇七），頁九三－一二九。
皮國立，〈所謂「國醫」的內涵——略論中國醫學之近代轉型與再造〉，《中山大學學報》四十九卷一期（二〇〇九），頁六四－七七。
皮國立，〈近代中國的生化戰知識轉譯與傳播（一九一八－一九三七）〉，《學術月刊》四十七卷二期（二〇一五），頁一四五－一六二。
皮國立，〈近代史家撰寫專門史的路徑——以呂思勉（一八八四－一九五七）的著作與思想脈絡為主的考察〉，《中醫典籍與文化》六期（二〇二三），頁六一－九四。
皮國立，〈從傳統轉向科學：一九五〇年代的中醫與微生物關係〉，《中醫藥歷史與文化》第二輯（二〇二二），頁二九九－三二五。
皮國立，〈整備與防禦——中日戰爭前後蔣介石對化學戰的準備與應對〉，《國史館館刊》四十三期（二〇一五），頁五三－九二。
皮國立，〈醫療與近代社會——試析魯迅的反中醫情結〉，《中國社會歷史評論》十三卷（二〇一二），頁三五三－三七六。
吳靜芳，〈清代前期（一七二三－一八二〇）民間傷口處理與破傷風治療——以鬥毆因風身死案為中心的分析〉，《國立政治大學歷史學報》四十八期（二〇一七），頁一－四二。
吳靜芳，〈舉手起瘡痍——中國傳統醫書所見破傷風療法的變化〉，《故宮學術季刊》三十三卷三期（二〇一六），頁七九－一一一。
李帆，〈求真與致用的兩全和兩難——以顧頡剛、傅斯年等民國史家的選擇為例〉，《近代史研究》三期（二〇一八），頁四－二三。
李尚仁，〈英法聯軍之役中的英國軍事醫療〉，《中央研究院歷史語言研究所集刊》八十二卷三期（二〇一一），頁五三三－五七五。
李建民，〈「羊矢」之謎與中醫肌肉的身體觀〉，《中醫藥文化》十一卷三期（二〇一六），頁四－一二。
李建民，〈「醫古文」與醫學史〉，《中醫藥文化》三期（二〇一四），頁二四－二五。
李建民，〈中國明代の縫合手術〉，《千葉大學人文社會科學研究》二十八期（二〇一四），頁二七八－二九四。
李建民，〈中醫外科為什麼不動手術？〉，《韓國醫史學會誌》二十八卷二期（二〇一五），頁一二一－一三八。
李建民，〈中醫近世外科「反常」手術之謎——中醫為什麼沒有「手術」傳統〉，《大韓韓醫學原典學會誌》二十六卷四期（二〇一三），頁一五五－一七九。
李建民，〈王莽與王孫慶——記公元一世紀的人體刳剝實驗〉，《新史學》十卷四期（一九九九），頁一－三〇。
李建民，〈明代《外科正宗·救自刎斷喉法》考釋〉，《九州學林》三十二期（二〇一三），頁九七－一一三。
李建民，〈清代手抄本《瘍醫探源論》考釋〉，《九州學林》三十七期（二〇一六），頁一五三－一九〇。
李建民，〈被忽視的中醫手術史〉，《南京中醫藥大學學報》一期（二〇一六），頁九－一三。
杜正勝，〈另類醫療史研究二十年：史家與醫家對話的臺灣經驗〉，《古今論衡》二十五期（二〇一三），頁三－三八。

和中浚、王麗，〈民國時期中醫外科、皮膚科發展概況〉，《中華醫史雜誌》三期（二〇一五），頁一六七－一七一。
林文源，〈中醫做為方法：STS如何向多元中醫學習？〉，《科技、醫療與社會》二十七期（二〇一八），頁七－五八。
金仕起，〈中國傳統醫籍中的乳癰、性別與經驗〉，《國立政治大學歷史學報》四十七期（二〇一七），頁一－七四。
胡成，〈「不衛生」的華人形象：中外間的不同講述——以上海公共衛生為中心的觀察（一八六〇－一九一一）〉，《中央研究院近代史研究所集刊》五十六期（二〇〇七），頁一－四四。
范燕秋，〈新醫學在臺灣的實踐——從後藤新平《國家衛生原理》談起〉，《新史學》九卷三期（臺北，一九九八），頁四九－八六。
范燕秋〈日治前期臺灣公共衛生之形成（一八九五－一九二〇）：一種制度面的觀察〉，《思與言》三十三卷二期（一九九六），頁二一一－二五八。
祝平一，〈清代的痧：一個疾病範疇的誕生〉，《漢學研究》三十一卷三期（二〇一三），頁一九三－二二八。
崔玉軍，〈抗戰時期到訪延安的美國人及其「延安敘事」〉，《齊魯學刊》五期（二〇一七），頁三三－五〇。
常存庫，〈中醫外科的內科化及其歷史文化原因〉，《大自然探索》四十二期（一九九二），頁一二八－一三三。
張雨新，付建成，〈抗戰時期陝甘寧邊區農村的生育變遷——以米脂縣為中心的考察〉，《河北學刊》三十八卷四期（二〇一八），頁二〇三－二〇八。
張哲嘉，〈《婦女雜誌》的「醫事衛生顧問」〉，《近代中國婦女史研究》十二期（二〇〇四），頁一四五－一六八。
陳柏勳、楊仕哲，〈在地醫療的技術文本及其轉變——嘉南地區之藥籤〉，《科技、醫療與社會》二十三期（二〇一六），頁七七－一三六。
陳紅民，〈抗戰時期國共兩黨動員能力之比較〉，《二十一世紀》三十九期（一九九六），頁四七－五八。
曾宣靜、林昭庚、孫茂峰，〈民初中醫「醫育法權」之建構（一九一二－一九四九）——以《中醫條例》及《醫師法》為論述核心〉，《臺灣師大歷史學報》五十九期（二〇一八），頁四一－九九。
黃金麟，〈醜怪的裝扮：新生活運動的政略分析〉，《台灣社會研究季刊》三十期（一九九八年六月），頁一六三－二〇三。

楊奎松，〈蔣中正與一九三六年綏遠抗戰〉，《抗日戰爭研究》四期（二〇〇一），頁四五－七五。
楊善堯，〈蔣中正與抗戰前後的軍醫制度〉，《國史館館刊》四十六期（二〇一五），頁一六九－二一〇。
溫金童，〈試析抗戰時期陝甘寧邊區的中西醫合作〉，《抗日戰爭研究》四期（二〇一〇），頁一一四－一二一。
溫金童、李飛龍，〈抗戰時期陝甘寧邊區的衛生防疫〉，《抗日戰爭研究》三期（二〇〇五），頁一五三－一七三。
雷祥麟，〈負責任的醫生與有信仰的病人——中西醫論爭與醫病關係在民國時期的轉變〉，《新史學》十四卷一期（二〇〇三），頁四五－九六。
雷祥麟，〈衛生為何不是保衛生命：民國時期另類的衛生、自我和疾病〉，《臺灣社會研究季刊》五十四期（二〇〇四），頁一七－五九。
雷祥麟，二〇一一年十二月，〈習慣成四維：新生活運動與肺結核防治中的倫理、家庭與身體〉，《中央研究院近代史研究所集刊》七十四期（二〇一一），頁一三三－一七七。
趙杰、孫業祥，〈中西醫結合燒傷治療技術百年回顧〉，《中國燒傷創瘍雜誌》三十三卷六期（二〇二一），頁三八一－三八四。
趙婧，〈柳葉刀尖——西醫手術技藝和觀念在近代中國的變遷〉，《近代史研究》五期（二〇二〇），頁四六－六三。
劉士永，〈「清潔」、「衛生」與「健康」——日治時期臺灣社會公共衛生觀念之轉變〉，《臺灣史研究》八卷一期（二〇〇一），頁四一－八八。
劉士永，〈科學中藥的萌生〉，《中國醫藥研究叢刊》三十四期（二〇二三），頁一五五－一八四。
劉士永，〈醫學、商業與社會想像：日治臺灣的漢藥科學化與科學中藥〉，《科技醫療與社會》十一期（二〇一〇），頁一五〇－一九七。
劉士永、郭世清，〈林可勝（一八九七－一九六九）闇聲誨影的中研院院士與國防醫學院院長〉，《臺灣史研究》十九卷四期（二〇一二），頁一四一－二〇五。
蔡運寧、蘇奕彰，〈從SARS到COVID-19：現代中醫如何因應瘟疫〉，《中國醫藥研究叢刊》三十四期（二〇二三），頁一八五－二〇八。
衛生福利部編印，《中華民國一一〇年版衛生福利年報》，臺北：衛生福利部，二〇二一。

衛生福利部編印，《中華民國一一二年版衛生福利年報》，臺北：衛生福利部，二〇二三。
蘇聖雄，〈世變與史學：臺灣學界抗戰史研究的興起與發展〉，《抗日戰爭研究》一期（二〇二一），頁二五－四二。
蘇聖雄，〈從軍方到學界：抗戰軍事史研究在臺灣〉，《抗日戰爭研究》一期（二〇二〇），頁一四一－一五七。

### (4) 專書論文

文樹德，〈被忽略的研究材料：文氏珍藏之晚清及民國初期的中國醫學文獻手稿〉，《香港孔子學院二〇一八年簡介》，香港：孔子學院，二〇一八，頁八七。
皮國立，〈民國時期的中國醫學史教科書與醫史教育〉，張仲民、章可編，《近代中國的知識生產與文化政治》，上海：復旦大學出版社，二〇一四，頁四〇－六六。
皮國立，〈抗戰前蔣中正的日常醫療經驗與衛生觀〉，呂芳上主編，《蔣中正的日常生活》，臺北：政大出版社，二〇一三，頁三八一－七五二。
皮國立，〈新史學之再維新——中國醫療史研究的回顧與展望（二〇一一－二〇一七）〉，蔣竹山主編，《當代歷史學新趨勢：理論、方法與實踐》，臺北：聯經出版，二〇一九，頁四三九－四六二。
皮國立，〈舊解讀與新詮釋——戰時報刊中的日軍細菌戰（一九三七－一九四五）〉，上海社會科學院歷史研究所現代史研究室編著，《抗日戰爭史研究新趨向論文集》，上海：上海社會科學院歷史研究所，二〇二〇，頁三二一－三四一。
余新忠，〈防疫．衛生行政．身體控制——晚清清潔觀念與行為的演變〉，黃興濤主編，《新史學．第三卷——文化史研究的再出發》，北京：中華書局，二〇〇九，頁五七－九九。
李建民，〈追尋中國醫學的激情〉，《思想（四）臺灣的七十年代》，臺北，聯經出版，二〇〇七，頁二五四－二五五。
李健祥，〈臺灣手抄本醫書內容初探〉，皮國立主編，《走過「廢除中醫」的時代：近代傳統醫學知識的變與常》，臺北：民國歷史文化學社，二〇二三，頁四一一－四二三。
范燕秋，〈新醫學在臺灣的實踐（一八九九－一九〇六）——從後藤新平《國家衛生原理》談起〉，李尚仁主編，

《帝國與現代醫學》，臺北：聯經出版，二〇〇八，頁一九－五三。

張仲民，〈晚清中國身體的商業建構——以愛羅補腦汁為中心〉，楊念群主編，《新史學（第五卷）：清史研究的新境》，北京：中華書局，二〇一一，頁二三三－二六三。

張效霞，〈陝甘寧邊區第一個中西醫聯合診療所：大眾衛生合作社〉，張效霞、王振國主編，《效法與嬗變：近代中醫創新掠影》，濟南：山東科學技術出版社，二〇一七，頁二〇三－二〇四。

陳韜，〈記林可勝先生二三事〉，何邦立主編，《林可勝：民國醫學史上第一人》，臺北：梁序穆暨許織雲教授基金會出版，二〇一七，頁三〇七－三〇八。

雷祥麟，〈常山：一個新抗瘧藥的誕生〉，李建民編，《由醫療看中國史》，臺北：聯經出版，二〇〇八，頁三三一－三七二。

劉士永，〈公共衛生與健康——從學習、融合到自主〉，王汎森、趙永茂、劉翠溶、周濟、章英華、陳芳明、林惺嶽、漢寶德、呂芳上等編，《中華民國發展史——社會發展（下）》，臺北：聯經出版，二〇一一，頁五二九－五五七。

劉士永，〈抗戰時期的兵食與軍事營養學發展試探〉，皮國立主編，《華人大補史：吃出一段近代東亞補養與科技的歷史》，臺北：時報出版，二〇二三，頁二一五－二六八。

劉士永，〈臺灣地區醫療衛生史研究的回顧與展望〉，耿立群編，《深耕茁壯——臺灣漢學四十回顧與展望：慶祝漢學研究中心成立四十周年》，臺北：國家圖書館，二〇二一，頁三九五－四二六。

劉士永，〈戰時中國的傳道醫療：抗戰時期美國醫藥援華局（ABMAC）試探〉，黃文江、張雲開、陳智衡編，《變局下的西潮：基督教與中國的現代性》，香港：建道神學院，二〇一五，頁二八五－三〇四。

### (5) 民國報刊

Keating P. M. and Davis F. M.〈各國醫學雜誌節略：軍陣外科〉，《中華醫學雜誌》，二十六卷十期（一九四〇），頁九〇九－九一〇。

丁濟華，〈中國式整骨科及余實驗接骨二則追述〉，《醫藥學》一卷三期（一九二四），頁二二－二三。

人奇誌，〈衛生署中醫委員會成立〉，《醫鐸》一卷十一期（一九三七），頁一。
上海市醫師公會，〈致各會員團體請仿辦國難醫藥捐募通告〉，《醫事彙刊》，十五期（一九三三），頁五二。
上海申報館編輯，《申報》（上海）。
大公報社，《大公報》（天津）。
不著撰者，〈上海市中醫藥界救護團成立〉，《光華醫藥雜誌》四卷十期（一九三七），頁四〇－四一。
不著撰者，〈通論：防腐劑總論〉，《謙信藥報（上海）》七期（一九一一），頁二－八。
不著撰者，〈上海市神州國醫學會舉辦之防毒救護展覽會〉，《中醫科學》一卷八期（一九三七），封面頁一。
不著撰者，〈上海市醫師公會發起徵募國難醫藥捐〉，《醫事彙刊》十五期（一九三三），頁五五－五七。
不著撰者，〈上海新中國醫學院學生救護演習〉，《中醫世界》十一卷三期（一九三六），頁一第一版照片。
不著撰者，〈上海醫學院救護隊到平工作〉，《同仁醫學》六卷五期（一九三三），頁七九。
不著撰者，〈大戰時幾種最得用的拜耳藥品〉，《拜耳醫療新報》十二卷二期（一九三八），頁四九－五二。
不著撰者，〈中央國醫館搜羅傷科書籍〉，《國醫素》，創刊號（一九六三），頁三四。
不著撰者，〈中央製藥廠新設辦事處〉，《西南實業通訊》五卷三期（一九四二），頁五七。
不著撰者，〈中國製藥廠偉大貢獻〉，《西南實業通訊》三卷一期（一九四一），頁五九。
不著撰者，〈中國製藥廠陪都營業處開幕〉，《西南實業通訊》五卷五期（一九四二），頁六七。
不著撰者，〈中國醫學院添設救護班〉，《光華醫藥雜誌》三卷二期（一九三五），頁六四。
不著撰者，〈中國醫藥社舉辦救護班〉，《中國醫藥研究月報》一卷三期（一九三七），頁二七－二八。
不著撰者，〈中國醫藥教育社、衛生署陪都中醫院中醫高級研究班立案檔匯錄〉，《中國醫藥月刊》一卷五期（一九四四），頁三六－三七。
不著撰者，〈中醫之光〉，《廣東醫藥旬刊》二卷三－四期（一九四三），頁七八。
不著撰者，〈中醫之傷科〉，《長壽》二期（一九二八），頁一六－一九。
不著撰者，〈中醫外治手術二則〉，《醫學雜誌》三十九期（一九二七），頁九一－九二。
不著撰者，〈中醫外科訓練班開始〉，《中國醫學》一卷二期（一九三七），頁六二。

不著撰者，〈中醫後方醫院不久將成立〉，《國醫月刊》一卷三期（一九三九），頁八。
不著撰者，〈中醫師擔任後方征屬及患病官兵醫療服務辦法（三十三年三月九日軍政部訓令公佈施行）〉，《法令週報》一卷二十期（一九四四），頁一－二。
不著撰者，〈中醫診療所成績斐然〉，《國醫月刊》一卷二期（一九三九），頁四。
不著撰者，〈中醫傷科研究社簡章〉，《江蘇全省中醫聯合會月刊》四十七期（一九二六），頁五－六。
不著撰者，〈中藥防毒必效方彙錄〉，《中國醫藥雜誌》四卷九期（一九三七），頁一四－一六。
不著撰者，〈公牘〉，《神州國醫學報》四卷十二期（一九三六），頁三九－四〇。
不著撰者，〈太倉青年中醫加入救護訓練班〉，《光華醫藥雜誌》四卷二期（一九三六），頁六－七。
不著撰者，〈北平兩國醫學院慰勞綏東將士並組織軍事救護隊〉，《光華醫藥雜誌》四卷二期（一九三六），頁一四。
不著撰者，〈北平國醫學院救護訓練班畢業〉，《光華醫藥雜誌》四卷四期（一九三七），頁四七。
不著撰者，〈四海化學工業社製造國產藥品〉，《西南實業通訊》三卷一期（一九四一），頁五九。
不著撰者，〈外科中醫訓練大綱〉，《吳江國醫學報》二期（一九三六），頁一。
不著撰者，〈外科各症治療劑〉，《科學國藥》三期（一九三六），頁一五一－一五四。
不著撰者，〈外科珍方〉，《文醫半月刊》四卷一期（一九三七），頁一〇。
不著撰者，〈平市將產生一針灸傷科講習所〉，《光華醫藥雜誌》四卷二期（一九三六），頁一四。
不著撰者，〈平定藥價內政部撥款購藥〉，《經濟動員》三卷九－十期（一九三九），頁一二四五。
不著撰者，〈本校附設救護隊簡章〉，《廣東中醫藥學校校刊》六期（一九三二），頁二八－二九。
不著撰者，〈本校戰地救護術之動機與實現〉，《蘇州國醫雜誌》七期（一九三五），頁四四。
不著撰者，〈本戰區中藥製造社報告製藥情形戌江原藥電〉，《革命動力》一卷三期（一九四〇），頁二〇。
不著撰者，〈全國醫藥界戰地服務團設立製藥廠並籌備醫院〉，《中央通信社稿》十月下（一九三七），頁五一。
不著撰者，〈江蘇外科中醫訓練籌備緊張〉，《光華醫藥雜誌》三卷八期（一九三六），頁七二。
不著撰者，〈江蘇省立醫政學院附設外科中醫訓練班簡則（廿六年五月十四日江蘇省政府委員會第九〇四次會議通過）〉，《江蘇省政府公報》二五八三期（一九三七），頁一五－一六。

不著撰者，〈江蘇省將開始訓練全省中醫戰地救護技術訓練地點鎮江省立醫政學院〉，《光華醫藥雜誌》三卷七期（一九三六），頁一。
不著撰者，〈西安沈伯超先生創設中醫學校專修班〉，《中醫藥消息》創刊號（一九四八），頁三。
不著撰者，〈西南醫藥界創設製藥廠〉，《復興醫藥雜誌》一卷二期（一九四一），頁二四。
不著撰者，〈西藥商籌組聯合製藥廠〉，《中國工業（桂林）》九期（一九四二），頁四一。
不著撰者，〈宏濟醫院將成立〉，《國醫月刊》一卷三期（一九三九），頁八。
不著撰者，〈抗戰中中央國醫館設中醫院救傷〉，《醫藥之聲》四期（一九三八），頁三〇－三一。
不著撰者，〈抗屬中醫義診部成績頗佳〉，《中國醫藥月刊》一卷二期（一九四四），頁一〇。
不著撰者，〈供給戰時藥物，湘籌設製藥廠〉，《復興醫藥雜誌》一卷二期（一九四一），頁二四。
不著撰者，〈官商合辦：促進藥品生產（軍政部擬具辦法）〉，《藥報》一卷二期（一九四三），頁一九－二〇。
不著撰者，〈杭市國醫界發起捐資援助〉，《光華醫藥雜誌》四卷二期（一九三六），頁六。
不著撰者，〈杭州中國醫學社舉辦國醫救護班第二期學員畢業〉，《中醫科學》二卷一期（一九三七），頁九。
不著撰者，〈杭州中醫祥林傷外科醫院來滬設分院〉，《光華醫藥雜誌》三卷五期（一九三六），頁六二。
不著撰者，〈杭州國醫救護班舉行第一期學員畢業禮盛況〉，《中醫科學》一卷八期（一九三七），頁八－九。
不著撰者，〈杭國醫界救護班成立十二月十四日正式開課〉，《中醫科學》一卷七期（一九三七），頁七九。
不著撰者，〈杭國醫界籌組軍事救護團〉，《中醫科學》一卷六期（一九三六），頁三五九。
不著撰者，〈武田牌新藥介紹（其二十三）：陽萎．遺精注射藥：謀克老病〉，《新醫藥觀》三卷三期（一九三一），頁一八－一九。
不著撰者，〈河南省政府衛生處註冊：洛陽行都國醫公會救護總隊部〉，《中西醫報》復刊五期（一九四六），頁二一。
不著撰者，〈河南國醫改進研究會《衛生導報》出版〉，《吉祥醫藥》八期（一九三七），第三張。
不著撰者，〈近三年來的醫學新發現：新法接骨手術〉，《三六九畫報》二十二卷十六期（一九四三），頁四。
不著撰者，〈封面畫報〉，《光華醫藥雜誌》四卷五期（一九三七），頁三。
不著撰者，〈建築首都國醫院平湖中醫公會會議籌款〉，《光華醫藥雜誌》四卷四期（一九三七），頁二。

不著撰者，〈建議：全國醫師聯合會第四次大會廣西醫師公會提案：（五）擬請中央設立戰時製藥廠以應救護案〉，《廣西衛生旬刊》三卷十一期（一九三六），頁二。

不著撰者，〈指令：令湖北省國醫分館據呈湖北國醫救護班呈送籌委會章程准予備案文〉，《國醫公報（南京）》四卷一期（一九三六），頁四－六。

不著撰者，〈軍中救死有仙丹：中醫藥之神妙〉，《醫藥之聲》四期（一九三八），頁三五。

不著撰者，〈軍政部獎勵國藥獸醫有效良方暫行規則（廿八年十二月卅日呈奉軍事委員會備案案軍政部公佈）〉，《雲南省政府公報》十二卷十三期（一九四〇），頁五－九。

不著撰者，〈軍醫學校——藥品製造研究所〉，《藥學季刊》四期（一九四三），頁一七七。

不著撰者，〈軍醫學校藥科概況〉，《藥友》二卷一期（一九三七），頁四。

不著撰者，〈重慶市製藥業一斑〉，《財政評論》七卷六期（一九四二），頁一〇〇。

不著撰者，〈重慶國粹醫館傷科診斷治療逐日登記（第四週變生險病治驗）一覽表〉，《國粹醫藥特刊：傷科接骨專號》（一九三七），頁一二－一四。

不著撰者，〈重慶國粹醫館傷科診斷治療逐日登記（初週治驗）一覽表〉，《國粹醫藥特刊：傷科接骨專號》（一九三七），頁九－一二。

不著撰者，〈重慶國醫院四月一日開幕〉，《光華醫藥雜誌》四卷六期（一九三七），頁六八。

不著撰者，〈重慶國醫院昨已正式開幕〉，《光華醫藥雜誌》四卷十期（一九三七），頁四八－四九。

不著撰者，〈重慶國醫學術研究會成立誌盛〉，《中醫科學》一卷九期（一九三七），頁一七－一九。

不著撰者，〈重慶設立中西製藥廠〉，《國際勞工通訊》五卷六期（一九三八），頁三〇九。

不著撰者，〈重慶陸軍醫院開幕〉，《藥學季刊》七－八期（一九四四），頁三〇四。

不著撰者，〈消息一束〉，《藥學季刊》九－十期（一九四五），頁三三三。

不著撰者，〈神州國醫學會聯合各醫團籌辦中醫救護訓練班〉，《中醫世界》十二卷五期（一九三七），頁五三。

不著撰者，〈神聖抗戰後：中醫革命運動採科學方法從事改善，已在重慶設立製藥廠〉，《醫藥之聲》五期（一九三八），頁四五。

不著撰者，〈貢獻傷科良方獲獎〉，《國醫月刊》一卷二期（一九三九），頁五。

不著撰者，〈貢獻傷科良方獲獎翔實切用具徵熱忱救國〉，《中國醫藥月刊》一卷一期（一九四四），頁二一－二二。

不著撰者，〈骨科專輯：骨科〉，《健康醫報》四四－四五（一九四七），頁二。

不著撰者，〈國立製藥廠〉，《中華醫學雜誌（重慶）》二十九卷三期（一九四四），頁三一〇。

不著撰者，〈國醫外科講習所暫改函授〉，《中國醫藥月刊（重慶）》一卷二期（一九四四），頁九。

不著撰者，〈國醫救護隊〉，《醫藥週刊》三期（一九三八），封面頁一。

不著撰者，〈國醫救護隊改編直屬第一中隊〉，《中國醫藥月刊（重慶）》一卷一期（一九四四），頁九－一〇。

不著撰者，〈國醫救護隊救護熱心〉，《國醫月刊》一卷二期（一九三九），頁六。

不著撰者，〈國醫救護隊擴大編組〉，《國醫月刊》一卷二期（一九三九），頁六。

不著撰者，〈國醫學術研究會改選誌盛〉，《國醫月刊》一卷二期（一九三九），頁四。

不著撰者，〈國醫館等籌組中華製藥廠〉，《四川經濟月刊》九卷五期（一九三八），頁三九－四〇。

不著撰者，〈國藥業〉，《經濟研究》二卷四期（一九四〇），頁八一－八二。

不著撰者，〈國難與國醫〉，《醫學週刊集》六卷三期（一九三二），頁七一。

不著撰者，〈救護隊簡章〉，《新會國醫月刊》一期（一九三二），頁六八。

不著撰者，〈陪都中醫研究講訓之情形〉，《中國醫藥月刊（重慶）》一卷四期（一九四四），頁一三。

不著撰者，〈陪都中醫院開診〉，《中國醫藥月刊（重慶）》一卷一期（一九四四），頁九。

不著撰者，〈陪都國醫外科講習所招生〉，《中國醫藥月刊（重慶）》一卷一期（一九四四），頁九。

不著撰者，〈復興中醫積極訓練〉，《中國醫藥月刊》一卷三期（一九四四），頁九。

不著撰者，〈渝中醫公會歡送智識青年從軍熱烈〉，《中國醫藥月刊》一卷六期（一九四四），頁一二。

不著撰者，〈渝市中醫師服務熱心〉，《中國醫藥月刊》一卷一期（一九四四），頁九。

不著撰者，〈渝實業界籌組藥產貿易公司〉，《經濟動員》六期（一九三八），頁二六七。

不著撰者，〈湖南國醫專科學校消息匯志〉，《國醫砥柱》一卷七期（一九三七），頁五四。

不著撰者，〈湖南國醫專科學校戰時演習實地攝影〉，《吉祥醫藥》十期（一九三七）。
不著撰者，〈湖南國醫專校新增軍訓救護課程業經開始授課〉，《光華醫藥雜誌》三卷五期（一九三六），頁四九。
不著撰者，〈焦易堂等發起組織中醫救護院漢口分院〉，《吉祥醫藥》十九期（一九三八），第三張。
不著撰者，〈短簡〉，《抵抗》十二期（一九三七），頁一二。
不著撰者，〈華北國醫學院畢業生赴綏組織臨時救護醫院〉，《光華醫藥雜誌》四卷四期（一九三七），頁二一—二三。
不著撰者，〈華西化學制藥廠製造西藥成品〉，《西南實業通訊》六卷三期（一九四二），頁六〇。
不著撰者，〈嵊縣國醫週刊擬出戰地救護常識專號〉，《中醫科學》一卷七期（一九三七），頁七三。
不著撰者，〈新聞動向〉，《藥學季刊》四期（一九四三），頁一七七、一七八。
不著撰者，〈實習教授沈宗吳先生〉，《中國醫學院畢業紀念刊》第六屆（一九三五），頁一。
不著撰者，〈劉瑞恒集資設製藥廠〉，《中國工業》八期（一九四二），頁三九。
不著撰者，〈增設傷科急救班〉，《上海青年》三十六卷十六期（一九三六），頁一〇。
不著撰者，〈廣州中界發明防毒瓦斯藥物〉，《醫藥之聲》四期（一九三八），頁三〇—三一。
不著撰者，〈廣州方便醫院救護班舉行畢業〉，《中醫世界》十一卷四期（一九三七），頁五八。
不著撰者，〈敵人礮炸橫施下，醫藥文化刊物多受礙告〉，《醫藥之聲》四期（一九三八），頁三〇。
不著撰者，〈衛生署公佈戰時醫療藥品售銷登記管理辦法〉，《西南醫學雜誌》二卷二期（一九四二），頁三三—三五。
不著撰者，〈衛生署金署報告戰時醫藥設施概況〉，《西南醫學雜誌》二卷三期（一九四二），頁三一。
不著撰者，〈衛生署戰時醫療藥品經理委員會消息〉，《公醫》一卷十與十一期合輯（一九四五），頁一〇。
不著撰者，〈請充實陪都中醫院令速設置病室以利市民案〉，《中國醫藥月刊》一卷三期（一九四四），頁三一。
不著撰者，〈戰抗期間醫藥上之新發現〉，《科學與技術》創刊號（一九四三），頁八〇。
不著撰者，〈戰後上海藥材行業〉，《商情報告》特四十期（一九三八），頁一〇。
不著撰者，〈戰時醫療藥品暫行標準表：普通藥品一百另四種〉，《實驗衛生季刊》，一卷一期（一九四三），頁一七—一八。

不著撰者，〈擔架之行進（臥者為軍訓教官郭叔雄先生）〉，《中醫世界》十一卷三期（一九三六），頁一第二版照片。

不著撰者，〈擬呈請全國醫師聯合會訓令全國醫師於國際戰爭時應全體動員為國服務案〉，《廣西衛生旬刊》三卷十一期（一九三六），頁二。

不著撰者，〈醫務處二十一年一月、二月份內外科診症人數統計表〉，《廣東中醫藥學校校刊》七期（一九三二），頁三六。

不著撰者，〈醫務處二十一年一月、二月份外科診症病名統計表〉，《廣東中醫藥學校校刊》七期（一九三二），頁二九－三〇。

不著撰者，〈醫藥界創辦華西製藥廠〉，《陝行彙刊》三卷三期（一九三九），頁七八－七九。

不著撰者，〈醫藥情報_蘇省中醫外科將分批集省訓練〉，《國醫素》二期（一九三七），頁三七。

不著撰者，〈醫藥教育消息：蘇省府舉辦外科中醫訓練〉，《吉祥醫藥》八期（一九三七），第三張。

不著撰者，〈醫藥新聞：監委劉覺民在洛陽籌備行都國醫院改良草藥以應抗戰之需要〉，《吉祥醫藥》二十一期（一九三八），第三版。

不著撰者，〈醫藥新聞：盧溝橋事件發生後湖南國醫界紛起聲援組織救護國北上工作〉，《吉祥醫藥》十期（一九三七），第三張。

不著撰者，〈顏福慶在港大醫學院講抗戰中的中國醫學〉，《西南醫學雜誌》一卷三期（一九四一），頁五〇。

不著撰者，〈藥物自給研究會〉，《西南醫學雜誌》二卷三期（一九四二），頁三二。

不著撰者，〈藥學專家於達準氏向本刊記者暢談軍政部藥苗種植場概況〉，《西南醫學雜誌》三卷五期（一九四三），頁三九。

不著撰者，〈籌備後方救濟醫院〉，《中醫科學》一卷八期（一九三七），頁七九。

不著撰者，〈蘇州女國醫王志純縣黨部令辦救護班〉，《中醫科學》一卷八期（一九三七），頁七六。

不著撰者，〈蘇省府公佈訓練各縣外科中醫大綱〉，《衛生教育》一卷三期（一九三六），頁二五。

中央國醫館秘書處，〈中央國醫館籌備大會行開會式速記錄〉，《國醫公報》一卷二期（一九三二），頁一〇。

孔夢周，〈戰時的醫藥問題〉，《四友月刊》五期（一九四〇），頁六－七。
尤學周、余鴻仁、沈宗吳等人，〈國醫節的感想〉，《新中醫刊》八期（一九三五），頁三－六。
王合三，〈公開接骨術之秘密〉，《現代中醫》一卷六期（一九三四），頁三－四。
王名藩，〈戰爭時期國醫跑到那裡去？〉，《國醫砥柱月刊》五期（一九三七），頁一。
王欽，〈國醫急救創傷方〉，《復興醫藥雜誌》二卷三－四期（一九四二），頁三五－三七。
王雲鵬，〈國難中對於醫藥界同胞最低限度的要求〉，《唯生醫學》五－六期（一九三一），頁八－一三。
王鴻儒，〈王鴻儒槍傷骨碎治癒自述經過記〉，《國粹醫藥特刊：傷科接骨專號》（一九三七），頁一五。
王鴻儒，〈我受傷治癒後給我全國新聞界各同志一封公開的信〉，《國粹醫藥》一卷一期（一九三九），頁一五－一六。
王鐵錚，〈國醫外科的優點〉，《國醫砥柱》二卷一－二期（一九三九），頁一二。
王鐵錚，〈國醫砥柱月刊周年感言〉，《國醫砥柱》二卷一－二期（一九三九），頁三
王儼，〈外科學：防腐手術之準備〉，《醫藥學報》四期（一九〇七），頁一二五－一三一。
史駿猷，〈中醫外科的名譽〉，《紹興醫藥學報星期增刊》六十二期（一九二一），頁三。
向銘心，〈炸傷筋骨治法方藥之研究〉，《國醫月刊》一卷二期（一九三九），頁六－七。
庄旭人，〈中藥亟宜補充防疫知識之商榷〉，《國藥新聲》十一期（一九四〇），頁一－三。
朱企洛，〈國字第五十九號提案：醫藥界對於國難急應採取之工作〉，《醫事彙刊》九期（一九三一），頁四一－四二。
朱克聞，〈戰爭與戰事外科〉，《幸福雜誌》二卷八期（一九三六），頁五－七。
朱良春，〈追懷繆俊德先生〉，《中國醫藥月刊》四卷六期（一九四三），頁一。
行政院衛生署編印，《衛生署醫藥證照公告月刊》三期（一九三六），頁六五。
伯超，〈外科之部：談乳癰〉，《平民醫藥週報》十五期（一九四三），第三版。
伯超，〈改進世界醫藥問題：（一四）由割扁桃腺談到內外科的連系問題〉，《平民醫藥週報》六十六期（一九四六），一版。

伯超，〈談外科〉，《平民醫藥週報》二十一期（一九四四），第四版。
何雲鶴，〈論說門：整理中醫學校課程之商確（續）〉，《醫學雜誌》五十七期（一九三〇），頁二五－三二。
何穎扶，〈國醫應有之使命〉，《國粹醫藥》一卷一期（一九三九），頁八。
余不平生，〈中國醫學與軍醫〉，《廣濟醫刊》六卷六期（一九二九），頁一－六。
余無言，〈外科研究第一講：外科概論〉，《蘇州國醫雜誌》十一期（一九三六），頁五〇－五三。
吳秀清，〈傷科：骨折與脫臼之治法〉，《現代中醫》二卷七期（一九三五），頁一七－一八。
吳篆丹，〈中醫急宜研究新手術〉，《醫界春秋》十六期（一九二七），頁五－六。
呂世琦，〈《中醫外科的特點》讀後感〉，《中醫藥情報》九－十期（一九四八），頁三。
呂麗屏，〈國難期間國醫藥界應如何準備〉，《光華醫藥雜誌》三卷十二期（一九三六），頁四－五。
宋紫波，〈中醫之補救缺嘴手術〉，《現代中醫》二卷二期（一九三五），頁一七。
李文彬，〈傷科治療之研究〉，《國醫月刊》一卷三期（一九三九），頁五。
李汝鵬，〈實用外科學（續）〉，《新中華醫藥月刊》二卷八期（一九四七），頁一八－二〇。
李汝鵬，〈實用外科學〉，《新中華醫藥月刊》一卷十一－十二期（一九四六），頁一八。
李希顏，〈中藥亟宜研究改進之我見〉，《醫藥針規》一卷三期（一九四五），頁六－七。
李廷安，〈公共衛生與國難〉，《醫藥評論》一〇七期（一九三三），頁四九－五一。
李受三，〈外科科學化為整理國防復興民族工作之一〉，《湖南醫專期刊》二期（一九三六），頁一七－一九。
李閎君，〈我之骨科治療談〉，《國醫月刊》一卷二期（一九三九），頁三。
李閎君，〈骨斷骨傷治癒驗案〉，《國醫月刊》一卷二期（一九三九），頁一三。
李閎君，〈接骨續筋萬全丹〉，《國醫月刊》一卷二期（一九三九），頁一一。
李穎川，〈中國製藥工業不發達之原因及戰時之困難〉，《西南實業通訊》七卷五期（一九四三），頁一〇－一三。
李濤，〈編後〉，《醫文摘要》二卷六－七期（一九四八），頁八八〇。
沈仲圭，〈中醫經驗處方集：附前振務委員會中央國醫館設立中醫救護醫院選製成藥一覽表〉，《廣東醫藥旬刊》二卷九－十期（一九四三），頁五七－五九。

沈仲圭，〈旅渝治驗鱗爪〉，《國醫月刊》一卷三期（一九三九），頁一五－一六。
沈仲芳，〈公牘〉，《神州國醫學報》四卷十二期（一九三六），頁四〇。
沈宗吳，〈中醫外科學〉，《中醫科學》一卷二期（一九三六），頁八九－九一。
沈宗吳，〈中醫外科學（續）〉，《中醫科學》一卷三期（一九三六），頁一七五－一七六。
沈宗吳，〈乳巖〉，《新中醫刊》十一期（一九三九），頁六。
沈衡甫，〈國醫之止血劑〉，《大眾科學月刊》一卷二期（一九三八），頁一〇一－一〇二。
亞僊，〈非常時期的衛生常識：毒瓦斯彈之辨識及防救法〉，《吉祥醫藥》，防空防毒特刊（一九三八），第二張。
周復生，〈從非常時期說到提倡國醫傷科之必要〉，《大俠魂》七卷十五期（一九三八），頁二。
周復生，〈救護隊員准予緩役〉，《國醫月刊（重慶一九三七）》一卷二期（一九三九），頁三。
固磐，〈國難中全國醫藥界之應有努力〉，《社會醫報》一六二期（一九三二），頁二七七八。
承淡安，〈跌打損傷：傷科秘方〉，《幸福雜誌》五期（一九三四），頁八四－八六。
於達準，〈藥學人才對於軍陣之重要任務〉，《醫事公論》四卷七期（一九三七），頁一－四。
於達準，〈黨參之研究：藉為提倡國產藥品即為挽救經濟漏卮〉，《復興醫藥雜誌》，二卷三－四期（一九四二），頁三四。
芹波，〈軍醫學校藥科簡史〉，《藥學季刊》二期（一九四三），頁一〇五。
金寶蓀，〈中醫外科之我見〉，《進修月刊》一期（一九四七），頁七－八。
姚夢石，〈接骨法〉，《幸福雜誌》五期（一九三四），頁八六－八七。
美樞，〈五年來軍醫學校的藥圃〉，《藥學季刊》四期（一九四三），頁一七一。
胡文蔚，〈抗戰與醫藥〉，《中和醫刊》一卷九期（一九三八），頁一〇－一一。
胡顯昌，〈萬可靜藥片外治牙痛功效偉大〉，《國醫導報》二卷五期（一九四〇），頁三六。
若愚，〈加緊訓練外科中醫〉，《吉祥醫藥》二十一期（一九三八），第一張。
范正任，〈華北國醫學院組織之中醫救護隊，赴綏遠前線救護傷兵〉，《中華（上海）》五十期（一九三七），頁一一。

范國義，〈中醫外科在歷史上進化步之沿革考〉，《醫學雜誌》七十六期（一九三四），頁一三—一四。
計濟霖，〈國難聲中關於我國醫政之感言〉，《醫藥評論》八十二期（一九三二），頁四。
韋宏岐，〈中國傷科學〉，《醫學導報》五—六期（一九四六），頁一五—一八。
倪士英，〈復興民族先須改進中醫始〉，《國醫砥柱月刊》四期（一九三七），頁一五。
原勇三著，葉潤石譯，〈創傷之一般救急外科療法〉，《軍醫雜誌》二期（一九四一），頁一二二—一三二。
唐陽春，〈抗戰嚴重時期國醫應有的研究〉，《國粹醫藥》一卷一期（一九三九），頁七—八。
唐震，〈改進中醫芻議〉，《中國醫藥月刊》一卷三期（一九四四），頁四—五。
孫幼峯，〈接骨丹〉，《醫藥改進月刊》三卷二期（一九四三），頁二五。
孫秉公，〈中醫內科治病宜採手術及外治法之我見〉，《江蘇全省中醫聯合會月刊》四十六期（一九二六），頁一。
孫崧樵，〈全面抗戰與國醫藥〉，《醫藥之聲》四期（一九三八），頁二—三。
徐心亙，〈國醫界應積極探討防毒與救護〉，《吳興醫藥》五期（一九三七），頁三—四。
徐東山講述，王象乾編，〈醫外科實驗談〉，《中醫科學》一卷十二期（一九三七），頁八六五—八六七。
徐相任，〈通訊門：中華國醫各種統系表〉，《醫學雜誌》四十期（一九二七），頁七四—七九。
徐相任，〈論說門：中華國醫科目暨各科系統表草案〉，《醫學雜誌》四十九期（一九二九），頁二六—三七。
徐愷，〈卷頭語〉，《中醫科學》一卷一期（一九三六），頁一。
徐愷，〈普及救護知識的訓練〉，《中醫科學》一卷八期（一九三七），頁一三。
徐劍青，〈抗戰第五年告醫藥界同志書〉，《西南醫學雜誌》二卷三期（一九四二），頁三七—三八。
班若夢，〈問病三則〉，《醫學雜誌》八十九期（一九三六），頁七八。
班若夢，〈論中醫外科亟宜研究〉，《醫學雜誌》八十九期（一九三六），頁七八。
益公，〈明代醫療器械的初步考察〉，《文物》二期（一九七七），頁四四—四七。
翁之龍，〈中國的新醫學〉，《社會醫藥報》二卷五期（一九三五），頁五。
袁均廷，〈論壇：從防空防毒談到國醫界的任務〉，《吉祥醫藥》，防空防毒特刊（一九三八），第一張。
商智，〈中醫之外科治療〉，《現代國醫》二卷三期（一九三二），頁三七—三八。

商豫，〈李鼎銘：深受毛澤東讚揚的開明人士〉，《世紀風采》九期（二〇一五），頁四〇－四一。
堅匏，〈全國醫藥界準備救護工作之必要〉，《社會醫報》一八三期（一九三三），頁三六〇七。
康健，〈最新發明傷科救命丹說明書〉，《國藥新聲》五十七－五十九期合刊（一九四四），頁六七－七一。
張人懷，〈消息：教部公佈中醫專校課目表〉，《復興中醫》一卷六期（一九四〇），頁三七－三八。
張子英，〈發刊語〉，《復興醫藥雜誌》一期（一九四一），頁三。
張丹樵，〈國醫葯改進聲中整理外科之建議〉，《湖北醫藥月刊》一期（一九三五），頁一－二。
張方輿，〈用陽和湯治陰疽的實驗報告〉，《國醫砥柱月刊》三期（一九三七），頁三五。
張昌紹，〈戰時藥物問題〉，《實驗衛生季刊》一卷一期（一九四三），頁一二。
張術仁，〈為什麼要出版國粹醫藥特刊〉，《國粹醫藥特刊：傷科接骨專號》（一九三七），頁一－二。
張贊臣，〈中醫外科的特點〉，《中醫藥情報》八期（一九四七），頁六－七。
張贊臣，〈國醫的責任〉，《醫界春秋》十三期（一九二七），頁六。
張鵬翀，〈軍醫學校藥品製造研究所概況〉，《藥學季刊》一期（一九四二），頁二－四。
彬，〈國醫節獻詞〉，《吉祥醫藥》二十一期（一九三八），第一張。
敖哲銘，〈中醫在此時期應當急做的是為何〉，《中國醫藥月刊（重慶）》一卷一期（一九四四），頁四。
晨鐘，〈上海市醫師公會徵募國難醫藥捐宣言〉，《廣濟醫刊》十卷三期（一九三三），頁五－六。
梁溪醫隱，〈外科新論（續）：創傷潰瘍篇〉，《國醫導報》三卷五期（一九四一），頁三四－四二。
章次公，〈外科珍方〉，《新中醫刊》六期（一九三九），頁三。
章欽言，〈改良中醫宜先改良中藥的蠡見〉，《國藥新聲》六期（一九三九），頁一－四。
章越民，〈祕術公開：（二）跌打損傷接骨方〉，《針灸雜誌》四卷二期（一九三六），頁五一。
莊兆祥，〈抗戰三年來關於二三醫藥問題之檢討〉，《東方雜誌》三十七卷十四期（一九四〇），頁二二－二四。
許子香，〈中醫藥與軍事療傷方劑〉，《醫藥衛生月刊》九期（一九三三），頁一六－一七。
許半龍，〈新中醫之外科實驗談〉，《昌明醫刊》創刊號（一九三五），頁一。
郭受天，〈國難中全國醫藥界之應有努力〉，《南京市國醫公會雜誌》二期（一九三二），頁一－四。

陳立予，〈抗戰建國中醫學生應有之覺悟〉，《醫育》四卷一期（一九四〇），頁三〇—三二。
陳伯濤，〈概論中國之外科學〉，《現代中醫》三卷二期（一九三六），頁三六。
陳果夫，〈今後之中國醫學教育〉，《教與學》三卷十一期（一九三九），頁一五。
陳郁，〈改進中醫之我見〉，《中國醫藥月刊》一卷一期（一九四四），頁一。
陳新謙，〈軍醫學校藥品製造研究所報告：四、關於五倍子製品之製法與其他〉，《藥學季刊》二期（一九四三），頁八七—八九。
傅崇濤，〈真的「中醫會內科，西醫會外科」嗎？〉，《湖北省醫師公會季刊》一卷一期（一九三五），頁一六—一七。
寒梅，〈驗方拾零：五香丸、接骨法〉，《國醫衛生半月刊》一卷十期（一九四一），頁一八。
斯熾，〈戰雲籠罩下中國醫藥的重要性〉，《醫藥改進月刊》一卷二期（一九四一），頁三。
斯熾，〈戰雲籠罩下中國醫藥的重要性（續）〉，《醫藥改進月刊》一卷三期（一九四一），頁三。
曾少參，〈傷科秘笈〉，《光華醫藥雜誌》三卷十二期（一九三六），頁二六—二八。
湯士彥，〈實用外科良方專著（六）〉，《中國醫藥研究月報》一卷六期（一九四七），頁六八。
焦拯民，〈中醫外科方之新解〉，《現代醫藥雜誌》一卷九—十期（一九四六），頁四二—四三。
為民，〈增產醫藥〉，《戰時經濟（長沙）》二卷三期（一九三七），頁一七。
登雲，〈國難期間中醫應有之準備及工作〉，《中央醫學雜誌》一卷一期（一九三七），頁一〇。
覃殖民，〈傷科秘傳草藥治驗之研究〉，《廣西省立梧州區醫藥研究所彙刊》二期（一九三五），頁一四—一五。
黃焯南，李銑如，〈呈文：呈為呈請事竊職館開第三次職員及董事聯席會議議決遵照組織章程第八條設立治療所救護隊〉，《新會國醫月刊》一期（一九三二），頁二〇。
黃爾昌，〈傷科驗方彙集〉，《國醫旬刊》二卷七期（一九三五），第九版。
楊可伯，〈國難期中亟宜應用國藥製造「成藥」〉，《國醫月刊》一卷二期（一九三九），頁二。
楊百城、趙意空，〈纂輯中西解剖病理（續十六期）：中國古醫士解剖割症上之手術〉，《醫學雜誌》十七期（一九二四），頁三〇—三二。

楊百城、趙意空，〈纂輯中西解剖病理（續二十期）：中國醫士解割上之手術：葉陽生〉，《醫學雜誌》二十一期（一九二四），頁三九－四〇。
楊百城，〈纂輯中西解剖病理：中國醫士解剖上之手術：治淋症之手術、治噎症之手術〉，《醫學雜誌》二十七期（一九二五），頁三七－三八。
楊百城、趙意空，〈纂輯中西解剖病理：中國醫士解剖上之手術：脫疽〉，《醫學雜誌》三十期（一九二六），頁四〇－四二。
楊卓寅，〈中藥科學化：國產藥物新製劑〉，《復興醫藥雜誌》二卷一－二期（一九四二），頁四六－四七。
楊郁生，〈國難期中醫藥評（續）〉，《醫藥評論》一〇二期（一九三三），頁七－九。
楊欽仁，〈接骨丹〉，《復興中醫》二卷一期（一九四一），頁三二。
葉回春，〈外科一得錄〉，《國醫導報》二卷五期（一九四〇），頁三六。
葉勁秋，〈中醫外科大綱〉，《國醫求是月刊》一卷一期（一九四一），頁六八。
董志仁，〈麻醉法之考正〉，《健康醫報》四十四－四十五期合刊（一九四七），頁二。
董德懋，〈關於非常時期之國醫救護醫院〉，《明日醫藥》二卷五期（一九三七），頁四四一。
董澤宏，〈《北京醫藥月刊》述評（上）〉，《北京中醫》二十三卷二期（二〇〇四），頁六七－七一。
虞尚仁，〈中國正骨學之片斷〉，《中國醫學院畢業紀念刊》第六屆（一九三五），頁一－三二。
虞尚仁，〈外科療法研究：由殘廢將士談到西醫的外科療法〉，《新中醫刊》二卷三期（一九三九），頁一九。
虞翔麟，〈組織中醫救護隊告全國國醫界〉，《光華醫藥雜誌》四卷四期（一九三七），頁三。
路登雲，〈中國外科學之價值〉，《現代中醫》三卷二期（一九三六），頁三〇－三一。
路登雲，〈中醫外科之療法及手術〉，《現代中醫》三卷二期，頁三〇－三一。
路登雲，〈中醫界提倡讀書之必要：八、個人讀書生活之經過〉，《現代中醫》三卷一期（一九三六），頁四二－四四。
路登雲，〈外科麻醉藥之制法〉，《現代中醫》三卷三期（一九三六），頁七－八。
路登雲，〈外科藥品配合法〉，《現代中醫》三卷二期（一九三六），頁一二－一四。

路登雲，〈各科論文：繃帶學概論〉，《現代中醫》三卷二期（一九三六），頁五－八。
路登雲，〈國難期間中醫應有之準備及工作〉，《醫學雜誌》九十四期（一九三七），頁一一－一四。
路登雲，〈傷科療法鳥瞰〉，《現代中醫》二卷七期（一九三五），頁一六。
雷，〈本校添招藥科速成班生〉，《廣西健社醫學月刊》三卷五期（一九三七），頁八九。
廖浚泉，〈中國外科學論〉，《現代中醫》三卷二期（一九三六），頁三三－三四。
漢魂，〈抗戰期中的軍醫問題：救死療傷需要軍醫日多中醫救護成效卓著不可歧視〉，《吉祥醫藥》十九期（一九三八），第二版。
熊同檢，〈溝通中西醫藥學的傑出代表阮其煜及其《本草經新注》〉，《中國藥學雜誌》六期（一九八五），頁三六五－三六七。
趙卜訓，〈非常時期中之軍陣外科〉，《醫事公論》四卷三期（一九三六），頁九－一七。
趙仲雲，〈在成長中之西南藥化工業（湘粵桂黔四省藥化工廠巡禮記）〉，《藥學季刊》二期（一九四三），頁九一－九三。
趙汝調，〈戰後一年來新亞藥廠在製藥業中進步之近況〉，《實業季報》五卷一期（一九三九），頁四九－五〇。
趙意空、楊百城，〈纂輯中西解剖病理（續二十二期）：中國醫士解剖上之手術：姚應鳳〉，《醫學雜誌》二十三期（一九二五），頁三八－三九。
劉子坎，〈中西外科治療之比較〉，《上海國醫學院辛未級畢業紀念刊》紀念刊（一九三一），頁二三－二六。
劉紹光、張耀德、全慈光、譚世傑，〈西南抗戰藥材之研究〉，《全國農林試驗研究報告輯要》一卷三期（一九四一），頁七八。
潘勉之，〈太平洋戰火光中之國防醫藥〉，《廣東醫藥旬刊》一卷五期（一九四一），頁二－三。
編者，〈國醫救護隊〉，《醫藥週刊》三期（一九三八），頁一。
編者，〈潮安國醫救護隊〉，《醫藥週刊》十七號（一九三九），頁一。
編者識，〈新亞化學製藥廠小史〉，《中華國貨產銷協會每週彙報》三卷十二期（一九三七），頁二－三。
蔣文芳，〈國難中之國醫藥界〉，《現代國醫》二卷一期（一九三一），頁四。

蔣文芳，〈國難與國醫〉，《現代國醫》二卷二期（一九三一），頁二－四。
蔣秉乾，〈中國外科醫學史觀〉，《吳興醫藥月刊》復刊九期（一九四七），頁六－八。
調來助承五譯，〈外科的炎症總論〉，《國醫砥柱》四卷一－二期（一九四四），頁一〇－一一。
鄧正逵，〈外科：嘗攷跌打損傷金瘡銃創及箭鏃竹木刺傷害等症均屬傷科其救治方藥有無異同論〉，《廣西省立梧州區醫藥研究所彙刊》三期（一九三六），頁四四。
鄧炳煃，〈民族健康運動中醫師應如何回應〉，《中國醫藥月刊》一卷二期（一九四四），頁一－二。
鄧炳煃，〈西藥製法及其代用品之研究（續）〉，《國醫月刊》一卷三期（一九三九），頁九。
鄧炳煃，〈國醫鄧炳煃貢獻傷科良方獲獎〉，《國粹醫藥》一卷一期（一九三九），頁一三－一五。
鄭子岡，〈傷科途說〉，《新武週刊》一〇一期（一九四三），第三版。
鄭重之，〈論中醫學內外科療治方法理由相同〉，《國醫砥柱》五卷十二期（一九四七），頁一〇－一一。
黎若愚，〈學術研究：外科外用藥物摭談〉，《復興醫藥雜誌》二卷一－二期（一九四二），頁一二－一三。
擇明，〈中醫治療傷科之特長〉，《醫界春秋》九期（一九二七），頁七－八。
澤民，〈中國醫藥疾病與民族的盛衰〉，《吉祥醫藥》二十期（一九三八），第一張。
獨行，〈社論：怎樣振興今日之中醫教育〉，《中國醫藥》一卷二期（一九三九），頁一－二。
蕭梓材，〈中醫外科醫學教科書序〉，《文醫半月刊》三卷五期（一九三七），頁一二。
錢今陽，〈中國外科醫學教科書序〉，《醫界春秋》一二三期（一九三七），頁一七－二〇。
錢今陽，〈醫林雜記：中國外科醫學教科書序〉，《衛生雜誌》四卷三期（一九三六），頁二七。
駱清泉，〈談談中醫正骨科〉，《醫鐸》一期（一九四八），頁二〇。
龍雲，〈雲南省政府訓令：祕民字第五五八號（中華民國二十七年九月十五日）：令民政廳：准中央國醫館公函徵集傷科醫方一案仰即通飭所屬設法徵集具報以憑彙轉〉，《雲南省政府公報》十卷八十一期（一九三八），頁一四－一五。
戴觀，〈救治槍傷方〉，《中醫雜誌》一期（一九二二），頁七九－八〇。
繆俊德，〈中西醫外科之概論〉，《中醫科學》一卷一期（一九三六），頁一四－一五。

薛雲梯，〈大戰前夕新醫藥界應負之責任及其醫藥之準備〉，《中國紅十字會月刊》二十六期（一九三七），頁一一－四。

謝全安，〈清熱解毒膏〉，《國醫月刊》一卷二期（一九三九），頁一一。

謝彬，〈由中西外科醫術的比較觀談到中國膏藥應有改善之必要〉，《湖南醫專期刊》一期（一九三五），頁八。

謝彬，〈寒夜讀書記〉，《湖南醫專期刊》一期（一九三五），頁六－七。

鍾志和、萬友竹，〈國難聲中醫藥界同志應有的覺悟〉，《廣濟醫刊》九卷一期（一九三二），頁一三。

韓德勤、顧錫九、王公璵，〈准軍政部諮送獎勵國藥獸醫有效良方暫行規則抄發原件轉飭遵照〉，《江蘇省政府公報》十卷三十二期（一九四〇），頁九－一四。

聶克勤，〈空襲受傷急救治法之研究〉，《國醫月刊》一卷二期（一九三九），頁六。

鎮江醫師公會，〈第四次全國醫師代表大會議案：師字第廿六號議案：議題：擬請各地醫師公會組織救護隊以應事變服務地方案〉，《醫事彙刊》八卷一期（一九三六），頁六二－六三。

顏德馨，〈中醫外科學（二）〉，《中國醫學》一卷三期（一九四一），頁一四－一五。

羅惠貞，〈研究傷科必先明瞭人體上之生理衛生論〉，《廣西省立梧州區醫藥研究所彙刊》二期（一九三五），五三。

譚炳杰，〈川產大黃之研究〉，《農報》六卷二十五－二十七期合刊（一九四一），頁五〇九－五一四。

譚炳杰，〈川產芎藭之研究〉，《農報》八卷十九－二十四期合刊（一九四三），頁二三三－二三八。

譚炳杰，〈談談藥材與四川之墾殖〉，《新新新聞每旬增刊》二卷十八期（一九三九），頁三三－三五。

譚炳杰，〈論藥材與四川之出口貿易及國防建設〉，《新新新聞每旬增刊》二卷二十五期（一九四〇），頁一五。

嚴蒼山，〈國難中之國醫公會〉，《現代國醫》二卷六期（一九三二），頁一－二。

覺非少年，〈我國醫界亟應組織之戰地救護隊〉，《廣東光漢醫藥月刊》十四－十五期（一九三二），頁七－八。

顧汝駿，〈中國外科論〉，《現代中醫》三卷二期（一九三六），頁三八－三九。

顧渭臣，〈正骨研究：正骨紅傷發微（續）〉，《北京醫藥月刊》三期（一九三九），頁三四－三六。

顧渭臣，〈正骨研究：正骨紅傷發微（續前）〉，《北京醫藥月刊》八期（一九三九），頁九－一〇。

顧渭臣，〈正骨研究：正骨紅傷發微序言〉，《北京醫藥月刊》二期（一九三九），頁二八－二九。
顧鳴盛，〈按摩手術說〉，《醫學報》二期（一九一〇），頁八b－九a。
龔霖霏、鐘世榮，〈四川巴縣分社社長周復生先生小史〉，《光華醫藥雜誌》四卷三期（一九三七），頁四一。

### (6) 學位論文

許宏彬，《臺灣的鴉片想像》，新竹市：國立清華大學歷史所碩士論文，二〇〇二。
魏嘉弘，《國民政府與中醫國醫化》，桃園：國立中央大學歷史所碩士論文，一九九八。

## 三、西文資料

### (1) 西文專書

Andrews, Bridie and Bullock, Mary Brown. *Medical Transitions in Twentieth-Century China.* Bloomington: Indiana University Press, 2014.

Andrews, Bridie. *The Making of Modern Chinese Medicine, 1850-1960*. Vancouver: UBC Press, 2014.

Arnold, David. *Colonizing the Body: State Medicine and Epidemic Disease in Nineteenth-Century India*. Berkeley: University of California Press, 1993.

Bu, Liping, Stapleton, Darwin H., Yip, Ka-Che eds., Science, Public Health and the State in Modern Asia. London and New York: Routledge, 2012.

Chee, Liz P. Y. *Mao's bestiary: medicinal animals and modern China.* Durham: Duke University Press, 2021.

Chiang, Howard (ed.). *Historical epistemology and the making of modern Chinese medicine*. Manchester: Manchester University Press, 2015.

Cooter, Roger. *Surgery and Society in Peace and War: Orthopaedics and the Organization of Modern Medicine, 1880-1948.* Houndmills, Basingstoke, Hampshire, Macmillan in association with the Centre for the History of Science, Technology, and Medicine, University of Manchester, 1993.

Fitzgerald, John. Awakening China: Politics, Culture, and Class In the Nationalist Revolution. Stanford: Stanford University Press, 1996.

Freemon, Frank R. *Gangrene and Glory: Medical Care during the American Civil. War.* New Jersey: Fairleigh Dickinson University Press, 1999.

Gabriel, Richard A. *Between Flesh and Steel: A History of Military Medicine from the Middle Ages to the War in Afghanistan.* Washington, D.C.: Potomac Books, c2013.

Gross, Miriam. *Farewell to the god of plague: Chairman Mao's campaign to deworm China.* California: University of California Press, 2016.

Haller, John S. *Battlefield Medicine: A History of the Military Ambulance from the Napoleonic Wars Through World War I.* Carbondale: Southern Illinois University Press, 2011.

Chiang, Howard ed.. *Historical epistemology and the making of modern Chinese medicine*. Manchester: Manchester University Press, 2015.

Leung, Angela Ki Che and Furth, Charlotte (Eds). *Health and Hygiene in Modern Chinese East Asia: Policies and Publics in the Long Twentieth Century*. Durham: Duke University Press, 2011.

Yip Ka-Che. *Health and National Reconstruction in Nationalist China: The Development of Modern Health Services, 1928-1937*. Ann Arbor: Association for Asian Studies, University of Michigan, 1995.

Lei, Sean Hsiang-lin. *Neither Donkey nor Horse: Medicine in the Struggle over China's Modernity*. Chicago: The University of Chicago Press, 2014.

Lucas, AnElissa. *Chinese Medical Modernization: Comparative Policy Continuities, 1930s-1980s.* New York: Praeger, 1982.

Harrison, Mark. *The medical war: British military medicine in the First World War.* Oxford: Oxford University Press, 2010.

Barnes, Nicole Elizabeth. *Intimate Communities: Wartime Healthcare and the Birth of Modern China, 1937-1945.* California: University of California Press, 2018.

Peckham, Robert. *Epidemics in modern Asia.* Cambridge, United Kingdom: Cambridge University Press, 2016.

Rogaski, Ruth. *Hygienic modernity: meanings of health and disease in treaty-port China.* Berkeley: London: University of California Press, 2004.

Rutkow, Ira M. *Bleeding Blue and Gray: Civil War Surgery and the Evolution of American Medicine.* New York: Random House, 2005.

Schoppa, R. Keith. *In a sea of bitterness: refugees during the Sino-Japanese War*. Cambridge MA: Harvard University Press, 2011.

Soon, Wayne. *Global Medicine in China: A Diasporic History.* California: Stanford University Press, 2020.

Watt, John R. *Saving lives in wartime China: how medical reformers built modern healthcare systems amid war and epidemics, 1928-1945*. Netherlands: Brill, 2013.

Xun, Zhou. *The People's Health: Health Intervention and Delivery in Mao's China, 1949-1983*. Montreal: McGill-Queen University Press, 2020.

### (2)西文期刊

Liu, Michael Shiyung. "Epidemic control and wars in Republican China. (1935-1955)" *Extrême-Orient, Extrême-Occident* 37 (2014): 111-140.

Müller, G., et al. "The Efficacy of Rivanol as an Antiseptic in Surgical Practice." *Journal of Medical Microbiology*, vol. 42, no. 5, 1998, pp. 415-421.

Wayne Soon. "Blood, Soy Milk, and Vitality: The Wartime Origins of Blood Banking in China, 1943–45." *Bulletin of the History of Medicine* 90:3 (2016): 424-454.

Wu Yi-Li. "Between the Living and the Dead: Trauma Medicine and Forensic Medicine in the Mid-Qing," *Frontiers of History in China* 10:1(2015): 38-73.

## 四、其他資料

九哥，〈毛主席的老師陳潤霖紀念館開館〉，http://www.dongyangjing.com/disp1.cgi?zno=10006&&kno=006&&no=0069，最後閱讀日期：二〇二三年二月二十八日。

皮國立、蔡忠志、鄭宛鈞訪談，〈衛生福利部中醫藥司黃怡超司長訪談紀錄〉，訪談日期：二〇二三年一月十八日。

百度百科，〈李維禎〉，https://baike.baidu.hk/item/%E6%9D%8E%E7%B6%AD%E7%A6%8E/8997467，最後閱讀日期：二〇二四年一月十一日。

歷史與現場 373

# 血肉與外傷

## 戰時傳統醫藥的知識轉型與現實應對（1931-1945）


| | |
|---|---|
| 作者 | 皮國立 |
| 主編 | 王育涵 |
| 責任企劃 | 林欣梅 |
| 封面設計 | 江孟達工作室 |
| 內頁排版 | 張靜怡 |
| 總編輯 | 胡金倫 |
| 董事長 | 趙政岷 |
| 出版者 | 時報文化出版企業股份有限公司 |
| | 108019 臺北市和平西路三段 240 號 7 樓 |
| | 發行專線｜ 02-2306-6842 |
| | 讀者服務專線｜ 0800-231-705 ｜ 02-2304-7103 |
| | 讀者服務傳真｜ 02-2302-7844 |
| | 郵撥｜ 1934-4724 時報文化出版公司 |
| | 信箱｜ 10899 臺北華江橋郵政第 99 號信箱 |
| 時報悅讀網 | www.readingtimes.com.tw |
| 人文科學線臉書 | http://www.facebook.com/humanities.science |
| 法律顧問 | 理律法律事務所｜陳長文律師、李念祖律師 |
| 印刷 | 紘億印刷有限公司 |
| 初版一刷 | 2025 年 4 月 11 日 |
| 定價 | 新臺幣 620 元 |





ISBN 978-626-419-367-2 ｜ Printed in Taiwan



時報文化出版公司成立於一九七五年，並於一九九九年股票上櫃公開發行，於二〇〇八年脫離中時集團非屬旺中，以「尊重智慧與創意的文化事業」為信念。



血肉與外傷：戰時傳統醫藥的知識轉型與現實應對（1931-1945）／皮國立著 .

-- 初版 . -- 臺北市：時報文化 , 2025.04 ｜ 488 面；14.8×21 公分 . ｜ ISBN 978-626-419-367-2（平裝）

1. CST：外科　2. CST：外傷　3. CST：中醫史｜ 413.41 ｜ 114003210